国家社科基金项目成果 *经管* 文库

Yihuan Juese Ronghexia
Jiceng Gongxiang Yiliao Yunying Moshi Yanjiu

医患角色融合下 基层共享医疗运营模式研究

吴晓丹／著

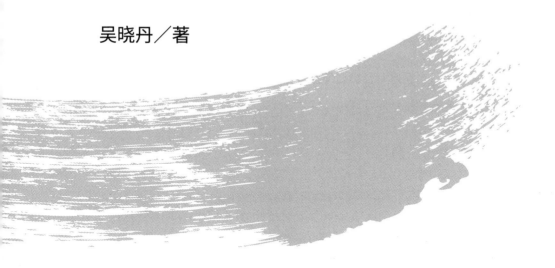

中国财经出版传媒集团
经济科学出版社
Economic Science Press

图书在版编目（CIP）数据

医患角色融合下基层共享医疗运营模式研究/吴晓丹著 . -- 北京：经济科学出版社，2021.12

ISBN 978 - 7 - 5218 - 3361 - 4

Ⅰ . ①医… Ⅱ . ①吴… Ⅲ . ①医疗保健制度 - 体制改革 - 研究 - 中国 Ⅳ . ①R197. 1

中国版本图书馆 CIP 数据核字（2021）第 281201 号

责任编辑：胡成洁
责任校对：李　建
责任印制：范　艳

医患角色融合下基层共享医疗运营模式研究
吴晓丹　著
经济科学出版社出版、发行　新华书店经销
社址：北京市海淀区阜成路甲 28 号　邮编：100142
经管中心电话：010 - 88191335　发行部电话：010 - 88191522
网址：www. esp. com. cn
电子邮箱：expcxy@ 126. com
天猫网店：经济科学出版社旗舰店
网址：http: //jjkxcbs. tmall. com
北京季蜂印刷有限公司印装
710 × 1000　16 开　17.5 印张　320000 字
2021 年 12 月第 1 版　2021 年 12 月第 1 次印刷
ISBN 978 - 7 - 5218 - 3361 - 4　定价：85.00 元
（图书出现印装问题，本社负责调换。电话：010 - 88191510）
（版权所有　侵权必究　打击盗版　举报热线：010 - 88191661
QQ：2242791300　营销中心电话：010 - 88191537
电子邮箱：dbts@esp. com. cn）

国家社科基金项目成果经管文库
出版说明

经济科学出版社自 1983 年建社以来一直重视集纳国内外优秀学术成果予以出版。诞生于改革开放发轫时期的经济科学出版社，天然地与改革开放脉搏相通，天然地具有密切关注经济领域前沿成果、倾心展示学界翘楚深刻思想的基因。

2018 年恰逢改革开放 40 周年，40 年中，我国不仅在经济建设领域取得了举世瞩目的成就，而且在经济学、管理学相关研究领域也有了长足发展。国家社会科学基金项目无疑在引领各学科向纵深研究方面起到重要作用。国家社会科学基金项目自 1991 年设立以来，不断征集、遴选优秀的前瞻性课题予以资助，经济科学出版社出版了其中经济学科相关的诸多成果，但这些成果过去仅以单行本出版发行，难见系统。为更加体系化地展示经济、管理学界多年来躬耕的成果，在改革开放 40 周年之际，我们推出"国家社科基金项目成果经管文库"，将组织一批国家社科基金经济类、管理类及其他相关或交叉学科的成果纳入，以期各成果相得益彰，蔚为大观，既有利于学科成果积累传承，又有利于研究者研读查考。

本文库中的图书将陆续与读者见面，欢迎相关领域研究者的成果在此文库中呈现，亦仰赖学界前辈、专家学者大力推荐，并敬请经济学界、管理学界给予我们批评、建议，帮助我们出好这套文库。

经济科学出版社经管编辑中心

2018 年 12 月

目　录
Contents

第1章 绪 论

1.1 研究背景

　　基层医疗作为大健康背景下百姓与医疗系统交接的首要环节，是医疗改革的重要工作内容之一（据《2017 年卫生计生工作要点》）。我国作为优质医疗资源极为短缺的发展中国家，识别并引领患者健康需求、改善基层医疗运营模式是供给端医疗改革的关键。值得关注的是，新型共享经济与中国文化融合使医患关系呈现新特征。一方面，国内医患间非完全信任导致相对较低的遵医嘱率反而激发了患者的学习能力，使其向医生角色融合的行为偏好明显高于发达国家（*National Report from NCPA*，潘雯等，2016）；另一方面，患患、医患社交共享平台迅速发展，极大地消除了医患间信息不对称，使医患角色融合成为可能。这无疑将从根本上改变患者诉求与参与对象，基层医疗通用的固定医患比注定发生迁移。因此，结合医患角色融合新特征，重置医疗供给函数，提出资源短缺下的中国特色基层共享医疗运营模式，具有重要经济意义与社会意义。

1.1.1 医疗政策

1. 强化基层医疗服务能力

　　强化基层医疗服务能力是基层医疗改革的首要任务。2009 年国务院发布的《关于深化医药卫生体制改革的意见》中不仅明确建立分级诊疗制度，同时探索医生多点执业，在缓解"看病难"的同时，引导鼓励上级医院医生到基层就诊，提高基层医疗诊疗水平，增加患者对基层医疗的信任；2015 年 9月《关于推进分级诊疗制度建设的指导意见》将提高基层医疗服务能力作为重点，以常见病、多发病、慢性病为突破口，引导优质医疗资源下沉；2017年4月《关于推进医疗联合体建设和发展的指导意见》指出利用上级医院优质技术与人才优势，通过帮扶与人才培养等手段，建立城市医疗集团、县域医疗共同体、跨区域专科联盟和远程医疗协同网，均衡基层医疗诊疗水平，提高居民就诊及时性，推动区域内医疗设备共享，缓解基层医疗设备陈旧、短缺的不足。《关于印发深化医药卫生体制改革 2019 年重点工作任务的通知》将强化医教协同，完善培养模式作为重要任务，为缓解基层医生短缺、提高基层医生诊疗水平提供支持。

"互联网 + 医疗"政策的实施为强化基层医疗服务提供新思路。2018 年 4 月《关于促进"互联网 + 医疗健康"发展的意见》（以下简称《意见》）明确医师掌握患者病历资料后，允许在线开具部分常见病、慢性病处方，为远程诊疗提供可能。同时，《意见》提出的"互联网 +"家庭医生签约服务、"互联网 +"医疗保障结算和"互联网 +"医学教育与科普服务在完善基层共享医疗就诊模式的同时，为基层医生提升自身诊疗水平提供新途径。基于此，2019年国家医疗保障局出台《关于完善"互联网 +"医疗服务价格和医保支付政策的指导意见》，进一步完善与规范互联网医疗的定价、医保支付等问题，推动互联网医疗的健康发展，强化互联网医疗在提升基层医疗服务中的重要作用。

在各界力量的共同努力下，我国基层医疗服务水平大幅提高，但仍存在基层医生短缺、区域间医生诊疗水平差异明显、医疗设备陈旧等问题。因此，"强基层"仍是深化医改中的首要任务（《关于印发深化医药卫生体制改革2019 年重点工作任务的通知》）。截至 2018 年，我国已投入 900 多亿元用于基层医疗卫生机构的基础设施建设。医疗资源投入过程中，社会各界多关注上级医院优质医疗资源向基层输入。忽略基层医疗差异，患者对基层医疗服务的需求偏好，特别是签约模式下，基层医疗机构间诊疗水平与诊疗技术差异会影响患者签约与就诊偏好，进而影响签约服务实施效果。此外，患者病症区域性差异将影响基层医疗资源利用率。因此，在考虑居民差异化医疗需求的前提下，区域性基层医疗资源再配置与共享医疗服务模式设计成为深化基层医疗改革的关键。

2. 引导患者基层就医

引导患者基层首诊既是缓解患者"看病贵，看病难"问题的首要任务，也是均衡诊疗任务、降低上级医院工作负荷的关键。2016 年，国务院医改办、国家卫生计生委和国家发展改革委等七个部委联合发布《关于推进家庭医生签约服务的指导意见》,旨在通过家庭医生签约服务,建立上级医院与下级医院转诊通道,提供便捷化基层医疗服务,以缓解人口老龄化,城镇化与慢性病增加的背景下,患者对长期连续性医疗服务的需求与患者盲目到大医院就医造成医疗资源分布失衡的矛盾。政策支持下,以北京、上海、武汉等地区以不同形式开展了家庭医生试点工作,并逐步拓展至全国各个城市。

继《关于推进分级诊疗制度建设的指导意见》之后,2016 年,《关于整合城乡居民基本医疗保险制度的意见》指出扩大医保支付比例与覆盖范围,统一城乡医疗保险制度,推进按人头付费、按病种付费、按床日付费、总额预付等多种付费方式相结合的复合支付方式,为居民基层就医提供保障。家庭医生签约服务实施后,为鼓励患者基层就医,除在就医、转诊和用药方面为患者提供便利外,对签约患者采用差异化医保政策,通过提高基层就诊患者报销比例,对符合规定的转诊住院患者连续计算起付线,成为引导患者基层首诊的主要经济手段(高和荣,2017)。此外,2016 年 6 月人社部发布《关于积极推动医疗、医保、医药联动改革的指导意见》指出需积极探索医保在医疗改革中的基础性作用,并继续推动按医保支付方式重组,抑制不合理医疗行为,控制医疗费用。为深化"互联网 + 医疗"对患者就诊的便利性,2019 年 8 月,《关于完善"互联网 +"医疗服务价格和医保支付政策的指导意见》进一步明确互联网就诊的医保支付政策。

此外,《"健康中国 2030"规划纲要》将增强居民健康意识与能力作为基层医疗服务的重要任务之一。2019 年 6 月《关于实施健康中国行动的意见》与《关于印发健康中国行动组织实施和考核方案的通知》进一步明确以心脑血管疾病、癌症、慢性呼吸系统疾病、糖尿病、传染病及地方病作为突破点,通过全民参与、共建共享等方式,促进居民健康意识与能力的提升。

"强基层"医疗改革以医保支付制度为基础,由基层医生签约服务、差异化医保政策逐步拓展至培养居民健康意识与能力,逐步引导患者基层首诊、合理就医,均衡基层医疗资源供需,缓解基层医疗资源紧缺问题。然而,实践中仍主要采用经济手段引导患者行为,忽略患者诊疗意识与偏好对患者择诊的影响。实际上,在我国基于以人为本、群众自愿的医疗改革中,患者主观意识对医改实施效果有重要影响。"健康中国"政策的实施强调了居民健康意识与能力的重要性,但仍需进一步明确居民健康意识与能力在医疗改革中的作用及相应机制与引导、激励政策设计。

3. 激发基层医生活力

医生作为基层医疗服务的核心，提升基层医生诊疗水平与工作积极性是深入医疗改革、推进高质量基层医疗服务的关键。基层医生激励政策主要为缓解基层医生短缺问题并激发基层医生工作积极性。针对基层医生短缺问题，2016年6月《关于推进家庭医生签约服务的指导意见》提出通过团队化家庭医生签约服务在丰富家庭医生签约服务内容的同时，降低家庭医生工作压力，缓解基层医生短缺问题；鼓励二级以上医疗机构与非政府医疗卫生机构参与，扩充基层医生资源。随着家庭医生签约服务的开展与推广，为满足基层医疗服务需求，《关于做好 2018 年家庭医生签约服务工作的通知》进一步鼓励社会办医，丰富基层医疗市场，均衡基层医疗供需。

调动基层医生工作积极性主要方式是完善基层医生的激励与考核政策。《关于推进家庭医生签约服务的指导意见》指出需健全家庭医生的内在激励与外部支撑机制，以充分调动家庭医生落实签约服务的积极性。但《关于做好 2017 年家庭医生签约服务工作的通知》在家庭医生绩效考核中偏重"签约率"，使家庭医生过多关注签约率而忽视基层医疗服务质量的提升，造成"签而不约"问题。为保证基层医生绩效激励制度与家庭医生签约服务目标的一致，并真正提升基层医疗服务质量，2018 年《关于完善基层医疗卫生机构绩效工资政策保障家庭医生签约服务工作的通知》进一步灵活家庭医生绩效考核机制，并在《关于做好 2018 年家庭医生签约服务工作的通知》中强调提高基层医疗服务质量是家庭医生签约服务的关键，明确基层医生在家庭医生签约服务中的核心作用，完善家庭医生签约服务的考评工作。《关于做好 2019 年家庭医生签约服务工作的通知》提出完善家庭医生服务绩效考核工作，充分发挥信息化机制在考核中的作用，降低基层考核负担。除逐步完善的绩效考核机制，为充分调动家庭医生工作积极性，《关于推进家庭医生签约服务的指导意见》指出在职称晋升、在职培训、评奖推优等方面重点向全科医生倾斜，《关于做好 2018 年家庭医生签约服务工作的通知》进一步完善团队化家庭医生服务模式，通过助理医护人员参与，减轻家庭医生非医疗工作负担。

在家庭医生签约服务政策指引下，基层医生服务能力逐渐增加，工作积极性逐渐增强，患者对基层医生信任度逐渐提高，然而，充分并持续调动基层医生工作积极性仍需明确以下问题。第一，明确基层共享医疗下医患融合新特征对基层医生服务能力及基层医生需求量的影响。为保证医疗服务质量，相关政策规定了家庭医生签约服务中每位家庭医生签约患者人数，如四川省在落实

《关于完善基层医疗卫生机构绩效工资政策保障家庭医生签约服务工作的通知》的文件中指出，每位家庭医生签约人数原则上不高于 2000 人。目前家庭医生服务承载力是否为签约患者提供及时的医疗服务？在家庭医生助理、护士与药师等家庭医生团队化工作模式下，家庭医生服务承载力是否发生变化？共享医疗下医患融合新特征是否重置基层医疗需求，进而缓解基层医生短缺问题？回答上述问题，对完善基层医生激励策略，充分利用基层医疗资源具有重要意义。第二，《关于完善基层医疗卫生机构绩效工资政策保障家庭医生签约服务工作的通知》中强调完善内部考核机制，全面考核家庭医生在签约对象数量与构成、服务质量、居民满意度与医药费控制等内容，而基层医生精力有限，难以均衡每项任务，特别是医疗工作重心逐步下沉，基层医生诊疗负荷逐步增加，多项任务同时提升要求易造成医生工作倦怠，降低工作积极性与诊疗准确性（汪志豪等，2019）。因此，根据外部环境变化设计合理基层医生激励机制，是保持基层医生工作积极性的关键。

1.1.2　技术发展

互联网、物联网、智能医疗设备的发展改变了传统就医与诊疗模式，为新型基层共享医疗建设提供新思路。

1. 医患、患患社交共享平台激发了患者诊疗意识

信息技术与互联网技术的发展进一步推动了共享经济在医疗领域的应用。自 2010 年互联网医疗平台兴起，我国医疗资源供需格局发生巨大变化，2015 年 22% 的网民开始使用互联网医疗服务，至 2017 年，互联网医疗用户已达到 32.7%。①"快速问医生"移动医疗平台已积累 80000 多名网络签约医生，每天活跃用户约 20 万，覆盖全球 661 个城市。随着互联网平台在医疗服务中发挥日益重要的作用，互联网医疗投资已从 2011 年的 50 多亿元增至 2017 年 300 多亿元，至 2020 年市场规模增至 900 亿元。②互联网医疗的发展使患者通过诊前搜索医生、病症信息，诊后对医生与诊疗效果进行评价，降低医患、患患间信息不对称，推动患者理性就医。同时，互联网平台的发展促进医生与医生、医生与患者、患者与患者数据与信息共享、交流，为提高医疗技术与医疗服务

---

① 资料来源：《每日经济新闻》2018 年 10 月 11 日。
② 资料来源：《解放日报》2018 年 10 月 20 日。

质量提供新途径。

随着互联网医疗平台的日益成熟，互联网医疗平台提供的医疗服务愈加丰富。患者端互联网医疗服务不仅逐步将电话问诊、网上问诊转为移动终端问诊，增加患者网上医疗信息搜寻、网上就诊的便捷性，而且在医疗服务内容上从医生问诊等单一医疗服务逐渐拓展至预防保健、导医初诊、预约挂号等诊前服务，线上问诊、自诊等诊疗服务，以及复诊随访、康复指导、慢病管理、用药提醒等诊后服务，进一步降低了患者就诊成本与医疗信息专业壁垒，丰富患者就诊模式。同时，医生端互联网医疗服务从单一的问诊服务拓展至患者管理、医生交流与信息咨询，在提高诊疗连续性的同时，为医生提高医疗技术水平与服务质量提供新途径。

互联网医疗的兴起不仅为医生与患者、患者与患者和医生与医生间的沟通提供新方式，也为医院优化诊疗流程提供新思路。以乌镇互联网医院（微医）、甘肃省互联网医院和宁夏互联网医院为代表的互联网医院逐步建立，扩大了优质医疗资源辐射范围。其通过互联网连接全国的医生与患者，成为大规模实现在线复诊、电子病历共享、在线医嘱与在线处方的互联网医疗服务平台，开启了"互联网＋"医疗的新模式探索。例如，全程国际（Medical Mall）以招商租赁等方式向医生集团、专科诊所等提供检验、病理、超声、医学影像等医技科室及药房、手术室等共享服务；上海新虹桥国际医学中心内设医学检验实验室、药品中心、影像中心、消洗中心等医疗保障措施，并通过委托第三方入驻等方式，为医生集团以及多点执业、自由执业的医生提供了便利服务。

互联网医疗服务模式不仅使医疗服务范围广泛化、便捷化，更进一步激发了居民就诊意识。一方面，互联网医疗的兴起打破了原有的医疗专业壁垒，降低了患者获得相关医疗信息的难度，加之我国患者原有遵医嘱率低的特点，带动了患者的医疗知识学习意识；另一方面，以春雨医生、丁香医生为代表的医疗社交平台的出现使患者不仅通过自己能力解决简单医疗问题成为可能，更在自我诊疗过程中更新并丰富医疗知识，促进了医患角色的融合。

2. 移动智能医疗设备提高患者诊疗能力

互联网与信息技术的发展，使移动智能医疗设备成为均衡医疗资源、提高医疗可及性和切实推动分级诊疗的重要支撑。以智能可穿戴设备为代表的移动智能医疗设备为远程实时监控、降低医疗成本、提高诊疗及时性提供技术支持。2017 年我国智能可穿戴设备市场出货量高达 1035 万台，同比增长 135%，市场规模达到 352.6 亿元，增长率为 35.7%。[①] 2018 年我国可穿戴设备的出货量为 7321 台，同比增长 28.5%。2019 年第一季度，我国可穿戴设备市场出货量为 1950 万台，同比增长 34.7%。[②] 随着可穿戴设备的丰富与智能化，单一智能医疗手环发展到心率贴、智能医疗手套等新兴医疗设备。此外，大数据与云存储技术的发展使得智能医疗设备的应用丰富并拓展了患者数据信息收集维度，为精准医疗提供支持。

移动智能可穿戴设备的发展提高了医疗服务的便捷性与及时性。可穿戴智能医疗设备的使用使患者实时监护成为可能，如针对高风险并发症的术后患者，移动智能设备可实时监测患者生命体征，有助于患者尽早下床活动，降低并发症发生的可能性；以心脏病为代表的突发性疾病患者的实时监测有助于医护人员尽早识别并及时挽救患者生命。移动智能医疗设备的应用使患者实时定位成为可能，对阿尔茨海默症患者家属及传染性病症患者的实时定位降低了患者家属及医护人员寻找病人的成本，提高了患者诊疗的及时性。此外，移动可穿戴设备的心率、心电等生命特征监测与预警机制为患者自我管理提供了专业技术支持，特别是对慢性病患者、老年患者及其家属自我管理提供支持。

1.1.3　医患供需

1. 患者自诊新特征显现

基于我国老龄化趋势与慢性病患者增加，为提高患者治疗效果与居民健康状态，积极响应"健康中国"计划，增强居民健康意识，患者的自我管理意识与能力成为深化基层医疗改革的重要方面。在政策推动与各方努力下，我国居民健康意识显著提升，81.8% 的被采访居民希望能获得改善自身不良生活习惯的干预，93% 的被访者希望选择积极健康的生活方式，并以家庭为单位，通过家庭成员健康行为与健康意识相互影响，实现家庭成员的健康管理。[③] 此外，以糖尿病、心血管病为代表的慢性病患者的治疗中，自我健康管理占据重要位置（Boothroyd, Fisher, 2010；Thom et al., 2013；Gómez-Pardo et al., 2016；Heneghan et al., 2012；McManus et al., 2010），因此，慢性病治疗中应积极激发与培养患者自我管理意识，提高治疗效果。患者病症管理意识增强，

[①]　资料来源：《中国可穿戴设备市场季度跟踪报告》，2017 年第一季度。
[②]　资料来源：《中国可穿戴设备市场季度跟踪报告》，2018 年第四季度。
[③]　资料来源：2017 年《中国家庭健康大数据报告》。

有利于患者自我进行健康判断，降低医患信息不对称。

我国患者遵医嘱率低于发达国家（彭慧平等，2013），随着互联网医疗、共享医疗的发展，患者获取医疗知识的渠道丰富化、多样化，降低了医患信息壁垒，较低的遵医嘱率反而激发了患者的自诊意识。据统计，长春市多数居民（52%）采用自诊方式解决基层医疗需求（孔璇等，2016）。同时，移动智能医疗设备的发展为提高患者自诊能力提供可能。在此背景下，患者自诊为促进医患角色融合提供可能，为缓解医疗资源供需失衡，特别是基层医疗服务中缓解常见病、慢性病的医疗资源供需失衡提供新思路。

2. 医生工作负荷重，积极性低

基层医生短缺、诊疗水平差异大限制基层医疗服务质量提升。基层医疗作为居民健康的守门人，其承担居民疾病预防、常见病诊断及相关护理工作。基层医疗作为医疗系统中需求量最大的服务者，需要大量基层医护人员提供多样、便捷、及时的医疗服务。随着大病、慢性病增加与居民健康意识的提升，基层医生短缺成为全球性问题，并预测仍将恶化（Dall et al., 2013；Morgan, Himmerick, Leach, Dieter, Everett, 2017）。我国基层医疗水平起步较晚，不同区域基层医疗水平差异较大，尽管"强基层"医疗政策实施使基层医疗服务水平显著提升，基层医疗机构诊疗水平仍存在较大差异（Wang et al., 2018）。

上级医生工作负荷高，医患矛盾突出降低医疗服务质量。尽管分级诊疗政策推动医疗需求下沉，目前上级医院仍面临高负荷诊疗任务。2019 年《中国卫生统计年鉴》显示，我国三级医院诊疗人次为 185478.7 万人次，为一级医院诊疗人数的 8 倍。在较高的诊疗负荷下，医生倦怠容易造成诊疗质量与医疗服务态度下降，促使医患矛盾升级。引导患者理性就医，实现患者基层首诊，降低上级医生诊疗负荷仍是医疗改革的重要任务。

激励与考核机制不足，可能引起过度医疗，浪费医疗资源与损害患者健康。我国每年输液量超过 100 亿瓶，相当于 13 亿人口每人每年输液 8 瓶，远高于国际上每年每人 2.5 ~ 3.3 瓶的平均水准。[①] 我国心脏介入手术由 2000 年的 2 万例增至 2011 年的 40.8 万例，增长了 20 多倍。我国冠心病患者放支架

---

① 资料来源：人民日报，https：//baijiahao. baidu. com/s？id = 1622287190744361836&wfr = spider& for = pc。

和做搭桥手术的比例为 12:1，远高于 8:1 到 7:1 的国际水平。① 为抑制医生过度医疗造成的医疗资源浪费和对患者健康的损害，我国相继出台差异化医保政策、药占比等相关政策，并取得一定效果。但目前抑制过度医疗相关政策多采用经济手段，忽略了医患偏好与行为对过度医疗的影响，限制了政策有效性。

3. 共享医疗服务新模式兴起

共享经济的发展丰富了医疗服务内容、服务模式与方法。第一，以信息与互联网技术作为技术支撑，共享经济为理念引导，医生多点执业与线上问诊等新兴诊疗模式，进一步拉近医患、患患间距离，在降低医患信息不对称的同时，进一步激发患者诊疗意识与择诊能力，便捷化医生诊疗方式，缓解区域间医疗资源分布差异，为缓解医生短缺提供新途径。第二，以共享医疗为引导，建立区域医疗共同体，通过整合区域医疗资源，提高健康管理、疾病预防、诊断、治疗、康复等医疗服务的连续性，同时建立医学影像、检查检验、消毒供应、后勤服务等中心，实现区域医疗资源共享，并推动检查结果互认，进而提高基层医疗服务质量。第三，以杭州全程国际 medical mall 为代表的医疗商场，为其他医疗机构提供检验、病理、超声、医学影像、医技科室及药房、手术室等共享服务。共享医疗服务的兴起，无疑为缓解医疗资源分布不均衡，提高医疗资源利用率提供新途径，同时也对新型共享医疗服务模式提出要求。

1.1.4 问题提出

医改政策推动与信息技术的发展使患者医患角色融合属性逐渐显现，共享医疗成为强化基层医疗服务的新思路，然而，目前我国基层医疗系统仍存在以下问题。

第一，基层医疗服务未充分考虑医患融合与共享医疗对医疗服务质量的影响。尽管目前政府已经出台医生多点执业、医保支付与家庭医生签约制等多种措施提升基层医疗服务质量。但政策实施中仍未充分考虑共享经济对基层医疗的促进作用，基层医疗仍面临基层医生服务能力有限、诊疗任务大与医生短缺问题。同时，基于我国患者自主择医背景，患者认知水平提升使患者偏好与行为成为医疗政策制定与实施过程中的重要因素，当前尽管优化医保支付政策以

---

① 资料来源：法治周末，http：//finance. people. com. cn/money/n/2012/1024/c218900 - 19373874 - 1. html。

引导患者就医，仍未充分考虑影响患者决策的重要因素。

第二，未充分考虑医患融合与共享医疗对基层医疗资源配置的影响。以往研究预计我国基层医生将面临严重短缺，常基于医患认知水平静态假设，未考虑患者认知水平上升与共享医疗发展对基层医生服务能力与医生数量的影响，造成医疗资源长期供需失衡。此外，由于基层共享医疗服务模式未充分建立，基层医生面临高负荷工作，加之医患矛盾，基层医生面临择业困难。因此，设计有效的基层医生动态激励机制，保证基层医生工作积极性是提升基层医疗服务质量、推动基层共享医疗发展的重要环节。

第三，未充分考虑患者偏好与决策在落实分级诊疗与基层首诊的重要作用。目前，多采用医保与医疗费用作为引导患者就医的重要指标，或努力提升基层医疗诊疗水平以达到增加患者信任实现基层首诊的目标。然而，患者作为理性个体，除医疗费用外，其更关注医院与医生的诊疗质量、诊疗及时性与诊疗水平，单纯的经济激励达到的引导患者就医的效果有限。同时，诊疗水平提升作为长期目标，难以在短期实现显著效果，与医疗改革中亟需医疗需求下沉的目标相悖。

1.2　研究意义

《关于印发深化医药卫生体制改革 2019 年重点工作任务的通知》指出，"强基层"仍是医疗改革的关键。在已有改革成果的基础上，深化并完善基层医疗服务，提高基层医疗服务能力，增强群众获得感是深化医疗改革的主要任务。共享经济与信息技术发展为深化医疗改革提供新途径。自上而下构建有效基层共享医疗运营模式，缓解基层医生短缺问题；充分考虑共享医疗带动的医患角色融合作为新型医疗资源对基层医疗的影响，明确基层医疗供需变革；准确定位医生与患者在医疗系统中的核心地位，设计合理激励与引导方案对促进我国基层医疗改革，推动高质量医疗服务，引导患者理性就医具有重要意义。

1.2.1　理论意义

基层医疗改革兼具感知医疗需求变化与资源配置优化的双重任务，基层医生需求缺口与医患角色融合并存的中国特色需要新视角。本书基于互联网医疗与基层医改实际，重点分析共享医疗与医患融合新特征在基层医疗运营模式、医患诊疗交互、移动智能医疗技术支撑等方面对传统运行模式的影响，研究的理论意义如下。

第一，基于医患角色融合情境，提取医患角色融合关键特征，分析患者角色转化对医疗服务影响，为基层医疗改革提供中国特色样本。分析患者择诊与就诊行为与医疗政策目标差异，结合患者遵医嘱率低等实际，提取患者自诊意识与自诊能力特征；进而分析患者择诊、就诊与转诊过程中，医患角色融合与共享医疗对其行为方式的改变，分析影响医患行为的关键因素，为引导患者择诊、就诊，为转诊政策制定提供理论支持。

第二，基于资源优化配置视角，从基层医疗规模、组织与功能三个维度，建模分析基层医疗不足与缺失，进而为优化基层医疗资源配置提供新方案。首先，考虑医患角色融合设计对医生服务承载力及基层医疗资源供需的影响，为准确估计基层医疗规模提供理论支持；其次，基于共享医疗设计社区卫生服务中心协作模式，为优化基层医疗组织结构提供可行建议；最后，考虑区域间社区卫生服务中心服务水平差异，分析基层医联体医疗服务内容特征，为完善基层医疗功能提供新思路。

第三，从行为激励视角，基于医患角色融合与基层医疗分析，设计付费与非付费激励方案，激发潜在医疗资源的共享利用，为缓解基层医疗资源短缺提供新思路。从患者视角，基于医疗质量这一患者择医的核心因素，设计社区卫生服务中心差异化医保支付方案，最大化医保政策在深化医疗改革中的引导与激励作用，并设计患者知识水平付费激励方案，抑制医生过度医疗行为；此外，基于患者诊疗意识与能力提高实际，结合移动智能医疗技术发展，设计以心血管疾病、老年人跌倒等典型病症为代表的移动智能算法与终端，提升患者自我管理、自我诊断能力。从医生视角，考虑医生承担着提高诊疗水平与密切医患关系双重任务间的交互性，设计付费激励方案，提高工作积极性，同时，分析药占比、医生道德风险对医生诊疗行为的影响，抑制医生过度医疗行为。进而将医生的医疗服务行为拓展至医疗系统，分析多阶段医疗服务交互对滞留及服务质量的影响，优化床位配置方案，提升诊疗服务连续性。本书多层面多视角的方案设计，为完善基层医疗乃至整个医疗系统服务制度提供理论支持。

1.2.2　实践意义

基层医生短缺与资源配置不均衡是深化基层医疗改革的主要阻碍，医患角色的融合、基层共享医疗系统的分析与激励政策的制定是促进医疗资源优化和良好社会风气形成的有效手段。本书从"强基层"医疗改革实际出发，重点探究基层共享医疗协作模式，基层医生激励与配置和以移动智能设备为支撑的患者自我管理与诊疗能力提升问题，为推动分级诊疗、提高基层医疗服务质量提供理论支持，实践意义如下。

第一，医患角色分析与定位是提升基层诊疗患者自诊能力的前提与基础，可引导患者理性就医，促进分级诊疗实现。首先，考虑患者诊疗意识增强对基层医疗资源供需配置的影响，考虑基层医疗资源与诊疗水平差异，设计患者基层医疗服务签约与医保支付策略，增强患者对基层医疗服务的获得感；同时，以心血管疾病及老年人跌倒为典型病症设计移动智能检测算法与终端，增强患者自我管理与诊疗能力。基于此，进一步考虑共享医疗对患者诊疗意识与能力的提高，分析患者知识水平在抑制医生过度医疗中的重要作用；进而分析患者自诊能力对基层医生承载能力的提高，以及对基层医疗供需的影响。

第二，立足医患供需特征，明确基层医疗规模、组织与功能缺失基础上，设计基层共享医疗运营模式，分析合理基层医疗服务能力与布局响应并落实基层医疗供给侧结构性改革。考虑共享经济与信息技术推动的基层医疗供给变革，设计基层医联体协作模式，并基于社区卫生服务中心诊疗水平差异针对性设计医疗服务提升策略；基于此，考虑医生的过度医疗动机，结合患者就诊行为特征分析抑制过度医疗的有效方式。

第三，付费与非付费医保政策的实施，建立居民自助与互助意识，促进和谐社会风气的形成，激发医护人员工作积极性，推动高质量医疗服务。医患角色融合新特征的发掘并基于此设计的付费与非付费激励方案，为提高患者间信息共享、推动患者基层自诊与互助提供可能；考虑基层医护人员工作特征设计的付费与非付费激励方案，有利于调动基层医生工作积极性，提高基层医生服务能力。

1.3　研究思路与主要内容

本书以深化基层医疗改革为背景，在总结梳理国内外相关研究成果的基础上，以经济学、管理学等相关理论为指导，从"医患融合"与"共享医疗"视角，将促进分级诊疗和供给侧结构性改革目标界定为强化基层医疗服务能力、优化医疗资源配置与引导患者理性就医三方面。以共享经济下医患融合新特征作为切入点，就互联网与信息技术发展下基层共享医疗服务模式开展深入研究，结合国家深化医疗改革相关政策，重点挖掘共享医疗与医患融合特征对基层医疗医患比、基层医疗服务模式与协作模式、基层医疗需求的影响，明晰基层医疗需求特征为我国深化医疗改革，促进健康中国实现提供可行的政策建议。本书内容由九章组成，具体研究框架见图1-1。

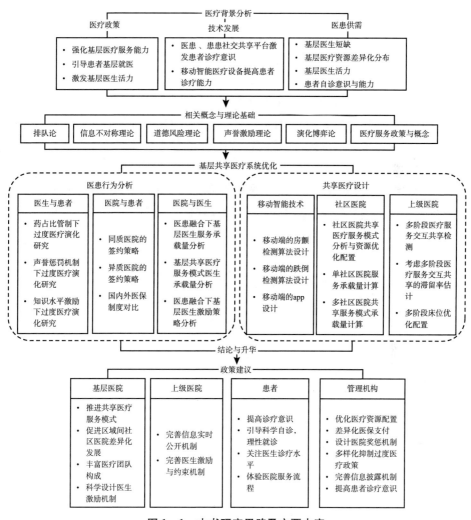

图1-1 本书研究思路及主要内容

第一章 绪论。主要分析本书的医疗政策背景、技术发展对医疗系统优化的影响、基层医疗系统中医患供需现状；详细阐述本书的理论与实践意义；概括本书主要研究内容与具体的研究方法与技术路线，概述本书的主要创新点。

第二章　相关概念与理论基础。阐述了分级诊疗、社区卫生服务中心与过度医疗等医疗卫生服务相关概念，结合排队理论、信息不对称理论、道德风险理论与演化博弈理论的具体概念与模型，对相关方法在医疗系统工程中的应用做出评价。

第三章　基层共享医疗签约策略优化。在"强基层"医疗改革前提下，考虑区域间基层医疗技术水平与需求差异实际，分析社区卫生服务中心与患者间签约模式、患者基层就诊医保支付制度、基层社区卫生服务中心间共享协作模式与社区卫生服务中心资源配置对患者就诊倾向、患者与医院效益的影响。其中，考虑签约患者去非签约机构就诊实际，分析签约是否对患者与医院有利，差异化医保政策失效原因；讨论区域性社区卫生服务中心间协作模式与诊疗技术差异对患者与医院效益的影响，为建立满足患者基层医疗需求、最大化基层医疗资源利用率的基层医疗服务与协作模式提供可行建议。

第四章　基层共享医疗协作与服务能力分析。基于"互联网＋医疗"改革背景，分析基层共享医疗与医患角色融合对基层医疗服务供需的影响。以基层医院主要承担的疾病筛查工作为例，研究社区卫生服务中心单独服务与多个社区卫生服务中心建立共享医疗服务模式下，基层医疗服务能力变化；考虑社交平台与智能医疗设备发展对患者诊疗意识与能力的提升，分析医患角色融合对基层医生服务能力及医生需求的影响，为基层医疗改革中建立共享医疗服务模式、优化医生资源配置提供建议。

第五章　基层医生激励策略。基于推进基层高质量医疗服务对基层医生诊疗水平与服务态度的要求，结合分级诊疗政策下医疗需求下沉增加的基层医生工作负荷，分析基层医生激励策略，保证基层医生工作积极性。特别考虑医疗专业壁垒造成的信息不对称下，患者模糊医生诊疗水平与医疗服务态度界限，认为服务态度好的医生诊疗水平高，进而对医生在两项任务上努力程度的影响，分析外界环境变化对基层医生激励方案的影响，以保证医生努力与医院治病救人目标的一致性。

第六章　医患融合下过度医疗行为研究。基于患者自主择医背景，充分考虑患者行为在医生诊疗过程中的作用，分析药占比管制政策、医生道德风险与患者知识水平变化下，医生过度医疗行为演化机制。其中，考虑患者病重程度，合理医疗成本、过度医疗成本、医疗总费用与过度医疗政策奖惩力度对医生过度医疗行为的影响，为抑制医生过度医疗行为、引导患者理性就医提供理论支撑。

　　第七章　医患融合下典型病症使能技术实现。基于医患角色融合新特征激发的患者诊疗意识，移动智能医疗设备为增强患者诊疗能力提供新途径。选取典型的心血管病症与老年人跌倒为代表情形，设计实时监测算法，基于此设计满足患者自我管理需求的移动终端，为增强患者自我管理、自我诊疗能力提供技术支撑。

　　第八章　医患融合下共享医疗服务系统资源优化。基于基层医疗医患角色行为分析，进一步将研究拓展至整个医疗系统。研究多阶段医疗系统中医生服务交互共享行为对诊疗连续性的影响，进而以床位作为医疗系统特别是上级医院典型短缺资源，分析服务交互行为对床位资源配置的影响。为优化多阶段医疗资源配置、提升诊疗连续性提供理论支持。

　　第九章　医患融合下共享医疗系统服务政策建议。根据本书课题研究结果，分别从基层医院、上级医院、患者科学自诊、患者就诊及医疗政策等多视角提供医疗建议。

1.4　研究方法与技术路线

　　本书立足于国内患者的自诊偏好与自诊能力，认为在病史、学历及诊疗积极性满足一定条件时，患者有能力针对特定病症完成诊疗服务，且信息技术、知识水平和健康意识的提升为医患角色的融合提供了可能。本书在相关研究的基础上，采用实地调研、统计分析等多种方法提取医患融合下患者新特征，建模分析共享医疗模式对传统基层医疗供需比、基层医疗服务模式的影响，分析患者作为医疗新资源进入对基层医疗资源规模、医生诊疗行为的影响，以移动智能技术为背景，设计满足患者实时监测需求的心血管疾病监测与跌倒检测算法，为基层医疗资源投入与布局提供参考。研究过程力求具体深入，研究成果力求科学可靠。具体研究方法如图 1 - 2 所示。

　　本书基于分级诊疗与"强基层"医改政策，结合我国医疗系统服务实际与患者就诊实际问题，在归纳梳理国内外相关研究的基础上，得到我国医疗系统呈现的医患角色融合与共享医疗新特征，并基于此开展基层医疗服务模式、基层医生激励方式、基层医生签约策略、过度医疗行为的移动智能检测算法设计及多阶段医疗系统资源优化配置研究。

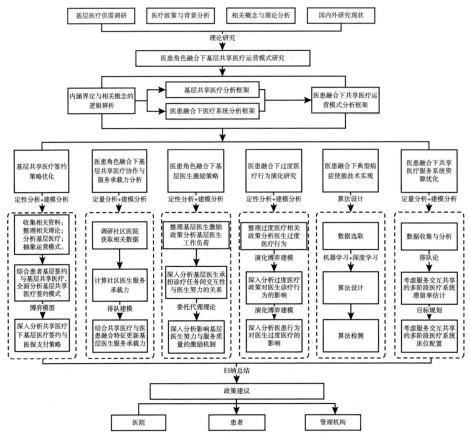

图1-2　研究方法与技术路线

第一，分析共享医疗对基层医疗服务模式的影响。共享经济将重置基层医疗供给函数，为提高基层医生诊疗水平与服务承载力提供新思路。基于我国基层医院诊疗水平差异、患者就诊偏好与基层医生短缺问题建立博弈模型，在考虑患者就诊决策的基础上，分析共享医疗服务模式、基层医疗服务资源配置、相应患者基层签约方式，为构建基层共享医疗服务模式提供可行建议。基于我国基层医生短缺问题，以社区医疗卫生服务中心疾病筛查工作为代表，建立排队模型分析共享医疗服务模式对基层医生服务承载力的影响，以为共享医疗新背景下科学配置基层医生提供有效依据。

第二，分析医患角色融合下医疗资源配置与医患行为变化。首先，考虑医患角色融合下患者自诊能力提升对基层医生服务承载力的影响，进而考虑医患角色融合带来的基层医生服务的更高要求对基层医生诊疗任务与工作负荷影响，基于此设计基层医生激励策略，保证医生工作积极性。考虑上级医院患者就诊中常忽视的过度医疗问题，建立博弈模型，分析药占比政策、声誉激励政策与患者知识激励政策对医生诊疗行为的影响。进而研究由基层医疗拓展至医疗系统，分析多阶段医疗服务中诊疗交互行为对诊疗连续性的影响，并设计考虑服务交互共享的床位优化配置模型，为优化医疗系统资源配置提供理论支持。

第三，基于医患角色融合与移动智能医疗设备发展对增强患者自诊能力、促进分级诊疗、缓解基层医疗工作负荷的重要影响，以典型的心血管病症与跌倒为代表，采用机器学习与深度学习方法，设计满足实时监测要求的房颤监测与跌倒检测算法。基于此设计满足老年人及家属需求的移动终端，以增强患者自我管理、自我诊疗能力并提高诊疗连续性。

1.5　创新性研究成果

本书的突出特点和创新之处主要表现在以下几个方面。

第一，以医患角色融合与共享医疗新特征为切入点，选取医生与患者、医院与患者、医生与医院、社区医院间及新兴移动智能设备与患者间存在的典型问题，从医患行为视角，分析影响医疗服务质量的关键因素，并据此提出针对性共享医疗激励策略，拓展了医疗服务研究思路，为深化基层医疗服务改革提供可行建议。

第二，基于基层医疗资源分布差异与医疗共同体在优化医疗资源配置中的重要作用，考虑患者择诊偏好及医保对患者择诊的引导作用，分析社区医院间共享合作与医疗服务的同质与异质，差异化医保政策对患者择诊及医疗系统整体效益的影响，为构建中国特色基层共享医疗服务体系提供可行建议。

第三，基于基层医生短缺的背景，分析共享医疗与医患角色融合新特征对基层医生服务承载量的影响，进一步分析新兴医疗服务模式对医疗资源需求，为准确预测基层医生需求量、丰富基层医疗服务内容与协作模式提供新思路。

第四，基于基层医生及上级医院医生承担多项诊疗任务造成高负荷下工作倦怠的问题，特别考虑医生承担的较高诊疗水平与改善医疗服务态度两项关键任务间的非对称交互作用，分析外部环境波动下医生激励策略，为提高医生工作积极性、设计科学绩效与考核机制提供可行建议。

第五，针对医疗系统中棘手的过度医疗问题，分别从医疗政策、医生偏好与患者偏好多个视角分析影响医生过度医疗关键因素，同时考虑医疗成本、患者病重程度、奖惩力度对医生行为的影响，为进一步推动医生合理医疗提供多视角建议。

第六，考虑移动智能设备对患者自我管理与诊疗能力的影响，设计满足患者实时监测需求的心血管病症与跌倒检测算法，并设计相应 app，为提高患者诊疗便利性与及时性提供支持。

第2章　相关概念与理论基础

2.1　医疗卫生服务

2.1.1　社区卫生服务中心

基层医疗服务机构通常包含村卫生室、乡镇或街道卫生所、社区服务站以及门诊等四类机构（何佳霖，2018）。其中，社区卫生服务中心的服务内容涵盖辖区居民的日常保健与健康教育，例如，对育龄期居民实施计划生育政策解读与指导，对孕育期生活及保健进行监督与治疗，对患有慢性病的各阶段人群进行疾病追踪教育与诊治（陈超等，2016）。此外，社区医疗服务管理是指利用管理学的相关理论与方法，科学决策社区医疗资源的有效配置，在满足最大化社区居民医疗服务的同时，降低医疗成本，如调查居民对医疗服务的需求情况，制定合理准则与标准对服务质量进行有效评价等（崔树起和杨文秀，2006）。

随着科学技术的迅猛发展，医疗服务系统也兴起"互联网＋医疗"的改革浪潮，其中，包含电子病历录入、患者医疗知识信息共享以及以可穿戴设备为代表的移动医疗的兴起。医生与患者可通过远程方式进行信息交流与资源共享，节省去医院实体带来的较高医疗成本。同时，患者可通过在线交流的方式随时联系主治医生，及时反馈自身状况。我国大部分的社区卫生服务中心已经采取措施并积极响应"互联网＋医疗"的医疗模式，具体包括开通网上预约挂号服务以避免患者现场挂号带来的较长等待时间以及不确定性、开通网上24小时医疗咨询服务用于帮患者解疑释惑以避免去医院门诊挂号咨询带来的不便等。随着物联网的迅速发展与普及，多个城市已经推出"一部手机管健康"的移动医疗模式，患者只需在手机上安装相应的app，即可随时监控自身健康状况，并获得医生的在线指导与建议，真正实现线上线下一体化服务。通过 app，患者不仅可随时获知自身的健康状况，还可通过云计算技术及时将自身健康信息传输到云端与医生共享，帮助医生及时了解患者状况，并根据指标的历史性变化推断疾病种类与严重程度。该模式通过及时追踪患者健康状况，可帮助患者进行疾病的早期诊断，防止疾病恶化及并发症的发生。如图 2-1 所示，患者登录 app 并描述自身需求，进而通过预约后接受医疗服务。该方式提高了患者就诊效率并节省医疗成本，提升了整个医疗系统的效益。

2.1.2　服务人群承载量

美国医学研究所认为，患者与基层医疗机构为一种合作伙伴的关系，合理处理该关系尤为重要（Donaldson et al., 1996）。要使这种伙伴关系成为持续性关系，需认识到每个医疗服务提供者可提供的医疗服务数量和每个医疗服务提供者可服务的人群数量，即服务人群承载量，是有限的。医疗机构的服务人群承载量在平衡预约号源供应量与患者医疗服务需求量中具有重要性。因此，在医疗系统运营管理中，确定医疗机构的服务人群承载量是十分必要的。

首先，医疗服务系统的服务承载量直接决定了患者的满意度。调查研究显示，当患者首次就诊时，更倾向于自己选择医生，则被选医生的服务承载量为患者是否选择该医生的重要参考指标。若该医生服务承载量较大，则分配到每个患者的服务时间会相应缩短，患者就会产生无法接受完善医疗服务的担忧。其次，一旦服务需求承载量被确定，则可用该值对患者的需求情况进行有效预测。该承载量的大小不仅代表了患者的服务需求，还可表征账单核算需求、健康回访需求以及回复邮件等。最后，若服务提供者采取合理的服务承载量，不仅可以使患者接受高质量的医疗服务、降低就医成本，还可提升整个医疗服务系统的收益与医务工作人员的工作效率和积极性。

2.1.3　分级诊疗模式

我国人口老龄化逐年加剧，疾病结构不断发生变化，医疗需求逐步增长，老年人中常见的慢性病等呈现多元化增长的态势。然而，目前我国的医疗服务系统存在医疗资源分布不均衡、医疗资源浪费与分配不均等诸多问题，直接导致真正有需求的患者无法得到及时有效的诊治，医疗资源充盈的城市则出现医

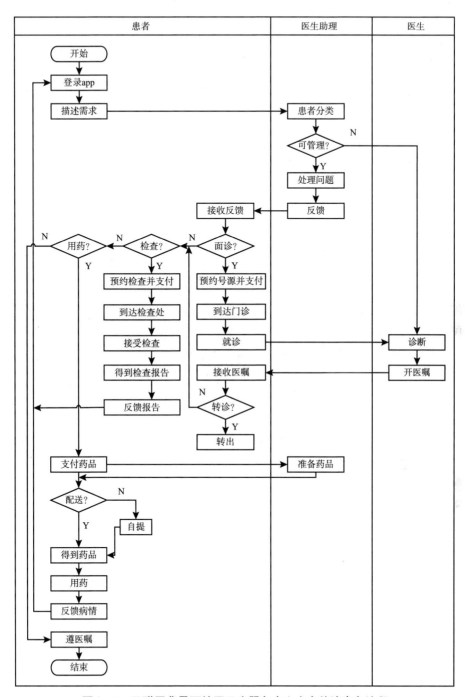

图 2 - 1　互联网背景下社区卫生服务中心患者就诊事务流程

疗资源浪费与闲置的现象。如何统筹规划医疗资源，最大程度发挥医疗资源利用率，成为我国亟待解决的重要问题。从患者角度看，盲目追求大医院医疗质量较高的心理，促使他们即使患有常见的小病，慢性病仍然去大医院治疗，占用大医院医疗资源，导致真正有需求的患者无法使用，进而造成大医院人满为患，小医院无患者就医的状况。基于此，第十八次全国代表大会提出我国卫生管理系统应注重合理配置医疗资源，构建适应我国国情的分级诊疗服务体系。

建立分级诊疗制度可保障与改善居民生活水平、提高居民的身体健康素质、促进医药卫生服务事业的长远发展、降低医疗资源分布差异，有利于合理配置医疗资源，进一步深化我国医药卫生体制的改革，最终建成具有中国特色的基本医疗卫生制度（见《国务院办公厅关于推进分级诊疗制度建设的指导意见》）。

在分级诊疗模式下，各级医疗机构及其主要服务内容如表 2 - 1 所示。各级的医疗机构分别扮演不同的角色，承担不同的医疗服务：三级医院主要诊疗重症、急症以及危症患者；二级医院主要诊疗由三级医院转诊过来的处于恢复期的，无生命危险的患者，基层医院主要诊疗具有慢性病、常见病以及基础检查等医疗服务需求的患者。各级医疗机构依据分级诊疗制度的相关要求进行分工协作，促进医疗资源的合理利用，提高医疗卫生服务效率。

表 2 - 1　　　　　　各级医疗机构及其主要服务内容

医疗机构级别	说明	主要服务内容
一级	农村的县级医院、城市的社区卫生服务中心	为常见病与多发病患者提供基础性医疗服务，为病情稳定的患者提供康复、护理服务
二级	以地区市与部分省会的市属医院为主的区域医疗中心	接收由三级医疗机构转诊的急性病恢复期患者、术后恢复期患者与危重症稳定期患者
三级	省部级医学中心	负责急危重症和疑难杂症的诊治工作

合理的基层首诊制度可保证分级诊疗的有效实施。将优质医疗资源下沉到基层医院，可在提高基层医院诊疗质量的同时，降低高级医院的患者等待时间。从长远发展的角度来看，增强基层医疗机构的医疗实力与服务能力，还需结合多方力量，通过多种途径共同发挥作用，同时增加患者对基层医疗服务质量的信任感，使其自愿到基层医疗机构就诊。

2.1.4　过度医疗

1. 过度医疗的基本概念

过度医疗指在医疗服务过程中采用的治疗措施或手段超出患者病症的实际治疗需求，对病情的治愈无有效作用，甚至干预疾病的治疗、伤害患者健康的医疗行为（Kehlet and Wilmore，2002；雷震之，2003；杜治政，2005）。过度医疗不仅对患者的病情无帮助，而且是医疗资源的浪费（Hiatt et al.，1989；雷震之，2003）。因此，过度医疗受到国内外学者的广泛关注。文森特等（2002）指出患者对医疗服务的选择依赖于医保制度，并受医疗服务机构的影响。

在医疗实践中，过度医疗行为难以准确界定，但大量针对医疗服务过程的实践调研与数据分析证明过度医疗广为存在（刘一凡，2018）。美国医疗服务中，80%的生化检查为非必要检查，50%的剖腹产手术、27%的子宫切除手术、20%的心脏起搏器植入手术和16%的扁桃体切除手术都为非必要手术（Darer et al.，2002；Evans，1974）。在我国医疗实际中，过度医疗问题同样存在。哈尔滨七家三甲医院的实际治疗费用远高于按照单病种付费制度、临床路径等标准计算的费用，其中，由于普遍存在采用高昂检查替代普通检查的现象，患者的检查费与材料费明显偏高，医院扫描检查阳性结果仅占总结果的20%，远低于相关规定。

2. 研究视角

鉴于过度医疗对患者治疗效果的消极影响和医疗资源的浪费，国内外学者积极分析影响医患过度医疗的因素，以设计减少过度医疗的方案。可将已有过度医疗研究分为内部因素研究与外部因素研究两个视角。

基于内部视角研究过度医疗行为主要考虑医生、患者等医疗服务中的博弈主体。以患者作为研究对象的过度医疗研究发现患者的教育背景与收入水平会影响医生的过度医疗行为（Dulleck，Kerschbamer，2006；Currie et al.，2011；朱恒鹏，2011）。患者教育水平影响其搜寻就诊决策支持的能力，进而影响其医疗知识水平，因此可通过宣传医疗知识降低患者医疗知识搜寻成本，降低医生的过度医疗行为（黄涛和颜涛，2009）。通过将患者收入纳入过度医疗博弈模型发现，当对医疗费用进行严格的管制时，更容易造成高水平收入患者被过度医疗、低水平收入患者诊疗不足的两个极端（杜创，2013）。相比于患者知识水平与经济收入的影响，医生个人行为对过度医疗影响占据重要地位（卢洪友等，2011）。已有针对医生作为博弈主体的过度医疗研究中，多基于经济人假设，认为医生以利润最大化为目标（Kerschbamer et al.，2017）。而医疗实际中，由于医疗服务的公益特性，医生往往不同于普通商人，在医疗服务中体现出对患者福利的关注，即医生具有利他偏好属性（Kerschbamer et al.，2017；Liu，2011）。在自私型医生与利他型医生共存的市场均衡中，利他型医生越多，过度医疗问题越严重；虽然采用市场监管与相应的过度医疗惩罚机制来抑制过度医疗行为，但这往往造成更大的社会效益损失（田森等，2017）。除了经济动机，医生有动机提升并维护自身声誉，注重声誉的自私型医生会模仿利他型医生，而当声誉激励机制无效时，自私型医生会出现过度医疗行为，因此公布医生的服务质量信息会改变医生的过度医疗行为（Olivella，Siciliani，2017）。此时，患者和医疗机构获取的医疗服务质量信息成为限制医生过度医疗的关键（杜创，2017）。而在我国医疗实际中，存在"管办不分"的监管问题，降低了医疗服务信息传播质量，阻碍了声誉机制对过度医疗的规避作用（薛大东等，2016）。

基于外部视角的过度医疗研究多从市场竞争和管制政策方面入手。基于市场竞争视角的过度医疗研究发现，引入竞争机制能消除医疗服务中医生的欺骗行为（Alger，Salanie，2006；Mimra et al.，2016）。而其中需重视医疗信息不对称的重要影响，否则竞争机制的引入无法有效抑制、甚至会加重过度医疗（Dulleck et al.，2011；顾昕，2017）。目前，国家出台医疗服务价格管控、药品价格管控等措施来限制过度医疗问题。但价格管控抑制过度医疗的有效性受到学者质疑，认为价格管控是导致过度医疗问题的重要体制原因，开放医疗服务价格可降低医疗服务费用（杜创，2013；刘小鲁和易丹，2014；朱恒鹏，2011；朱恒鹏，2018）。此外，医保支付方式也是影响医生行为的重要政策（Dranove，2011），合理的总额预付制是遏制医生过度医疗的有效手段，而不当的总额预付制将可能造成诊疗不足（顾昕，2017；刘小鲁，2014；刘小鲁，2015）。

2.1.5　药占比管制政策

1. 药占比管制政策的提出

为缓解过度医疗问题，国家出台了一系列相关政策。2009 年 4 月，《关于深化医药卫生体制改革的意见》提出"医药分开"政策，并将县级医院作为公立医院实施综合改革的突破点，以从体制上切断医院与医药销售的利益关系，减轻患者的用药负担。2012 年 6 月，《关于县级公立医院综合改革试点的意见》出台，进一步将废除县级公立医院"以药养医"作为改革的重点，实行药品零加成，将 18 个省 311 个县的公立医院列为改革的第一批试点医院。2014 年 3 月，国家卫生计生委联合财政部、国家发改委、中央编制办、人力资源社会保障部等部门共同签发《关于推进县级公立医院综合改革的意见》，以调整公立医院规划布局、理顺医疗服务价格、改革医保支付方式、建立科学补偿机制及建立健全现代化医院管理制度等作为深化改革目标，并新增 700 个县作为改革试点。此外，为深化医疗体制改革，消除"以药养医"造成的过度医疗问题，国家计生委于 2010 年 2 月、2014 年 5 月、2015 年 5 月、2016 年 5 月先后确定 16 个、17 个、66 个和 100 个城市作为国家公立医院改革联系城市。2015 年 1 月，安徽、福建、江苏、青海四省启动省级综合医院改革试点，全面实行药品零加成，通过以点带面方式推进医疗改革。2016 年 5 月，国务院生化医药卫生体制改革领导小组发函，将四川、重庆、湖南、上海、浙江、宁夏和陕西列为新的试点省份，至此，综合医改试点省份共 11 个。随着逐步增加公立医院改革试点，药品零加成政策在全国范围内推广。

为进一步限制过度医疗对患者造成的医疗负担和经济负担。国家在深化实施药品零加成政策的同时，也将完善医疗绩效考核作为医改重点。2012 年 6 月和 2015 年 5 月，国务院相继出台《关于县级公立医院综合改革试点意见》《关于城市公立医院综合改革试点的指导意见》，将药品收入占医疗总收入的比例（简称药占比）作为衡量医院医疗质量和医疗行为规范性的重要指标。在药占比管制政策的实施后，各医疗机构的药占比明显下降，如襄阳市三家三级综合医院的药占比实际为 38.4%、36.2% 和 38.4%（廖新波，2015），进一步说明药占比政策对降低患者用药费用作用明显。

2. 药占比管制政策对医生收入影响

中国医生的薪酬主要包括基本工资和奖金两部分。其中，基本工资与医生的职称、工龄等有关。奖金可进一步分为绩效奖金、成本管理奖金和科室管理奖金。绩效奖金是其奖金的核心部分，主要以提升医疗服务质量为目标，受床位周转率、门诊量、手术量、投诉量与患者满意度等服务指标的影响；成本管理奖金主要激励医生形成节约观念，根据科室的结余发放；科室管理奖是对门诊开药等要求的奖惩。从经济人视角，奖金对医生的行为具有重要影响。

医院为落实药占比管制政策，将药占比纳入医生绩效考核。首先，医院根据各科室的临床用药结构，细化各科室的药占比考核制度，确定各科室的药占比基数，如某医院要求内科科室药占比不超过 42%，外科科室用药不超过40%（余波等，2011）。进而各科室主任根据药占比基数自主调整药物的品种、数量及金额等指标。对于超出药占比指标的情形，医院根据超出金额的一定比例惩罚科室，而科室会落实到具体超出指标要求的医生身上。如某院对超过药占比基数的科室按照超过金额加倍扣除绩效奖，科室的实际药占比每超过基数的 1%，医院扣除科室绩效奖金的 2%，而科室也会扣除药占比超标医生一定的绩效奖金（廖新波，2015）。同时，科室主任还需提出持续改进措施，以量化科室的用药管控，使药占比绩效考核具有可操作性和合理性。

3. 药占比管制下医生行为研究

在国家推动和医院落实下，药占比政策的实施逐渐影响科室和医生的医疗行为。药占比政策对降低过度医疗的有效性引起了学者的广泛关注。首先，部分研究认为药占比是医院综合管理水平的体现，能规范医生合理用药，降低患者的医疗费用（马佩杰等，2015）。也有研究认为虽然药占比可控制药品在医疗费用中的比重，但过度强调药占比可能会产生过度检查等新问题，因此对药占比降低医疗费用、提高医疗服务质量的效果提出质疑（邓銎等，2018）。特别是在政府补偿不足时，过度强调药占比管控会使患者陷入用药不足或过度检查的困境（徐敢，王冲，2015）。陈刚（2014）通过建立药占比管制下的医院医疗行为模型，发现药占比管制政策虽然可降低药品费用占总费用的比例，但也会增加医疗检查等非药品费用，并不能从根本上降低患者的医疗费用。甚至有学者认为药占比管制政策既未降低患者的药品费用，同时又增加了非药品费用，造成虽然药占比指标降低但患者医疗费用增加的问题（朱恒鹏，2011）。

2.1.6 医疗系统滞留

单环节滞留的研究主要关注急诊（Cochran and Roche，2009；Golmoham-madi，2016；Helm et al.，2011；Luscombe and Kozan，2016）与住院部门（Chan et al.，2016；Dai and Shi，2017；Shi et al.，2015）。针对急诊滞留研究主要通过设计接收病人阈值（Chow et al.，2011；Levin et al.，2008），提升急诊绩效（Cochran and Bharti，2006；Ding et al.，2019；Luscombe and Kozan，2016）来降低滞留。住院部门滞留优化研究主要从优化病人出院策略（Chan et al.，2016；Dai and Shi，2017；Shi et al.，2015）和资源配置（Burdett and

Kozan，2016；Lin et al.，2014）等方面展开。相关研究多采用排队论建模，但多数情况下，患者需在医疗系统的两个甚至多个环节交互服务才能完成诊疗，排队理论不能完整地表述患者诊疗过程，进而引入排队网络模型（Zhu et al.，2013）。此外，单阶段滞留研究多针对急诊或住院部单个环节，而患者诊疗中需部门间交互服务，需从多阶段视角研究医疗系统滞留问题。

多阶段医疗系统滞留研究中将急诊和住院部门作为整体优化（Andersen et al.，2017；Bidhandi et al.，2019；Bretthauer et al.，2011；Cochran and Bharti，2006；Mandelbaum et al.，2012；Osorio and Bierlaire，2009）。除采用质量效率驱动排队模型（quality and efficiency-driven，QED）设计诊疗任务分配策略以保证服务者工作公平性（Mandelbaum et al.，2012）外，多数多阶段医疗系统滞留研究采用排队网络，建立多阶段排队网络模型以优化床位配置进而降低滞留（Cochran and Bharti，2006；Koizumi et al.，2005）。已有研究假设各环节间存在无限等待空间，然而，实际急诊与住院部门床位有限，一旦无可用床位，新病人不能进入。医疗系统存在无限等待空间假设未考虑各阶段间的交互作用，将低估滞留可能性。基于此，研究引入考虑有限空间的多阶段排队网络模型以减少滞留（Andersen et al.，2017；Bidhandi et al.，2019；Bretthauer et al.，2011；Osorio and Bierlaire，2009）。

随着对诊疗连续性关注的持续增加以及病人到达率与服务时间的频繁波动，要求更准确地估计滞留可能性。因此，已有研究引入滞留可能性指标（Bidhandi et al.，2019；Bretthauer et al.，2011；Koizumi et al.，2005）。建立多阶段无限等待空间排队网络，用病人等待时间计算科室有效服务率和滞留率（Koizumi et al.，2005）。然而，该研究未考虑滞留病人占用床位情况，低估了科室间的交互作用，进而低估了滞留率。基于此，建立多阶段有限空间排队网络模型，用有效床位数量和有效服务效率估算医疗系统滞留可能性，将病床分为两种类型，一种被当前服务病人占用，另一种被滞留病人占用，通过比较两种床的比例来估计滞留的影响（Bretthauer et al.，2011）。

已有研究从单阶段到多阶段视角建立了不同的排队模型，以减少医疗系统滞留。但大多研究假设病人滞留期间不接受服务。实际上，滞留病人通常在完成现阶段服务后继续接受下一阶段服务（Armony et al.，2015；Crane and Noon，2011；Wu et al.，2019）。调研发现，在中国一体化医疗系统中，当下一阶段的床位不可用时，滞留在观察室的病人会临时接受下一阶段服务（Wu et al.，2019）。此外，分析中国三甲医院的实际数据发现，患者滞留时间与住院病人停留时间存在相关性，进而证明，患者滞留期间接受下一阶段服务会影响下一阶段的服务时间，几乎没有其他排队理论研究关注相邻阶段间的相关性。考虑到相邻阶段间服务时间的重叠，建立有限等待空间的多阶段串联排队模型（Wu et al.，2017）。然而，该研究针对单个服务者研究，而医疗系统的每个阶段由多个服务者组成。因此，考虑医疗系统间服务交互共享作用建立多阶段排队模型估算滞留可能性对优化床位配置，缓解医疗系统滞留具有重要意义。

2.1.7　医疗系统床位配置

床位优化配置是医院提升运行效率与效果的主要方式。已有研究主要通过线性规划、排队理论与动态规划模型来优化床位配置以提升床位利用率（Vassilacopoulos 1985；朱华波等，2014），然而受到计算能力限制，床位配置模型考虑较少因素与目标。随着计算能力提升，床位配置优化考虑更多的因素，如滞留率、利润、容量和病人优先权等，进而使优化模型更贴合实际。对应地，更复杂的求解方式，例如遗传算法（Belciug and Gorunescu，2015），直接邻域搜索算法（Sitepu and Mawengkang，2017）和数据驱动的离散仿真（Zhou et al.，2017）被引用以优化模型。同时，随着模型复杂性的增加，求解时间也相应增加。

表2-2总结了床位配置的相关文献。已有研究多在容量与病人优先权限制下，采用排队论与双目标规划作为床位配置常用模型，以最小化滞留率或成本。本书进一步考虑医疗系统间服务交互共享作用，设计排队模型，估算医疗系统滞留率，进而建立考虑容量约束的双目标规划模型，降低系统滞留率与床位运行成本。

表2-2　　　　　　　　　　床位配置相关文献总结

参考文献	模型类型	目标		约束
		最大化	最小化	
戈鲁内斯库等（Gorunescu et al.，2002）	排队论		成本	服务能力
李等（Li et al.，2009）	排队论；目标规划	利润	滞留率	服务能力
布雷肖等（Bretthauer et al.，2011）	排队论；整数规划		滞留率	预算

续表

参考文献	模型类型	目标		约束
		最大化	最小化	
巴楚奇等（Bachouch et al., 2012）	随机规划		成本；员工数量	服务能力
贝斯特等（Best et al., 2015）	动态规划		等待时间	服务能力
贝尔丘格和戈鲁内斯库（Belciug and Gorunescu, 2015）	排队论	利用率	成本	
伯德特和科赞（Burdett and Kozan, 2016）	整数规划	病人数量		服务能力；病人优先权
贝克尔等（Bekker et al., 2017）	排队论；动态规划		滞留率	服务能力；病人优先权
周等（Zhou et al., 2017	随机规划	利润	滞留率	服务能力；病人优先权
司特普和马文康（Sitepu and Mawengkang, 2017）	整数规划	利用率	成本	服务能力；员工数量
朱华波等，2015	排队论；目标规划	利用率	等待时间	预算；病床权重

2.2　排队论

2.2.1　排队论简介

排队论又称为随机服务系统理论，是描述现实生活中排队现象的理论。该理论通过研究多种多样的排队系统中的概率性质，解决系统中的最优问题。目前，排队理论被应用于通信、运输以及公共服务系统等多个领域（Donaldson et al., 1996）。排队论的研究可分为三类。第一，对排队系统的判断。通过判断排队过程的输入、服务和输出过程判断排队系统的具体类型。第二，排队系统性态问题分析。研究具体排队系统特征，分析其队列长度、服务时间分布、排队时长和等待时间等，分析排队系统的规律。第三，优化排队系统。通过动态优化和静态优化方法，优化排队系统的运营和排队系统的设计（唐加山，2018）。

2.2.2　排队系统组成

排队系统的主要构成如图 2 - 2 所示。典型的排队系统由顾客到达、排队队列和服务者三部分构成（徐玖平等，2008）。

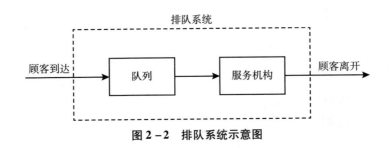

图 2 - 2　排队系统示意图

（1）顾客到达。顾客到达是排队系统的输入过程，顾客到达过程规律的描述通常分为两类：一是通过描述单位时间内顾客到达的数量，即到达率；二是描述两个相邻顾客到达的时间间隔规律，即间隔时间。

（2）队列。队列体现了排队系统的排队规则，根据排队系统的排队特点可分为损失制和等待制。损失制指的是顾客到达系统发现不能及时被服务时，立即离开系统，不等待；等待制指的是顾客到达系统后发现服务者已满不能及时被服务时，会在系统内等待接受服务。其中，等待制排队系统的可具体划分为四种排队规则：先到先服务（first come first service，FCFS）、后到先服务（late come first service，LCFS）、随机服务（service in random order，SIRO）和有优先权的服务（service with priority，SWP）。先到先服务规则是指顾客按照到达系统的先后顺序接受服务，这种排队规则常用于银行业务排队，超市结账等场合；后到先服务规则与先到先服务规则相反，是指后到达的顾客先接受服务，如乘坐电梯过程中，后上电梯的顾客会先出电梯；随机服务是指服务者会在排队的顾客中随机挑选一位顾客服务，如汽车驶入停车场车位；有优先权的服务指的是由于某些顾客的特殊性，在到达后会优先权接受服务，如急诊服务中，病症紧急的患者会优先接受服务。

（3）服务机构。服务机构指的是排队系统中的服务者，其主要需确定其服务时间分布、服务台数量及并联或串联方式，单个顾客或成批顾客服务的服务形式。

2.2.3　排队模型分类

排队模型的表达方式为 X/Y/Z/A/B/C，其中每个字母代表的含义如表 2-3 所示（孙荣恒，2019）。其中，常用的顾客相继到达时间间隔与服务时间间隔分布及符号表达式为：

M——负指数分布（M 为 markov 的首字母，因为负指数分布具有无记忆性，即 markov 性）；

GI——一般相互独立（general independent）的时间间隔分布；

D——确定型（deterministic）；

Ek——k 阶爱尔朗（erlang）分布；

G——一般随机（general）分布。

表 2-3　　　　　　　　　　排队模型形式字母处意义

字母	含义
X	顾客相继到达的时间间隔分布
Y	服务者服务时间分布
Z	服务者数量
A	排队系统容量限制
B	顾客源数量
C	服务规则

顾客相继到达的时间间隔分布和服务时间分布均可用上文的分布来表示，其中最常用的是负指数分布，即 M；服务台个数 Z 可为单个或多个，Z 等于 1 表示单个服务台，Z 等于 n 表示多个服务台；系统容量处 A 可省略或等于 0 表示系统为无限空间等待排队模型，A 等于某个数值则表示排队系统可容纳等待顾客数量，此时排队模型为有限等待空间排队模型。常用排队模型及说明如表 2-4 所示。实际应用中，若排队模型中省略表达式的后三项，即为 X/Y/Z 时，默认为 X/Y/Z/∞/∞/FCFS 模型。其中，M/M/1 模型指的是顾客相继到达时间间隔与服务时间服从负指数分布，有 1 个服务台，系统容量无穷，服务规则为 FCFS，为方便计算，其顾客到达规律与服务规律常表达为顾客的到达率服从均值为 λ 的泊松分布，服务率服从均值为 μ 的负指数分布。同样，M/M/n 模型中指的是其顾客到达规律与服务规律常表达为顾客的到达率服从均值为 λ 的泊松分布，单台服务率服从均值为 μ 的负指数分布，而模型中有 n 个服

务者，所以排队系统的服务率为 $n\mu$。

表 2 - 4   排队模型及其说明

排队模型	模型说明
M/M/1	顾客到达服从 λ 的泊松分布、服务时间服从服务率为 μ 的负指数分布，有 1 个服务台，系统容量无穷，服务规则为 FCFS
M/M/n	顾客到达服从 λ 的泊松分布、服务时间服从服务率为 μ 的负指数分布（整个系统为 $n\mu$），有 n 个服务台，系统容量无穷，服务规则为 FCFS
M/G/1	到达服从 λ 的泊松分布、服务时间服从一般随机分布，有 1 个服务台，系统容量无穷，服务规则为 FCFS

2.2.4 排队模型参数

研究排队系统的主要目的是通过了解系统的运行状况，对系统进行调整和控制，使系统处于最优运行状态。描述一个排队系统的主要数量指标（Stewart，2009）如表 2 - 5 所示。

表 2 - 5   排队模型参数

符号	描述
λ	顾客平均到达率
μ	平均服务率
n	系统中的第 n 位顾客
P_0	系统里没有顾客的概率，即所有服务设施空闲的概率
L_q	队列中等待的平均顾客数
L_s	系统中的平均顾客数，包括正排队和正接受服务的顾客
P_n	系统中有 n 个顾客的概率
ρ	服务强度，$\rho = \dfrac{\lambda}{\mu} = 1 - P_0$
W_q	队列中顾客等待时间的期望值，即顾客进入队列到接受服务前的等待时间
W_s	系统中顾客等待时间的期望值，即顾客进入队列到离开系统的停留时间

2.2.5　标准 M/M/1 模型

M/M/1 排队系统是最为常用的排队模型之一。M/M/1 排队模型中顾客单个到达，且到达率服从均值为 λ 的泊松分布，按单条对列排列且顾客源无限制。服务规则服从平均服务率为 μ 的负指数分布，服务模式为先到先服务。在该模型中，顾客的到达时间与服务时间均相互独立。在分析 M/M/1 模型时，常先考虑系统在任意时刻 t 状态为 n（系统中有 n 个顾客）的概率 $P_n(t)$，以确定系统的运行特征。M/M/1 排队系统各状态间的转移关系如图 2 - 3 所示（何选森，2010）。

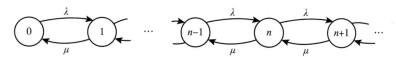

图 2 - 3　M/M/1 排队模型状态转移关系

由图 2 - 3 可以看出，状态 0 转移到状态 1 的转移率为 λP_0，状态 1 转移到状态 0 的转移率为 μP_1，对状态 0 必须满足平衡方程 $\lambda P_0 = \mu P_1$。当 $\rho < 1$ 时，$P_0 = 1 - \rho$，$P_n = (1 - \rho)\rho^n$，$n \geq 1$，这是排队系统状态为 n 的概率。由此可以计算出 M/M/1 排队模型的以下运行指标。

系统中的平均顾客数：

$$L_s = \frac{\rho}{1 - \rho} = \frac{\lambda}{\mu - \lambda} \qquad (2 - 1)$$

在队列中等待的平均顾客数：

$$L_q = \frac{\rho^2}{1 - \rho} = \frac{\rho\lambda}{\mu - \lambda} \qquad (2 - 2)$$

在系统中顾客逗留时间的期望值：

$$W_s = E[W] = \frac{1}{\mu - \lambda} \qquad (2 - 3)$$

在队列中顾客等待时间的期望值：

$$W_q = W_s - \frac{1}{\mu} = \frac{\rho}{\mu - \lambda} \qquad (2 - 4)$$

各指标之间的相互关系可以表达为：$L_s = \lambda W_s$，$L_q = \lambda W_q$，$W_s = W_q + \frac{1}{\mu}$，

$L_s = L_q + \dfrac{\lambda}{\mu}$，上述四个公式称为 Little 公式。

2.2.6　标准 M/M/n 模型

标准 M/M/n 排队系统如图 2 – 4 所示。M/M/n 排队系统中，顾客到达规律与 M/M/1 排队系统一致，服从平均到达率为 λ 的泊松分布，按单队列排队且队长无限制，服从顾客先到达先服务的策略。同样，单台服务者的服务规则服从平均服务率为 μ 的负指数分布，而 M/M/n 排队系统中有 n 个服务者，所以系统的服务规律服从平均服务率为 $n\mu$ 的负指数分布。由此，可得到系统的服务强度为 $\rho = \dfrac{\lambda}{n\mu}$，只有当 $\dfrac{\lambda}{n\mu} < 1$ 时，系统不会排成无限队列（孙荣恒，2019）。

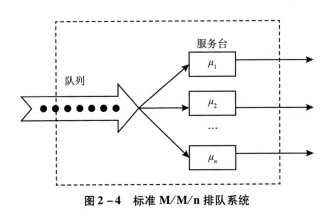

图 2 – 4　标准 M/M/n 排队系统

标准的 M/M/n 模型中，各个状态间的转移关系用图 2 – 5 表示。分析此排队系统时，仍然从状态间的转移关系开始。

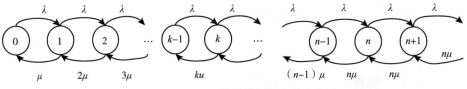

图 2 – 5　M/M/n 排队模型状态转移关系

系统从状态 1 转移到状态 0 时，也就是系统中有一个服务者服务一名顾客完成并离开时，其有效服务率为 μ，转移概率为 μP_1。而当系统中有 k 名顾客时，若 $k \leq n$，表示系统中有 k 个服务者同时服务，其系统平均输出率为 $k\mu$，转移概率为 $k\mu P_k$；若 $k > n$，而此时系统内只有 n 个服务者，n 个服务者同时工作，此时系统平均输出率为 $n\mu$，转移概率为 $n\mu P_k$。如当系统中存在 2 个顾客时，状态 2 转移到状态 1 时，说明有一名顾客接受服务完毕并离开系统，平均转移概率为 $2\mu P_2$。由 M/M/n 排队模型状态转移关系图推导可求解出下列状态概率。

由 M/M/n 排队模型状态转移关系图可以推导求解出状态概率：

$$\begin{cases} P_0 = \left[\sum_{i=0}^{n-1} \frac{1}{i!}\left(\frac{\lambda}{\mu}\right)^i + \frac{1}{n!} \cdot \frac{1}{1-\rho} \cdot \left(\frac{\lambda}{\mu}\right)^n \right]^{-1} \\ P_k = \begin{cases} \dfrac{1}{k!}\left(\dfrac{\lambda}{\mu}\right)^k P_0 & (k \leq n) \\ \dfrac{1}{n!\,n^{k-n}}\left(\dfrac{\lambda}{\mu}\right)^k P_0 & (k > n) \end{cases} \end{cases} \quad (2-5)$$

由此，可以计算出 M/M/n 排队模型的运行指标。

(1) 系统中的平均顾客数：

$$L_s = L_q + \frac{\lambda}{\mu} \quad (2-6)$$

(2) 在队列中等待的平均顾客数：

$$L_q = \frac{(n\rho)^n \rho}{n!\,(1-\rho)^2} P_0 \quad (2-7)$$

(3) 由 Little 公式可知，在系统中顾客逗留时间的期望值：

$$W_s = \frac{L_s}{\lambda} \quad (2-8)$$

(4) 由 Little 公式可知，在队列中顾客等待时间的期望值：

$$W_q = \frac{L_q}{\lambda} \quad (2-9)$$

2.3　博弈论

2.3.1　信息不对称理论

1. 信息不对称理论概述

20 世纪 70 年代，在二手车、保险以及劳动力市场中，美国的三位经济学家发现，如果买卖双方所掌握的信息不对称，则掌握信息较少的一方会承担较大的风险，掌握信息较多的一方会获得更多的收益。由此，信息不对称理论发展起来，并逐步获得各行各业的广泛关注。

信息不对称的定义是指，在市场交易活动中，交易的两方之间对交易信息的掌握情况不同。该现象在医疗服务系统中同样存在（刘一凡，2018）。例如，就专业知识而言，医生往往掌握更多的医疗知识；就患者自身情况而言，患者往往掌握更多与自身疾病相关的其他非医疗信息。信息不对称理论的存在，往往会导致掌握信息较多的一方利用自己的优势，损害对方的利益而谋取自己的利益。

信息不对称产生的原因可分为主观和客观两方面。从主观方面来看，信息不对称是由于个体获取信息能力不对称造成的。信息不对称是市场经济活动中交易双方拥有的信息量不同导致的，而拥有信息量的多少又与交易双方获取信息能力密切相关。客观来讲，信息不对称理论的发展代表了社会的巨大进步。20世纪70年代至21世纪，随着经济、文化、科技的迅猛发展，社会分工以及专业化逐步增强。虽然网络的发展加快了信息的传播，但由于专业化程度加大，相比于专业人士，普通大众对专业知识的掌握能力有限。

2. 医疗服务市场中的信息不对称

医疗服务市场中长期存在的信息不对称，不仅损害患者的利益，而且严重影响医疗服务市场的健康发展。因此有必要分析我国医疗服务市场信息高度不对称的原因，找出问题的症结，进而建立一套有效激励机制，促进医疗服务市场的健康发展。

医疗服务市场中导致信息不对称的原因有三点。首先，医患双方拥有信息的能力不对等。在医疗服务市场中，由于社会分工和专业化程度加深，医生经过长期专业培养，具备丰富的医学知识和从医经验，而普通患者却较难获得专业的知识。医生所具有的专业性和技术性知识决定了其在医疗服务活动中的优势地位，对治疗方案具有绝对的主导权，而患者因缺乏专业知识，始终处于被主导、被支配地位，一般难以参与治疗方案的制定，只能决定就医机构以及是否接受诊疗方案。其次，医疗服务的异质性加剧了医患之间的信息不对称。医疗服务异质性是指每个患者的病症不同，即使是同一种类型的疾病，因患病时间、程度不同，医生的治疗方案也会不同。因此，越是复杂的疾病，医生和患者之间的信息不对称程度越大，患者只能完全听从医生的治疗方案。最后，信息流通不畅与信息披露制度的缺失是导致信息不对称的又一重要原因。在医疗服务市场中，患者始终处于弱势地位，他们普遍缺乏医疗服务的收费标准、医疗服务水平等各种医疗信息，而信息披露制度的缺失进一步加剧患者的弱势地位。一直以来，医院在不断提升医疗质量的同时，忽视了信息流通制度的建设，缺乏有效的信息公示制度，导致患者无法最大化地了解医院各种服务信息，加剧了信息不对称导致的道德风险等负面效应。

2.3.2 道德风险理论

1. 道德风险概述

道德风险又称"败德行为"，是指在合同签订后，为了个人利益，市场交易中拥有较多信息的一方故意违背道德规范，最终导致交易对方的利益受到损害的行为。道德风险最早产生于保险市场，20 世纪 60 年代，阿罗研究保险市场上的信息不对称，发现在保险市场上，投保人与承保人签订了一份未来风险分担的合同，然而，相比于承保人，投保人更了解自己的风险情况。合约签订后，投保人在日常生活中往往会降低防范意识从而采取更加冒险的行为，甚至有些投保人可能会通过恶意伤害自己来获取保险赔偿，最终损害保险公司的利益。在市场经济活动中，道德风险是信息不对称状态下常见行为，对他人和社会都会带来不利后果。

道德风险产生的原因可归纳为如下三条。首先，市场中利益主体不一致。在市场经济中，交易双方作为独立的个体都有自己的利益目标，个体间利益目标的不一致导致每个人在追求自己利益最大化的同时可能会侵犯其他个体的利益，进而引发道德风险。其次，市场经济中的信息不对称是导致道德风险产生的主要原因。由于市场中交易双方不能掌握全部信息，导致拥有信息较多的一方会利用自己的信息优势产生道德风险，致使拥有信息较少的一方利益受损。最后，现有制度约束不足。目前，我国对道德风险的约束、监管和惩罚制度还不太完善，缺乏相应的法律法规和严格的监管制度来约束市场中交易双方的行为。道德风险普遍存在于二手车市场、保险市场、劳动力市场以及医疗服务市场。随着社会的发展，在一系列激励和约束机制下，可以在一定程度上抑制市场中的道德风险问题。

2. 医疗服务市场中的道德风险

医疗服务市场是一个高度信息不对称的市场，而信息不对称的存在极易导致道德风险问题。医疗服务市场中的道德风险是指供给方为了获取更多的利益，利用其信息优势使医疗费用不合理增长的机会主义行为，即医方利用信息优势故意为患者提供更多的医疗服务，其中最典型的表现是医生过度医疗行为。

医疗服务的专业性很高，即使大众具备一般性的医疗知识，但绝大多数的消费者仍无法完全了解自身疾病状况及治愈疾病的具体方案等相关医疗知识，因此，在信息不对称条件下，当患者向医生寻求治疗方案时，很大程度上依赖于医生的建议，此时，医生可以利用信息优势诱导患者过度消费，即存在过度医疗行为。过度医疗包括过度用药、过度检查、过度手术等多种表现形式，然而，近年来，随着国家卫生体制不断改革，过度医疗的表现形式也发生了变化（刘慧云等，2017）。由于国家在公立医院逐渐推行"药品零加成"以及"药占比管制"等政策，医疗服务市场中过度用药现象得到缓解，但是在政府财政投入不足的情况下，为维持生存和发展，医院一定会设法创收。在此背景下，医生有可能会诱导患者做完全不必要的检查，尤其是昂贵检查，甚至会让患者重复检查以获取检查收入；另外，医生有可能诱导患者做可做可不做的手术，特别是高耗材的手术来获取更多的手术收入；除此之外，医生还可能诱导患者住院以获取更高的床位和护理收入。以过度检查和过度手术为代表的过度医疗，不仅增加了患者的经济负担，浪费医疗卫生资源，还危害了医疗服务行业的健康发展，造成社会整体福利的流失。

2.3.3　声誉相关理论

1. 声誉理论概述

声誉是指荣誉或名声。从一般意义上来讲声誉是一种保证形式，是一方为了获得另一方的信任而表现出的价值创造能力（Luca，Zervas，2016；Peer，Vosgerau，2014）。声誉包括企业声誉与个人声誉，其中，企业声誉是指企业获得公众认可的一个过程，是企业过去为获得社会资源、获取社会支持而采取的种种行为，这些行为反映了企业提供有价值的产出能力的总和以及在内外部利益相关者关系中所处的相对地位；个人声誉是指个人的人力资本价值，综合体现个人能力、信誉等水平。

作为一种隐蔽性激励，声誉能激励企业与个人权衡短期与长期利益，从而促使企业与个人为了长远利益而注重自己的短期行为。声誉的作用主要表现在三方面。首先，声誉是人们愿意交往的前提。人们愿意与自己信任的、有着良好社会形象的企业或个人打交道。其次，声誉能为企业或个人获得因思维定式带来的利益。思维定式是指长期形成的看法会影响人们对事物的判断，例如假若企业或个人因长期行为形成了良好声誉，那么其偶尔出现的错误相对更容易被相关者理解，从而为企业或个人赢得纠正错误的机会。最后，声誉是种无形的资产，能够激励企业或个人的行为。声誉资产价值不稳定，一旦企业或个人的声誉受损，其声誉资产很可能会变为零。然而，如果企业或个人拥有长期良好的声誉，声誉价值不会像其他资产那样随着时间而贬值。因此，声誉能够激励企业或个人关注自己的声誉价值。

2. 声誉激励理论概述

为了追求利益最大化，企业或个人经过多次博弈，建立长期的信任关系，这种信任关系为企业或个人赢得良好的声誉，而良好的声誉又给企业或个人带来长期的利益，因此，为维护自己声誉，企业或个人或会选择双方利益最大化的行为，这称为声誉激励。

马斯洛提出需求层次理论，将人的需求分为生理、安全、社交、尊重与自我实现五类，其中，尊重需求包括成就、名声和晋升机会等，心理学将人们对文化、成就、地位、归属的追求与满足的需要称为精神需求。对精神方面的追求不断激励着人们的积极性与创造性，不断推动社会生活的发展。企业与个人对良好声誉的追求正是其对精神追求的表现，人们可以通过良好的声誉实现自我价值，从而满足自身的成就感。因此，与精神激励一样，声誉激励符合人性的需要，推动着企业或个人追求更高层次的发展，这也是企业或个人积极态度的动力源泉。

声誉激励贯穿于企业或个人生产经营和工作的整个过程，企业或个人的每一次行为都会对自己声誉产生长久的影响。因此，在没有显性激励的条件下声誉激励也能对企业或个人的行为起到激励作用，促使企业或个人对自己的行为负责，建立和维护他们的长期声誉，为未来发展打下坚实的基础。霍姆斯特姆认为，在声誉市场未建立时，企业或个人会努力形成良好的声誉，一旦形成了好的声誉，企业或个人便没有动力再努力建立声誉。事实上，好的声誉能够为企业或个人带来利润，而坏的声誉则会为其带来一定损失。因此，不管企业或个人先前的声誉如何，只要其出现了损害市场利益的行为，都会受到声誉损失。因此，理性的企业或个人为获得保证利益，往往选择长期的良好行为，不会选择因欺骗而获得一次性利益的行为。

通过以上分析可以看出，良好的声誉既可以给企业或个人带来精神需求的满足及社会成就感，又能够给企业或个人带来物质需求的满足及经济水平的提高。因此，与显性激励一样，声誉激励也是一种重要的激励手段，成为激励企业或个人积极行为的隐性契约。

3. 医疗服务市场中的声誉激励机制

在医疗服务市场中，医生与患者之间的信息不对称导致医方易产生道德风险，具体表现为过度检查、过度手术等过度医疗行为。针对医生的过度医疗行为，如果患者能够通过口耳相传、网络评论等方式将自己经验传播给其他消费者，那么声誉机制就可以对医疗服务提供者产生激励作用，从而大大减少因信息不对称导致的道德风险问题。

声誉机制能够抑制医疗服务市场中医生过度医疗行为的根本原因在于，它能够对医疗服务供方道德风险行为产生可置信的威胁。患者在接受医疗服务的同时，也可以对医疗服务提供者的服务进行评价从而影响其声誉，这时医疗服务提供者的声誉作为一种抵押品授予给患者，因此，患者能够对医疗服务提供者的道德风险行为产生威慑。反之，如果医疗服务市场中声誉机制缺失，则对于医生过度医疗等道德风险行为，患者将难以制裁。

总的来说，在医疗服务市场中声誉机制起到的作用主要包括两个方面。一是降低患者的搜索成本。医生声誉反映了其前期行为，因此，通过声誉患者可以快速搜寻到行为良好的医生，从而淘汰存在过度医疗行为的医生。二是作为一种信誉抵押品，声誉机制可以形成一种有效的激励机制。在声誉机制激励下，医生不会采取损害自己声誉的道德风险行为来获取短期利益，相反，为获得长期收益，医生会通过提高医疗服务质量、优化医疗服务来建立和维护自己的声誉资产，保证患者免受过度医疗带来的经济和健康损失，促进社会医疗服务事业的健康发展。

2.3.4　演化博弈理论

1. 传统博弈论

约翰·杨·诺依曼和奥斯卡·摩根斯坦（John yon Neumann and Oskar Morgenstem，1944）创建了博弈论，经过70多年的发展，在经济、管理等领域博弈论成为重要的分析工具。不同文献对博弈论概念的描述有所差别，但是其本质是一样的，即在决策主体相互影响的情况下，单个决策主体如何做出最佳选择。博弈主要包含7个组成要素。

（1）参与人即在博弈中为使自己的收益水平最大化而做出决策的人。参与人可以是个体也可以是团体或组织。按照理性程度的不同，参与人可以分为"完全理性"和"有限理性"。

（2）行动即在博弈进程中的某个时间节点上参与人做出的决策。

（3）次序即在博弈中参与人做出行动的顺序。

（4）信息即在博弈中参与人了解所有的博弈规则以及其他参与人的行动、收益情况。

（5）策略即在给定信息集的情况下，参与人一个给定的可能行动。当参与人对其他参与人反应确定时，参与人只有一种策略可选择，此时的策略称为"纯策略"；当参与人对其他参与人反应不确定时，参与人可供选择的策略并不唯一，而是以某种概率进行选择，此时的策略称为"混合策略"。

（6）均衡即博弈中所有参与人的最优策略组合。

（7）收益即博弈中参与人选择某种策略的得失，被称为支付或效用。参与人根据收益进行决策。

博弈的分类有很多种，根据博弈的最终结果，可以将博弈分为零和博弈（zero-sumgame）、常和博弈（constant-sumgame）和变和博弈（variable-sumgame）三种；根据参与者之间是否存在具有约束力的协议，博弈又分为合作博弈（cooperative game）和非合作博弈（non-cooperative game）两种；按照参与人行动的先后顺序分为静态博弈（static game）和动态博弈（dynamic game）；此外还可以根据参与人是否了解全部的信息将博弈分为完全信息博弈（complete information game）和非完全信息博弈（incomplete information game）。

利用传统博弈论解决问题时都基于两个最基本假设：一是传统博弈假设博弈方都是完全理性的，假定每一个博弈方无论身处哪种情况，都有完美的判断和分析能力，他们不会有偶尔冲动或不理智行为，不会判断失误；二是假设博弈方具有"共同知识"，所谓共同知识是指除每一个博弈方都是完全理性外，每一个参与博弈的人都知道其他博弈方也是完全理性的，因此，传统博弈中博弈方不仅是完全理性的，而且也掌握所有信息。然而，在现实中，这两个前提假设几乎是不可能存在的，尤其是"完全理性"假设。因此，随着科学研究的不断深入，传统博弈论的隐藏问题也逐渐暴露出来，利用传统博弈论研究和探讨现实问题的可靠性有待商榷。

2. 演化博弈论

在传统博弈的基础上，演化博弈理论（evolutionary game theory）摒弃了传统博弈理论中"完全理性"的假设（Huang et al., 2017），认为博弈方的策略选择行为与生物进化规律具有一定程度的相似性，参与博弈的主体往往根据已获得的信息做出决策，表现为有一定限制的理性，即博弈主体是有限理性的，参与博弈方的每一次策略选择都是达到稳定策略的过程函数，通过不断试错，最终达到稳点策略状态。

演化博弈论最早来源于生物学领域，它把生物体看作是有限理性的，他们在竞争中不断相互学习，在博弈中互相适应（Wang et al., 2017; Chen, 2017）。马歇尔（Marshall）根据达尔文进化论的思想，提出"物竞天择，适者生存"，这是演化博弈论的基础性观点。在演化博弈中，由于个体的有限理性，他们并不能快速正确地做出最佳决策，而是通过不断的试错和模仿学习历史策略，最终形成一种稳定的均衡状态。在博弈过程中，参与群体代替了参与个体，用群体中选择不同纯策略的个体占个体总数的比例来代替混合策略。演化稳定策略的基本思想是：假设存在由大群体和突变群体组成的混合群体，其中大群体和突变群体分别选择不同的策略，在博弈过程中，如果混合群体中大群体的个体收益支付大于突变群体的个体收益支付，则突变群体策略选择会逐渐与大群体相同，甚至突变群体会被逐渐淘汰；反之，突变群体会逐渐侵入大群体，使得大群体策略选择发生变化。最终如果任何的突变群体都不能使某一群体策略发生改变，那么该群体就是处于演化稳定状态，此时该群体所选择的策略就是演化稳定策略。

纳什（Nash）对群体行为的解释，最早体现了演化博弈思想。受生物进化论思想的影响，普莱斯和梅纳德史密斯（Price and Maynard Smith）提出演化稳定策略（evolutionary stable strategy，ESS），而泰勒（Taylor）等又提出复制动态（replicator dynamic）的概念，这两个概念为演化博弈论的发展奠定了坚实的基础。现今，演化稳定策略和复制动态方程成为演化博弈的核心内容。演化稳定策略侧重于考虑突变因素，为稳定性提供"静态"的概念分析，而复制动态方程侧重于考虑模仿选择的因素，用于解释个体适应性。这两个概念分别表示演化博弈的均衡和均衡的演化路径，下面将详细介绍复制动态方程和演化稳定策略。

（1）复制动态方程。在生物进化理论中，常用适应性概念来描述群体中某一个体的生存繁殖能力，如果某一个体适应性很强，那么，它就具有较强的生存繁殖能力，从而有很大概率可以生存在下来。同理，在群体中若某一个体的策略收益高于平均支付水平，那么其策略选择就会被其他群体采纳，从而增强生存能力。复制动态实际上就是描述群体中某一特定策略被采用的频数或频度的动态微分方程。为了便于理解，我们假设存在两个群体，其收益矩阵如表2-6所示。

表 2 - 6　　　　　　　　　　　群体 1 与群体 2 的博弈收益矩阵

群体 2/群体 1	A_1	A_2
B_1	(a, b)	(c, d)
B_2	(e, f)	(g, h)

假设群体 1 的策略选择分别为 A_1 和 A_2，其选择两种策略的概率分别 x 和 $1-x$；群体 2 的策略选择分别为 B_1 和 B_2，其选择两种策略的概率分别为 y 和 $1-y$。

则群体 1 选择 A_1 策略的期望效用：

$$f_1 = ya + (1-y)e \qquad (2-10)$$

选择 A_2 策略的期望效用：

$$f_2 = yc + (1-y)g \qquad (2-11)$$

群体 1 的平均期望效用：

$$\bar{f}_{12} = xf_1 + (1-x)f_2 = x[ya + (1-y)e] + (1-x)[yc + (1-y)g]$$

$$(2-12)$$

同理，群体 2 选择 B_1 策略的期望效用：

$$f_3 = xb + (1-x)d \qquad (2-13)$$

选择 B_2 策略的期望效用：

$$f_4 = xf + (1-x)h \qquad (2-14)$$

群体 2 的平均期望效用：

$$\bar{f}_{34} = yf_3 + (1-y)f_4 = y[xb + (1-x)d] + (1-y)[xf + (1-x)h]$$

$$(2-15)$$

可以看出群体 1 和群体 2 选择不同策略时其收益是不同的，根据有限理性假设，在每一群体中，采用较低效用策略的个体会逐渐改变之前的策略并会逐渐模仿效用较高策略的个体行为，每个群体内策略选择比例随个体策略的改变而变化且群体内不同策略主体所占的比例是与时间相关的函数。

在本例中，用动态微分方程来表示群体 1 和群体 2 模仿策略的动态变化速度，表示为：

$$F(x) = \frac{dx}{dt} = x(f_1 - \bar{f}_{12}) = x(1-x)[y(a+g-c-e)+e-g] \quad (2-16)$$

$$F(y) = \frac{dy}{dt} = y(f_3 - \bar{f}_{34}) = y(1-y)[x(b+h-d-f)+d-h] \quad (2-17)$$

$F(x)$ 表示群体 1 中选择 A_1 策略个体的占比速度变化率，与选择 A_1 策略的个体占比同方向变动。同理，$F(y)$ 表示群体 2 中选择 B_1 策略个体的占比速度变化率，与选择 B_1 策略的个体占比同方向变动。

（2）演化稳定策略。演化稳定策略是指群体中所有个体都采取该策略且选择其他策略的个体无法入侵，其具体定义：对于任何策略 $m \neq n$，如果存在某个 $\varepsilon_m \in (0, 1)$ 使得不等式 $u(n, q) > u(m, q)$ 对所有 $\varepsilon \in (0, \varepsilon_m)$ 均成立，则 $n \in \Delta$ 是一个演化稳定策略。

假设 x 策略为演化稳定策略，y 为变异策略，根据定义，可以推出以下性质：

性质 1：若策略 x 为演化稳定策略，则对于任何变异策略 $y \in \Delta$ 均有 $u(x, x) \geqslant u(x, y)$。

性质 2：若策略 x 为演化稳定策略，且对于任何策略都有 $u(x, x) = u(x, y)$，则 $u(x, x) > u(x, y)$ 必成立。

从本质上而言，演化稳定策略是对纳什均衡的扩展和改进。纳什均衡是一种策略组合，其中参与博弈的所有行为人的策略是对该组合中其他策略的最优反应。演化稳定策略也是对自身策略的反应，但除保证自身策略是稳定之外，还需保证一旦群体策略由于偶然错误发生偏离，经过复制动态的过程，群体的最终演化稳定策略不会发生变化。

通过对演化博弈的复制动态方程和演化稳定的探讨，推导出上文所述的群体 1 和群体 2 的演化博弈模型存在 5 个均衡点，这五个点分别为 $O_1(0, 0)$，$O_2(0, 1)$，$O_3(1, 0)$，$O_4(1, 1)$ 和 $O_s((g-e)/(a+g-c-e)$，$(h-d)/(b+h-d-f))$。将均衡点代入复制动态方程并求导，根据参数满足的不同情形判断演化稳定点。若群体 1 和群体 2 复制动态方程求导结果均为负，则此点为演化稳定点；若结果一正一负，则此点为鞍点；若结果均为正，则此点为不稳定点，若结果均为 0，则此点为中心点。

3. 传统博弈论与演化博弈论区别

演化博弈理论与传统博弈论的区别主要有以下两点。

（1）参与人的理性程度不同。传统博弈论认为参与人是完全理性的，具有完美判断力、决策力，当其他方参与人做出决策时，参与人能快速计算出自己的最优收益。演化博弈论则认为参与人是有限理性的，在博弈中，他们不能快速做出反应，需不断学习、模仿才能找到最优策略。因此，与传统博弈论相比，演化博弈论更贴近现实。

（2）两者对动态的理解不同。传统博弈论中的动态是指参与人行动的先后顺序与到达均衡的时间无关，没有考虑到达均衡的路径。演化博弈中的动态是指系统的均衡依赖于均衡路径，由于参与人需不断地学习、试错才能确定最优策略，因此演化博弈的均衡不能瞬间达到，是一个复杂渐进的过程，对系统动态均衡过程的分析是演化博弈理论的核心。

总的来说，演化博弈论是从有限理性的个体出发，以群体为研究对象，认为个体可以通过相互模仿、学习和突变等过程来达到最佳决策。相比传统博弈论，演化博弈论更加符合现实，因此，自 20 世纪 80 年代，演化博弈在经济学、金融学、管理学等领域中得到广泛的应用。

4. 演化博弈应用研究

2000 年以后，国内外学者开始关注演化博弈理论，利用该理论研究诸多经济、管理学问题（Ovalle et al., 2017；De et al., 2017），本书主要从三方面总结其研究内容：一是合作过程中博弈主体的搭便车问题，二是买卖过程中博弈主体的欺诈问题，三是政府等相关部门的监管问题。

为了自身利益，个体或组织会付出成本参与联盟共同行动，然而，合作过程中却经常出现搭便车现象，从而影响合作团体的整体绩效（丁绒等，2014）。为提高合作效率，针对供应链上各个企业在碳减排投入（付秋芳等，2016）、食品质量投入（许民利等，2012）、复原能力提升（王海军等，2017）、构建区域集群品牌（陈通和李志方，2014）等组织合作过程中出现的搭便车现象，国内学者利用演化博弈理论构建相关模型，分析博弈主体的演化稳定策略，对影响博弈主体合作的因素进行深入分析，提出加大对搭便车组织的惩罚及增加对诚信企业的奖励等措施均能有效减少搭便车行为（付秋芳等，2016；王海军等，2017）。除合作关系外，博弈双方之间还存在买卖关系，在买卖过程中由于信息不对称，卖方掌握着更多的信息，处于博弈的优势地位，而买方由于缺乏相关知识，处于信息劣势地位。因此卖方可能会利用信息优势欺骗消费者，由此导致社会市场效率低下。为有效提高社会市场效率，许多学者针对电商行业商家的欺诈（杨丰梅等，2017）、农业行业销售商的价格欺诈（黄建华，2016）以及食品行业的质量欺诈（晚春东等，2017）等现象建立演化博弈模型，分析博弈主体行为互动机制，并根据结论提出相关建议。

由于存在欺诈行为，部分专家在演化博弈模型中加入监管机制，研究监督机制对博弈方行为的约束能力（Newton, 2018）。陈真铃和王文举建立政府与污染企业的演化博弈模型，其研究表明，加大政府的监督力度和对污染企业的惩罚力度等均能有效控制企业污染排放问题（陈真玲和王文举，2017）。与陈真铃和王文举不同，周辉（2016）虽然也考察政府对企业的监管作用，但其构建企业、公众与政府三方演化博弈，研究表明，降低监管成本、加大惩罚力度等均能建立有效监管机制。有学者考虑到现实中政府惩罚或奖励力度是动态变化的，因此，建立动态惩罚或奖励下政府与相关企业的演化博弈模型，分析博弈双方的行为演化机制（焦建玲等，2017）。另外，不仅政府具有监督能力，媒体也是社会监督的重要一员（谢康等，2017）。李燕凌和丁莹（2017）建立政府、网络媒体、公众的三方演化博弈模型，研究政府、网络媒体、公众在公共危机治理中的策略行为演化机制及影响因素，指出作为事件扩散催化者，网络媒体通过推动网络舆情，能够促进政府应对危机。除政府和媒体外，公众监督也是完善社会监督机制的重要方式（虞晓芬和傅剑，2017）。如涂国平和张浩（2018）分析农户监督下畜牧企业环境行为演化路径，提出降低农户举报成本能有效促进企业治理环境。

2.3.5　委托代理理论

1. 基本概念

博弈中常出现部分参与人拥有的信息而另一部分人未拥有。该类信息为非对称信息。基于非对称信息博弈基础衍生出委托代理理论。其中，将委托代理模型中拥有信息的一方称为代理方，将未拥有信息的一方称为委托方。与法律规定委托代理关系不同，博弈模型中的委托代理关系中代理人为拥有信息优势的一方，无信息优势的一方为委托方（张维迎，2019）。假设委托代理关系中代理人的私人信息不影响委托方的利益，即委托方不为代理方的行为承担风险。根据博弈中非对称信息发生的内容与时间，可将模型分为四类，见表2-7。其中，逆向选择模型中的非对称信息发生在事前或签约前，而道德风险模型的非对称信息发生在事后或签约后。此外，根据委托代理模型中不可观测的种类，将模型分为隐藏行动模型与隐藏信息模型。

表2-7　　　　　　　　　　委托代理模型分类

		非对称信息发生的内容	
		隐藏行动	隐藏信息
非对称信息发生的时间	事前	—	逆向选择模型 信号传递模型 信息甄别模型
	事后	隐藏行动的道德风险模型	隐藏信息的道德风险模型

　　信息经济学中模型可归为两类：隐藏行动的道德风险与隐藏信息的道德风险为委托代理模型，逆向选择模型、信号传递模型与信息甄别模型为逆向选择模型。

　　图 2-6 为委托代理模型的博弈关系（张维迎，2019）。隐藏行动道德风险模型如图 2-6（a）所示，委托人看到的结果除受代理人影响外，还受自然即不可控因素的影响。而委托人能观测到代理人的选择与自然的影响以及结果。此时，委托代理理论通过设计激励合同机制，促使代理人选择既可最大化自身效益又可最大化委托者效益的行动。该类委托代理关系在实际中的应用有股东作为委托人，经理作为代理人时，设计合理激励经理努力工作的委托代理模型；公民作为委托人，政府官员作为代理人在工作上廉洁或贪污的委托代理模型。隐藏信息的道德风险如图 2-6（b）所示，代理人可观测到自然即外部环境的变化，而委托人可观测到代理人的行动但观测不到客观环境的变化。当代理人观测到外部环境变化后其有动机隐藏真实的客观环境。因此该类委托代理模型中设计激励机制合同以诱使代理人在给定自然状态下选择对委托人最有利的行动（如真实报告自然的状态）。该类模型在实际中的应用有雇主作为委托人，激励雇员作为代理人如实报告工作的难易程度或工作的努力程度，被告或原告作为委托人激励律师如实告知胜诉的难易程度。

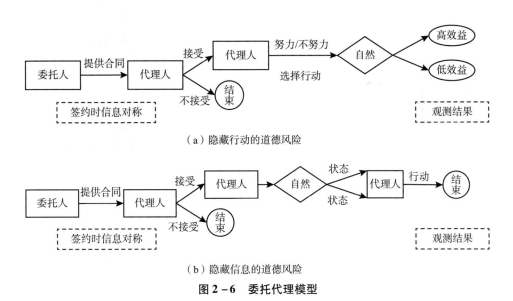

（a）隐藏行动的道德风险

（b）隐藏信息的道德风险

图 2-6　委托代理模型

　　图 2-7（a）为逆向选择模型。逆向选择指在委托代理博弈中，委托方提

出合同需求时，代理人知道自身是否满足需求，而委托人不知道代理人的真实类型时，代理人与委托人签订合同的过程。图 2 – 7（b）与图 2 – 7（c）给出了委托人解决逆向选择问题的两种方式。其中，图 2 – 7（b）为信息传递模型，指的是委托人通过接收代理人发送的信号，确定代理人类型，以保证选择的代理人满足需求。如在招聘中，为了选择满足企业需求的应聘者会通过层层选拔，通过过程中代理人发送的信号进一步确认其是否满足企业需求。图 2 – 7（c）为信息甄别模型，其通过委托人设计多种合同，通过合同中对不同类型代理人的利益区分筛选满足不同条件的代理人，如保险公司会根据投保人的特征、状态设计多种不同合同，投保人根据自己需求选择最适合自己的保险。

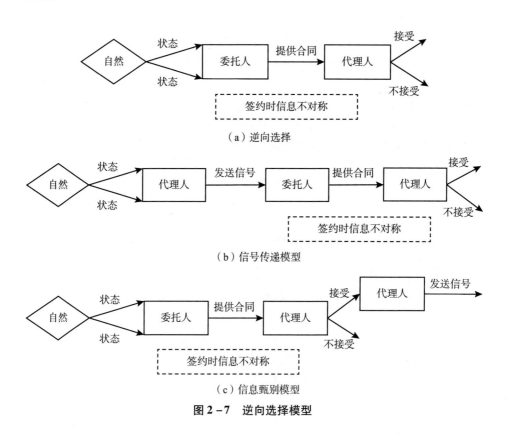

（a）逆向选择

（b）信号传递模型

（c）信息甄别模型

图 2 – 7　逆向选择模型

2. 委托代理理论的分析思路与框架

委托代理理论的关键特征为博弈中委托人不能对代理人直接控制、或完全监督、或掌握全部信息，同时代理人与委托人利益相关。因此，激励机制设计、合理设计等理论成为委托代理研究中的关键问题。委托代理模型中，θ 为自然状态，a 为选取的行动，用 $G(\theta)$ 表示 θ 的分布函数，用 $x(a, \theta)$ 表示生产技术，$\pi(a, \theta)$ 表示可观测的货币收入或效用，其中分布函数、生产技术与货币收入都为共同知识。其中，$x(a, \theta)$ 为共同知识，指当委托人观测到自然状态，便可明确选择，反之，若委托人观测到代理人的选择，便知道自然状态。因此，委托人的期望效用函数可表示为：

$$(P) \quad \int v(\pi(a, \theta) - s(x(a, \theta)))g(\theta)\mathrm{d}\theta \qquad (2-18)$$

代理人选择接受委托人提供的合同时需满足两个约束：参与约束与激励相容约束。其中，参与约束是指当代理人接受委托人的合同时获得的收入，不小于其拒绝委托人的合同时所能获得的最大收入。而代理人拒绝委托人合同的最大收入是指代理人从事其他市场活动时可获得的最大收入，即保留效用，用 $\bar{u}$ 表示，参与约束可以表示为：

$$(IR) \quad \int u(s(x(a, \theta)))g(\theta)\mathrm{d}\theta - c(a) \geqslant \bar{u} \qquad (2-19)$$

激励相容约束为在委托人不能观测到自然状态与代理人行动时，设计的合同机制可满足代理人在任何情况下都可以选择使自身效益最大化的行动。而委托人的效益最大化需通过代理人选择的行动来实现，其公式为：

$$(IC) \quad \int u(s(x(a, \theta)))g(\theta)\mathrm{d}\theta - c(a) \geqslant$$

$$\int u(s(x(a', \theta)))g(\theta)\mathrm{d}\theta - c(a'), \forall a' \in A \qquad (2-20)$$

求解式（2-18）至式（2-20），可得到委托人最优激励策略。

第3章　基层共享医疗签约策略优化

推行社区卫生服务中心与患者签约是实现基层首诊、推进分级诊疗制度的关键。自 2015 年开始推行基层医疗签约服务，2017 年我国重点人群签约率超过 60%，如期完成国家卫健委设置的签约目标。然而，相比于 2015 年的医疗卫生数据显示，2018 年社区卫生服务中心的总诊疗人次数增长率仍较三级医院低近 10%，即医患签约并未有效引导患者"首诊在基层"（国家卫健委，2019）。显然，基层医疗资源短缺，患者对基层医生信任度普遍较低是影响居民基层就诊、造成"签而不约"的主要因素（贾薇等，2019），而"共享医疗"的出现为提高基层医疗资源利用率提供了新思路。因此，优化基层医疗资源配置，调动基层医疗机构工作积极性，进而提升基层医疗服务质量，是真正落实基层医疗签约服务的关键。

目前，提高患者在签约医院的医保报销比例是吸引患者基层首诊的主要措施。如天津市签约职工基层医保报销比例由 75% 提高至 80%，居民基层医保报销比例由 50% 提高到 55%。然而，该基层医保支付机制仍不足以弥补患者多样化医疗需求与单一社区卫生服务中心有限医疗服务内容的差距，多数患者为寻求高质量医疗服务仍选择到非签约医院就医。如何设计基层医疗的医保支付机制以调动基层医疗机构工作积极性，提升基层医疗机构服务质量？如何优化基层医疗资源配置以满足患者多样化的基本就医需求，进而实现患者基层首诊？如何引导基层共享医疗的发展以促进社区卫生服务中心合理竞争与合作，真正落实医患签约服务？回答上述问题，可为优化基层医疗资源配置，促进基层医疗机构间合作共赢，引导患者合理就医提供有效参考。

国内外已有学者研究单一服务链条上社保机构与医院间不同医疗保险支付方式对医疗成本及治疗强度的影响，但少有研究涉及社保机构与多家社区卫生服务中心间医保支付机制设计。事实上，适度竞争与合作能够促进医院降低医疗成本，减少患者等待时间，增加患者感知价值（Andritsos et al.，2014）。基于此，本章考虑系统中有两家社区卫生服务中心，建立社保机构、社区卫生服务中心与患者的博弈模型，分析两家社区卫生服务中心提供同质或异质医疗服务情况下，医患不签约、单独医院与患者签约、共享医疗医院与患者签约三种策略下的稳定均衡解（吴晓丹等，2021）。理论证明，签约并不总对社区卫生服务中心及患者有利，也并不总能促进社区卫生服务中心提高服务品质，共享医疗医院与患者签约能实现社会最优。

3.1　医保支付方式比较分析

医患签约与否会引起医疗保险报销比例的差异，医疗保险支付机制影响患者及社区卫生服务中心的博弈行为，进而影响医疗费用及医疗质量的变化（Guo et al.，2019）。国内外学者主要研究定比支付和定额支付两种医疗保险支付机制。定比支付是指社保机构根据患者实际发生费用支付固定比例的医疗费用，定额支付是指社保机构根据疾病种类支付固定额度的医疗费用（李军山等，2007）。甘筱青等（2014）、张平等（2018）发现采取定比支付方式时提高报销比例反而可能增加社会总医疗成本：在由一家基层医院和一家综合医院组成的两级单一服务链系统中，上级医院报销比例的上升引起上级医院就诊人数增长，基层医院就诊人数下降，从而导致全社会总医疗费用、患者总自付费用增长。实际上，在单一医疗服务链条中，竞争来自不同层级的医院，而医疗供给方具备一定的定价能力，所以只要引入医疗保险会导致社会医疗总费用增加，但同级医院竞争能在一定程度上遏制医疗价格膨胀效应。甘筱青和张平等研究社保机构对同一医院所有患者提高医疗保险报销比例，没有涉及患者报销比例不同对医疗系统的影响，但医患签约的实质是对部分患者（签约患者）提高医疗保险报销比例。社区卫生服务中心对签约患者与未签约患者报销比例的差异引起患者自付费用的差异，在供应链中通过对现有顾客进行价格优惠保证市场份额占有是企业惯用的营销手段（Shaffer et al.，2004）。一些学者研究差别定价对企业利润的影响，发现差别定价并不总是对企业有利（Liu et al.，2006，Li et al.，2018）。例如，如果产品质量外生，差别定价会降低高效率企业的利润，增加低效率企业的利润（Jing et al.，2017）。当产品成本与产品质量相关时，如果质量调整下的成本差异较小，差别定价有利于低质量产品公司；如果成本差异较大，差别定价有利于高质量产品公司（Rhee et al.，2017）。

采取定额支付也并不总是社会最优策略。当系统中只有一个医疗服务提供者时，定额支付方式使提供者偏好选择较高的治疗强度以获得患者较高的医疗费用支付，但定额支付加额外补助的医疗保险付费方式能够抑制医疗成本的增长（Guo et al.，2019；李军山等，2008）。在定额支付基础上加入捆绑支付以补偿患者出现并发症时所需的额外治疗费用，可以分担医院风险，激励医院将治疗强度降低到社会最优水平，提高医疗服务品质（Adida et al.，2017，Zhang et al.，2016）。当一家基层医院和一家上级医院组成两级单一服务链条时，由于基层医院承担签约患者包括转诊费在内的全部医疗费用，因此医患签约激励医院提高服务品质以降低转诊率（Gu et al.，2018）。此外，有学者研究患者由下级医院向上级医院转诊时上下级医院间的转诊支付合同设计，发现时上下级医院间应签订惩罚性合同，即下级医院根据患者再入院等指标判定上级医院对患者治疗效果不理想时上级医院向下级医院支付罚金，该支付方式比下级医院只按照实际发生的服务项目向上级医院付费更接近社会最优（Adida et al.，2018）。

综上所述，关于定比支付方式的研究主要集中在所有患者报销比例上升对社会总医疗成本的影响，较少涉及由医患签约引起的部分患者报销比例上升对医院及患者的影响。供应链领域虽然研究对顾客实行差别定价策略，但主要集中在差别定价对企业利润的影响，关于对服务价值的影响研究较少。由于医疗机构服务性质的特殊性，医疗服务价值是影响社会福利的重要因素。改进后的定额支付机制虽然能够促进医院提高服务品质，但主要依靠社保机构对医院的奖惩机制实现，而且目前国内对定额支付接受度不高，因此并不是当前较为理想的签约策略。此外，关于定比、定额支付方式的研究主要针对单个医疗服务提供者或由一家基层医院和一家上级医院组成的单一服务链条，很少涉及同级服务提供者竞争与合作的情况。据此，本章使用博弈论，引入社区卫生服务中心竞争合作机制，探讨医患签约时医疗保险支付方式的设置，为推进分级诊疗制度提供运作策略。

3.2　模型构建与分析

3.2.1　参数设置

本章以社保机构、社区卫生服务中心、患者作为博弈主体，讨论两家社区卫生服务中心提供同质或异质医疗服务时医患不签约、单独医院与患者签约、共享医疗医院与患者签约三种策略。其中，单独医院与患者签约表示患者只有在签约医院就诊时医保报销比例才会提高，共享医疗医院与患者签约表示系统中两家医院组成医联体，患者在医联体中任何一家医院就诊时医保报销比例都会提高。额外报销费用由社保机构直接补贴给患者，医院利润不受影响。当两家社区卫生服务中心提供同质医疗服务时，两家医院具有相同的服务价值与价格。当两家社区医院提供异质医疗服务时，医院可接诊的疾病分为两类：第一类为普通疾病，两社区医院的服务价值及价格相同；第二类为医院 A 擅长的疾病，医院 A 的服务价值及价格高于医院 B。社保机构选择医患签约时医保报销方式，单独医院与患者签约时仅报销患者在签约医院就诊费用、共享医疗医院与患者签约时报销患者在医联体就诊费用。之后，社区医院综合考虑两家医院收益与所有患者收益，决定是否签约，同时在定价权限范围内确定医疗价格。虽然我国政府规定公立医院药品零差价，但由于不同医院治疗方案及使用的药品种类不同，因此患者在不同医院就诊同一疾病的医疗价格有所差异。为简化模型，本章中价格指该医院可接诊疾病的平均价格。若两家医院同质，则平均价格相同；若两家医院异质，则医院在合理定价范围内自由竞争，分别确定本医院的最优价格。患者的就医需求受医院规模、医疗业务、医疗价格、区域特征、人口密度交互作用的影响，对不同医院具有不同偏好程度，统称为旧有偏好（Zhou et al., 2014）。最后，患者综合考虑服务价值、医疗价格、等待时间成本及个人旧有偏好因素选择效用最大的医院就诊。

如图 3 - 1 所示，系统中有社区医院 A 和社区医院 B 两家基层医疗卫生机构，患者对社区医院的期望服务价值与社区医院实际提供的服务价值不匹配程度为 [0，1] 的均匀分布（Hotelling，1929）。直线上位于 x 处的患者在医院 A 就诊的不匹配成本为 $c_t x$，在医院 B 就诊的不匹配成本为 $c_t(1-x)$。患者对社区医院 A 的偏好程度越高，其对应的 x 值越小。根据患者对医院的不同偏好程度能够确定患者在直线上的分布位置，这反映了患者的异质性。因此，[0，x] 为社区医院 A 服务人群，[x，1] 为社区医院 B 服务人群。当两家医院提供同质医疗服务时，每家社区医院的服务人群数量均为 1/2，x 位于直线中间；当两家医院提供异质医疗服务时，社区医院 A 的服务价值高于社区医院 B，一些在医院同质时选择医院 B 就诊的患者转向医院 A 就诊，即 $x > 1/2$。

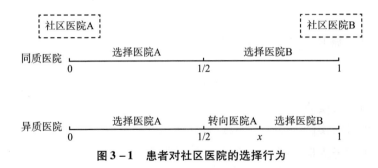

图 3 – 1　患者对社区医院的选择行为

由于患者选择医院时综合考虑服务价值、医疗价格、等待成本及个人偏好因素，所以位于直线上 x 处的患者选择社区医院 A 就诊的效用为 $v_1 - c_t x - a - [c_w + \alpha(v_1 - v_2)^2]$，选择社区医院 B 就诊的效用为 $v_2 - c_t(1 - x) - b - [c_w - \alpha(v_1 - v_2)^2]$。其中，$v_1$ 和 v_2 分别为社区医院 A 和社区医院 B 提供的服务价值，c_t 为单位不匹配成本，a 和 b 分别为社区医院 A 和社区医院 B 的医疗价格，$c_w + \alpha(v_1 - v_2)^2$ 和 $c_w - \alpha(v_1 - v_2)^2$ 分别表示患者估计在社区医院 A 和社区医院 B 的等待成本，c_w 为基准等待成本，$\alpha(v_1 - v_2)^2$ 为调节量。患者认为两家医院服务价值差异越大，则社区医院 A 的等待成本越高，社区医院 B 的等待成本越低。符号说明如表 3 – 1 所示。

表 3 –1　　　　　　　　　　　　符号说明

符号	说明
x	医院 A 实际提供的服务价值与患者期望价值的不匹配程度
v	医院提供的服务价值
p	同质服务下医院的医疗价格
c_t	单位不匹配成本
a	异质服务下医院 A 的医疗价格
b	异质服务下医院 B 的医疗价格
c_w	基准等待成本
α	等待成本系数
β	签约时价格折扣系数
Z_i	第 i 种情况下两家医院利润总和
U_i	第 i 种情况下所有患者服务价值总和

3.2.2　同质医院的签约策略

当两家社区医院提供同质医疗服务时，两家医院具有相同的服务价值与价格，患者对社区医院的选择如图 3-2 所示。基线情况指社区医院不提供签约服务，此时社区医院 A 与社区医院 B 提供的服务价值均为 v，医疗价格均为 p，两家医院的服务人群数量均为 1/2。策略一指医患签约且社保机构仅额外报销患者在签约医院就诊费用，此时两家医院对签约患者的价格均降至 βp，患者均选择签约医院就诊，两家医院服务人群数量仍为 1/2。策略二指两家社区医院组成医联体，每家社区医院单独与患者签约，但签约患者在医联体中任何一家医院就诊均可享受医保报销比例提高，两家医院服务人群数量仍为 1/2。此时位于直线中间部分的患者对签约医院不具有强烈的偏好，所以可能在签约医院等待时间较长时选择另一家医院就诊，即服从 M/M/2 排队规则，具体分析如下。

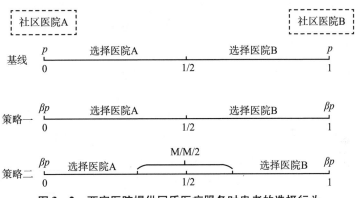

图 3-2　两家医院提供同质医疗服务时患者的选择行为

基线：医患不签约

系统中有两家同质医院，即社区医院 A 与社区医院 B 可治疗疾病的服务价值与医疗价格均相同，分别为 v、p，因此患者认为两家医院等待成本也相等。患者根据旧有偏好选择医院就诊，在均衡状态下两家医院的服务人群数量均为 1/2，两家医院利润分别为 $z_{11} = z_{12} = p$，总利润为 $Z_1 = 2p$。两家医院接诊患者的服务价值之和分别为 $u_{11} = u_{12} = v$，所有患者服务价值总和为 $U_1 = 2v$。

策略一：单家医院与患者签约

系统中两家社区医院均与患者签约，社保机构仅对签约医院就诊的患者提高报销比例。设患者在签约医院实际支付的医疗费用为 βp（β 为折扣系数，$0 < \beta < 1$）。因签约而多报销的费用由社保机构直接补贴给患者，医院利润不受影响。由于两社区医院同质，所以患者根据旧有偏好选择社区医院签约，并在签约医院就诊。两家医院服务人群数量均为 $1/2$，利润分别为 $z_{21} = z_{22} = p$，总利润为 $Z_2 = 2p$。社区医院 A 与社区医院 B 接诊患者的服务价值之和分别为 $u_{21} = u_{22} = v$，所有患者服务价值总和为 $U_2 = 2v$。

策略二：共享医疗医院与患者签约

系统中两家社区医院均与患者签约，同时两家医院组成医联体，患者在医联体中的任何一家医院就诊均可享受报销比例提升。由于两家医院提供同质医疗服务，所以患者根据旧有偏好选择社区医院签约，每家医院签约患者数量仍为 $1/2$。患者就诊时虽然选择签约医院挂号，但可能由于此时该医院等待人数较多而被分配至医联体中另一家医院，没有耐心等待的患者接受这一分配并在分配医院就诊，有耐心的患者拒绝这一分配继续等待。所以，没有耐心等待的患者采取 M/M/2 排队方式，有耐心的患者采取 M/M/1 排队方式。此种签约机制下，两家医院利润分别为 $z_{31} = z_{32} = p$，总利润为 $Z_3 = 2p$。社区医院 A 与社区医院 B 接诊患者的服务价值之和分别为 $u_{31} = u_{32} = v$，所有患者服务价值总和为 $U_3 = 2v$。

命题 1　两家医院提供同质医疗服务时，医患签约减少患者医疗费用支出，增加患者感知价值；由于政府补贴，医院收益保持不变。此外，相比于单独医院与患者签约，共享医疗医院与患者签约时患者总等待时间较少，患者感知价值增加值较大。

由于两家医院同质，所以无论患者怎样选择，得到的服务价值均为 v。但签约可使患者承担的医疗费用降低，因此医患签约增加患者感知价值。额外报销费用由社保机构支付，所以医院利润保持不变。但由于降低患者支付费用可以进一步吸引患者在社区医院就诊，因此稳定状态下两家社区医院均积极与患者签约，签约同样对社区医院有利。当社保机构采用报销患者在医联体就诊费用策略时，队列中不耐心等待的患者可能服从分配至另一家医院就诊，采取 M/M/2 排队方式，耐心等待的患者采取 M/M/1 排队方式。而社保机构采用仅报销患者在签约医院就诊费用策略时，所有患者均采取 M/M/1 排队方式。由于 M/M/2 排队方式的等待时间小于 M/M/1 排队方式，即报销医联体就诊费用时患者总等待时间少于仅报销签约医院就诊费用，所以策略二优于策略一。

3.2.3　异质医院的签约策略

当两社区医院提供异质医疗服务时，患者对社区医院的选择策略如图 3 - 3

所示。医院可接诊疾病分为两类，第 Ⅰ 类为普通疾病，两家社区医院具有相同的服务价值 v 及医疗价格 p，医患签约不影响患者对社区医院的选择行为，两家医院的服务人群数量均为 1/2。第 Ⅱ 类为医院 A 擅长的疾病，医院 A 的服务价值高于医院 B，即 $v_1 > v_2$，此时不同策略引起患者不同选择行为：基线指医院未与患者签约，医院 A 和医院 B 的价格分别为 a、b，$[0, x_b]$ 为社区医院 A 服务人群。由于医院 A 的服务价值较高，因此有多于 1/2 的患者在医院 A 就诊，即 $x_b > 1/2$；策略一指社保机构仅额外报销患者在签约医院就诊费用，两家社区医院签约患者的数量相等，但相比于基线情况，在策略一情况下签约医院 B 的患者在医院 B 的就诊费用降低至 βb，而在医院 A 就诊费用仍为 a，因此签约医院 B 但转向医院 A 就诊的患者较少，即 $x_1 < x_b$；策略二指两家医院组成医联体，社保机构额外报销患者在医联体中任意医院就诊费用，此时患者在医院 A 或医院 B 的就诊费用分别降低至 βa、βb，但 $a > b$，医院 A 的降价程度更大，因此相比于基线情况策略二情况下签约医院 B 但转向医院 A 的患者较多，即 $x_2 > x_b$。具体分析如下。

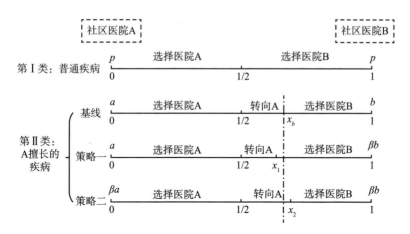

图 3-3　两家医院提供异质医院服务时患者的选择行为

基线：医患不签约

系统中的两家社区医院异质。两家医院可接诊的疾病分为两类：一类为普通疾病，两家医院具有相同的服务价值 v 与医疗价格 p；另一类为医院 A 擅长的疾病，两家医院提供的服务价值分别为 v_1 和 v_2 [$v_1 > v_2$，且 $v = (v_1 + v_2)/2$]，医院向患者收取的费用分别为 a 和 b [$a > b$，且 $p = (a + b)/2$]。令 $v_c = v_1 - v_2$，且 $y(v_c) = v_c - 2\alpha v_c^2$。当患者为普通疾病就诊时，医院 A 服务人群数量为 1/2。

当患者为医院 A 擅长疾病就诊时，可得平衡点 x_b，对于位于 x_b 的患者，其选择医院 A 就诊与选择医院 B 就诊的效用相等：

$$v_1 - c_t x_b - a - [c_w + \alpha(v_1 - v_2)^2] = v_2 - c_t(1 - x_b) - b - [c_w - \alpha(v_1 - v_2)^2] \tag{3-1}$$

$$x_b = (y + b - a + c_t)/2c_t \tag{3-2}$$

引理 1　当两家异质医院不与患者签约时，存在一个均衡状态，使社区医院 A 与社区医院 B 的利润均达到最大值。此时，医院接诊普通疾病的价格为 $p^* = 3c_t/2$，接诊医院 A 擅长疾病的价格分别为 $a^* = (9c_t + 2y)/6$，$b^* = (9c_t - 2y)/6$；社区医院 A 普通疾病服务人群数量为 $1/2$、擅长疾病服务人群数量为 $x_b^* = (y + 3c_t)/6c_t$。两家社区医院利润分别为 $z_{41} = (2y^2 + 15c_t y + 54c_t^2)/36c_t$，$z_{42} = (2y^2 - 15c_t y + 54c_t^2)/36c_t$，总利润为 $Z_4 = (y^2 + 27c_t^2)/9c_t$。两家医院接诊患者的服务价值之和分别为 $u_{41} = (3c_t + y)v_1/6c_t + v/2$，$u_{42} = (3c_t - y)v_2/6c_t + v/2$，所有患者服务价值总和为 $U_4 = yv_c/6c_t + 2v$。

证明：社区医院利润由接诊普通疾病利润和接诊医院 A 擅长疾病利润两部分构成，因此社区医院 A 和社区医院 B 的利润 z_{41}、z_{42} 分别为：

$$z_{41} = a(y + b - a + c_t)/2c_t + (a + b)/4 \tag{3-3}$$

$$z_{42} = b(-y - b + a + c_t)/2c_t + (a + b)/4 \tag{3-4}$$

两家医院自由竞争，因此当两家医院利润均达到最大时为均衡状态。在一阶条件下：

$$\partial z_{41}/\partial a = (y + b - 2a + 3c_t/2)/2c_t \tag{3-5}$$

$$\partial z_{42}/\partial b = (-y - 2b + a + 3c_t/2)/2c_t \tag{3-6}$$

令 $\partial z_{41}/\partial a = 0$，且 $\partial z_{42}/\partial b = 0$，得均衡状态下社区医院 A 和社区医院 B 的定价分别为 $a^* = (9c_t + 2y)/6$，$b^* = (9c_t - 2y)/6$，社区医院 A 接诊擅长疾病的服务人群数量为 $x_b^* = (3c_t + y)/6c_t$。代入式（3-3）和式（3-4），得社区医院 A 和社区医院 B 的利润分别为 $z_{41} = (2y^2 + 15c_t y + 54c_t^2)/36c_t$，$z_{42} = (2y^2 - 15c_t y + 54c_t^2)/36c_t$，总利润为 $Z_4 = (y^2 + 27c_t^2)/9c_t$。社区医院 A 接诊患者的服务价值之和 u_{41}、社区医院 B 接诊患者的服务价值之和 u_{42}、所有患者服务价值总和 U_4 为：

$$u_{41} = \frac{(3c_t + y)v_1}{6c_t} + \frac{v}{2} \tag{3-7}$$

$$u_{42} = \frac{(3c_t - y)v_2}{6c_t} + \frac{v}{2} \tag{3-8}$$

$$U_4 = u_{41} + u_{42} \tag{3-9}$$

由上可得，$u_{41} = (3c_t + y)v_1/6c_t + v/2$，$u_{42} = (3c_t - y)v_2/6c_t + v/2$，$U_4 = yv_c/6c_t + 2v$。当 $v_c = 1/4\alpha$ 时，两家医院利润总和最大；当 $v_c = 1/3\alpha$ 时，所有患者服务价值总和最大。由于社区医院 B 对于医院 A 擅长疾病的服务人群承载量为 $(1 - x_b^*) = (2\alpha v_c^2 - v_c + 3c_t)/6c_t > 0$，可得 $1 - 24\alpha c_t < 0$。令两家医院服务价值差异值 $v_c \in (0, 1)$，当 $v_c = 0$ 时两家医院服务价值无差异，当 $v_c = 1$ 时两家医院服务价值差异值最大，医院利润和患者服务价值见图 3 − 4（$\alpha = 0.5$，$c_t = 0.2$）。由图 3 − 4（a）可知，随着两家医院服务价值差异值的增大，服务价值高的医院（社区医院 A）利润以及两家医院总利润先增大后减小且始终大于两家医院同质时利润，服务价值低的医院（社区医院 B）利润先减小后增大且始终小于两家医院同质时利润，并且均在 $v_c = 0.5$ 处取得极值。由图 3 − 4（b）可知，随着两家医院服务价值差异的增大，所有患者服务价值总和先增大后减小且始终大于同质时患者所得服务价值，并在 $v_c = 0.67$ 处取得极值。社区医院 A 患者服务价值和先增大后减小且始终大于同质情况，社区医院 B 患者服务价值和始终减小且小于同质情况。综合图 3 − 4（a）和图 3 − 4（b）可知，医院利润与患者服务价值曲线峰值对应的两家医院服务价值差异值不同，即医院利润最大化点与患者服务价值最大化点并不一致，但总体而言两家医院提供异质医疗服务优于提供同质医疗服务。

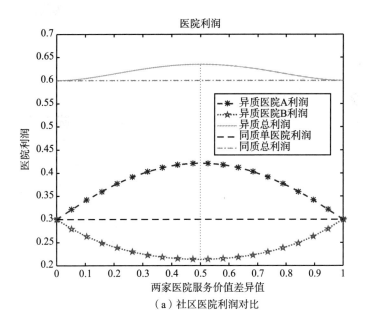

（a）社区医院利润对比

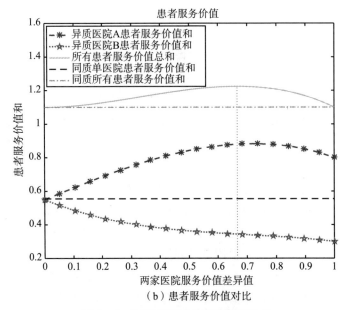

（b）患者服务价值对比

图 3-4 医院利润以及患者服务价值

策略一：单家医院与患者签约

系统中两家医院均与患者签约，社保机构仅对到签约医院就诊的患者提高报销比例。因此，社区医院 A 与社区医院 B 的未签约患者实际支付费用分别为 a 和 b，已签约患者实际支付费用分别为 βa 和 βb。假设患者签约时对社区医院异质性未知，则两家医院签约患者的数量均为 $1/2$。患者就诊医院 A 擅长疾病时，由于社区医院 A 的服务价值高于社区医院 B，部分签约社区医院 B 的患者选择在社区医院 A 就诊，由此可得平衡点 x_1：

$$v_1 - c_t x_1 - a - \left[c_w + \alpha (v_1 - v_2)^2 \right] = v_2 - c_t (1 - x_1) - \beta b - \left[c_w - \alpha (v_1 - v_2)^2 \right]$$

$$(3-10)$$

$$x_1 = (y + \beta b - a + c_t)/2c_t \qquad (3-11)$$

引理 2 当两家异质社区医院单独与患者签约时，社保机构报销患者在签约医院就诊的费用，医院 A 普通疾病服务人群数量为 $1/2$，擅长疾病服务人群数量为 $x_1^* = (4y + 9\beta c_t - 2\beta y - 3c_t)/12c_t$；社区医院 A 与社区医院 B 的利润分别为 $z_{51} = (8y^2 - 4\beta y^2 + 30c_t y + 81\beta c_t^2 + 27c_t^2)/72c_t$，$z_{52} = (8y^2 - 4\beta y^2 - 66c_t y - 81\beta c_t^2 + 36\beta c_t y + 189c_t^2)/72c_t$，总利润为 $Z_5 = (4y^2 - 2\beta y^2 - 9c_t y + 9\beta c_t y + 54c_t^2)/18c_t$；两家医院接诊患者的服务价值之和分别为 $u_{51} = (4y + 9\beta c_t - 2\beta y - 3c_t)v_1/12c_t + v/2$，$u_{52} = (15c_t - 4y - 9\beta c_t + 2\beta y)v_2/12c_t + v/2$，所有患者服务价值总和为 $U_5 =$

$(4y + 9\beta c_t - 2\beta y - 3c_t)v_c/12c_t + v_2 + v_o$

证明： 由引理 1 知，$a^* = (9c_t + 2y)/6$，$b^* = (9c_t - 2y)/6$，$p^* = 3c_t/2$，代入式（3-9），得社区医院与患者签约时社区医院 A 的服务人群数量为 $x_1^* = (4y + 9\beta c_t - 2\beta y - 3c_t)/12c_t$。由于患者在签约医院就诊时多报销的部分由社保机构直接补贴给患者，社区医院的利润不受影响，所以社区医院 A 的利润 z_{51}、社区医院 B 的利润 z_{52}、两家社区医院总利润 Z_5 分别为：

$$z_{51} = \frac{4y + 9\beta c_t - 2\beta y - 3c_t}{12c_t} \cdot \frac{9c_t + 2y}{6} + \frac{1}{2} \cdot \frac{3c_t}{2} \tag{3-12}$$

$$z_{52} = \frac{15c_t - 4y - 9\beta c_t + 2\beta y}{12c_t} \cdot \frac{9c_t - 2y}{6} + \frac{1}{2} \cdot \frac{3c_t}{2} \tag{3-13}$$

$$Z_5 = z_{51} + z_{52} \tag{3-14}$$

整理得，医院 A 与医院 B 的利润分别为 $z_{51} = (8y^2 - 4\beta y^2 + 30c_t y + 81\beta c_t^2 + 27c_t^2)/72c_t$，$z_{52} = (8y^2 - 4\beta y^2 - 66c_t y - 81\beta c_t^2 + 36\beta c_t y + 189c_t^2)/72c_t$，两家社区医院的总利润为 $Z_5 = (4y^2 - 2\beta y^2 - 9c_t y + 9\beta c_t y + 54c_t^2)/18c_t$。社区医院 A 接诊患者的服务价值之和 u_{51}、社区医院 B 接诊患者的服务价值之和 u_{52}、所有患者服务价值总和 U_5 分别为：

$$\begin{cases} u_{51} = x_1^* \cdot v_1 + v/2 \\ u_{51} = (1 - x_1^*) \cdot v_2 + v/2 \\ U_5 = u_{51} + u_{52} \end{cases} \tag{3-15}$$

代入式（3-15）得，两家社区医院接诊患者的服务价值之和分别为 $u_{51} = (4y + 9\beta c_t - 2\beta y - 3c_t)v_1/12c_t + v/2$，$u_{52} = (15c_t - 4y - 9\beta c_t + 2\beta y)v_2/12c_t + v/2$，两家社区医院接诊的所有患者服务价值总和为 $U_5 = (4y + 9\beta c_t - 2\beta y - 3c_t)v_c/12c_t + v_2 + v_o$。当 $v_c = 1/4\alpha$ 时，两家医院利润总和最大；当 $v_c = 1/6\alpha + \sqrt{(2-\beta)(2-\beta-27\alpha\beta c_t + 27\alpha c_t)}/6\alpha(\beta-2)$ 时，所有患者服务价值总和最大。

策略二：共享医疗医院与患者签约

系统中两家社区医院均与患者签约，同时两家医院组成医联体，社保机构对医联体中任何一家医院就诊的患者均提高医保报销比例。当患者为普通疾病就诊时，两家医院的服务价值及价格相同，因此社区医院 A 的服务人群数量为 1/2。当患者为医院 A 擅长疾病就诊时，部分签约社区医院 B 但偏好社区医院 A 的患者选择在社区医院 A 就诊，由此可得平衡点 x_2：

$$v_1 - c_t x_2 - \beta a - [c_w + \alpha(v_1 - v_2)^2] = v_2 - c_t(1 - x_2) - \beta b - [c_w - \alpha(v_1 - v_2)^2]$$
$$\tag{3-16}$$

$$x_2 = (y + \beta b - \beta a + c_t)/2c_t \qquad (3-17)$$

引理 3　当两家共享医疗医院与患者签约时，社保机构报销患者在医联体就诊费用，此时社区医院 A 普通疾病服务人群数量为 $1/2$，擅长疾病服务人群数量为 $x_2^* = (3y - 2\beta y + 3c_t)/6c_t$；社区医院 A 与社区医院 B 的利润分别为 $z_{61} = (6y^2 - 4\beta y^2 + 33c_t y - 18\beta c_t y + 54c_t^2)/36c_t$，$z_{62} = (6y^2 - 4\beta y^2 - 33c_t y + 18\beta c_t y + 54c_t^2)/36c_t$，总利润为 $Z_6 = (3y^2 - 2\beta y^2 + 27c_t^2)/9c_t$；社区医院 A 与社区医院 B 接诊患者的服务价值之和分别为 $u_{61} = (3y - 2\beta y + 3c_t)v_1/6c_t + v/2$，$u_{62} = (-3y + 2\beta y + 3c_t)v_2/6c_t + v/2$，所有患者服务价值总和为 $U_6 = (3y - 2\beta y)v_c/6c_t + 2v$。

证明：由引理 1 知，$a^* = (9c_t + 2y)/6$，$b^* = (9c_t - 2y)/6$，$p^* = 3c_t/2$，代入式（3 - 16），得社区医院与患者签约且额外报销患者在医联体就诊费用时社区医院 A 接诊医院 A 擅长疾病的患者数量为 $x_2^* = (3y - 2\beta y + 3c_t)/6c_t$。由于患者在签约医院就诊时多报销的部分由社保机构直接补贴给患者，社区医院的利润不受影响，所以社区医院 A 的利润 z_{61}、社区医院 B 的利润 z_{62}、两家社区医院总利润 Z_6 分别为：

$$z_{61} = \frac{3y - 2\beta y + 3c_t}{6c_t} \cdot \frac{9c_t + 2y}{6} + \frac{1}{2} \cdot \frac{3c_t}{2} \qquad (3-18)$$

$$z_{62} = \frac{-3y + 2\beta y + 3c_t}{6c_t} \cdot \frac{9c_t - 2y}{6} + \frac{1}{2} \cdot \frac{3c_t}{2} \qquad (3-19)$$

$$Z_6 = z_{61} + z_{62} \qquad (3-20)$$

整理得，医院 A 与医院 B 的利润为 $z_{61} = (6y^2 - 4\beta y^2 + 33c_t y - 18\beta c_t y + 54c_t^2)/36c_t$，$z_{62} = (6y^2 - 4\beta y^2 - 33c_t y + 18\beta c_t y + 54c_t^2)/36c_t$，总利润为 $Z_6 = (3y^2 - 2\beta y^2 + 27c_t^2)/9c_t$。同理，社区医院 A 与社区医院 B 接诊患者的服务价值之和分别为：

$$\begin{cases} u_{61} = x_2^* \cdot v_1 + v/2 \\ u_{61} = (1 - x_2^*) \cdot v_2 + v/2 \\ U_6 = u_{61} + u_{62} \end{cases} \qquad (3-21)$$

代入式（3 - 21）得，两家社区医院接诊患者的服务价值之和分别为 $u_{61} = (3y - 2\beta y + 3c_t)v_1/6c_t + v/2$，$u_{62} = (-3y + 2\beta y + 3c_t)v_2/6c_t + v/2$，所有患者服务价值总和为 $U_6 = (3y - 2\beta y)v_c/6c_t + 2v$。当 $v_c = 1/4\alpha$ 时，两家医院利润总和最大；当 $v_c = 1/3\alpha$ 时，所有患者服务价值总和最大。

命题 2　两家社区医院提供异质医疗服务时，单家医院与患者签约降低两家医院收益总和及所有患者服务价值总和，但共享医疗医院与患者签约增加医院及患者收益。

若签约机制为医患签约且仅额外报销签约医院就诊费用，则两家社区医院利润总和与基线情况的差值为 $Z_5 - Z_4 = (1-\beta)(2y-9c_t)y/18c_t$。令 $f(v_c) = 2y(v_c) - 9c_t$，即 $f(v_c) = -4\alpha v_c^2 + 2v_c - 9c_t$。对于此二次函数 $f(v_c)$，$\Delta = 4(1 - 36\alpha c_t)$，由基线情况下社区医院 B 接诊医院 A 擅长疾病的患者数量 $(1 - x_b^*) > 0$ 知 $1 - 24\alpha c_t < 0$，因此 $\Delta < 0$，$f(v_c) < 0$ 对于 $v_c \in (0, 1)$ 恒成立，所以 $Z_5 < Z_4$。而策略一与基线情况下所有患者服务价值总和的差值为 $U_5 - U_4 = (1-\beta)(2y - 9c_t)v_c/12c_t$。由于 $2y - 9c_t < 0$，所以 $U_5 < U_4$。因此，如果医患签约且仅报销签约医院就诊费用，则两家社区医院的利润总和与所有患者服务价值总和均降低。若签约机制为医患签约且额外报销患者在医联体就诊费用，则两家社区医院利润总和与基线情况下的差值为 $Z_6 - Z_4 = 2(1-\beta)y^2/9c_t > 0$，所有患者服务价值总和的差值为 $U_6 - U_4 = 2(1-\beta)yv_c/6c_t > 0$。因此，如果社区医院与患者签约且额外报销患者在医联体的就诊费用，则两家社区医院利润总和与所有患者服务价值总和均增加。综上，当两家社区医院提供异质医疗服务时，相比于不签约，如果医患签约且仅报销签约医院就诊费用，则两家社区医院利润总和与所有患者服务价值总和均降低；但如果报销医联体就诊费用，则两家社区医院利润总和与所有患者服务价值总和均增加。

这是因为，不签约时，由于社区医院 A 的服务价值高于社区医院 B，有多于一半的患者在社区医院 A 就诊医院 A 擅长的疾病。医患签约且仅报销签约医院就诊费用时，每家社区医院的签约人群均为 $1/2$，但签约社区医院 B 的患者在医院 B 就诊有价格折扣而在医院 A 就诊无价格折扣，所以相对于基线情况医患签约后在医院 A 就诊的患者数量减少。社区医院 A 治疗医院 A 擅长疾病的服务价值及价格均高于社区医院 B，所以两家社区医院的利润总和及所有患者的服务价值总和均降低。而报销医联体就诊费用使两家社区医院均对患者有价格折扣，相比于基线情况存在更多的患者选择在社区医院 A 就诊，因此两家社区医院利润总和及所有患者服务价值总和均增加。

3.2.4　博弈主体最优策略分析

命题 3　签约并不总能促进社区医院提高服务品质。两家医院提供同质医疗服务时，签约行为不能激励社区医院提高服务品质；两家医院提供异质医疗服务时，共享医疗医院与患者签约比单独医院与患者签约更激励社区医院提高自身服务品质。

当两家社区医院提供同质医疗服务时，无论在何种策略下，医院的服务人群数量均为 1/2。而患者在签约医院就诊时多报销的费用由社保机构直接补贴给患者，医院利润不受影响，因此签约行为对医院的利润无影响。但患者在签约医院就诊时报销比例的增加进一步吸引了患者在社区医院就诊，社区医院有了相对稳定的服务人群，因此为了维持均衡状态，两家社区医院将始终保持同质，即相等的服务价值与价格，并不会主动提高服务品质。当两家社区医院提供异质医疗服务时，社区医院 A 在策略一与基线情况下的利润差值为 $z_{51} - z_{41} = (2y + 9c_t)(2y - 9c_t)(1 - \beta)/72c_t$，令 $g(v_c) = 2y(v_c) - 9c_t$，即 $g(v_c) = -4\alpha v_c^2 + 2v_c - 9c_t$。该二次函数的 $\Delta = 4(1 - 36\alpha c_t) < 0$，所以 $g(v_c) < 0$ 对于 $v_c \in (0, 1)$ 恒成立，则 $z_{51} < z_{41}$。社区医院 A 在策略二与基线情况下的利润差值为 $z_{61} - z_{41} = y(2y + 9c_t)(1 - \beta)/9c_t > 0$，则 $z_{61} > z_{41}$。因此，相比于不签约策略，医院 A 希望与患者签约且报销医联体就诊费用（策略二），不希望仅报销签约医院就诊费用（策略一）。医院 B 在策略一与基线情况下利润的差值为 $z_{52} - z_{42} = (2y - 9c_t)^2(1 - \beta)/72c_t > 0$，在策略二与基线情况下的利润差值为 $z_{62} - z_{42} = y(2y - 9c_t)(1 - \beta)/9c_t < 0$。因此，相比于不签约策略，社区医院 B 希望与患者签约且仅报销签约医院就诊费用（策略一），不希望报销医联体就诊费用（策略二）。

造成这一差异的原因在于对于医院 A 擅长疾病，医院 A 的服务价值高于医院 B，仅报销签约医院就诊费用时选择医院 A 就诊的患者少于不签约策略下选择医院 A 就诊的患者，所以医院 A 的利润降低，医院 B 的利润增加。报销医联体就诊费用时，医院 B 对签约患者价格折扣的吸引力减弱，更多的患者选择医院 A 就诊，所以医院 A 的利润增加，医院 B 的利润降低。因此，相比于基线，社区医院 A 希望采取策略二，社区医院 B 希望采取策略一，策略二更能促进社区医院提高服务品质。

命题 4　两家社区医院提供异质医疗服务始终优于提供同质医疗服务，且社区医院提供异质医疗服务，共享医疗医院与患者签约是社会最优策略。

当两家社区医院提供同质医疗服务时，医院服务价值及医疗价格等于两家社区医院提供异质医疗服务时普通疾病的服务价值及医疗价格，即 $p^* = 3c_t/2$，两家医院利润总和为 $Z_1 = Z_2 = Z_3 = 3c_t$，所有患者的服务价值总和为 $U_1 = U_2 = U_3 = 2v$。在不签约情况下（基线），提供同质医疗服务与提供异质医疗服务时两家医院利润总和的差值为 $Z_4 - Z_1 = y^2/9c_t \geq 0$，所有患者服务价值总和的差值为 $U_4 - U_1 = yv_c/6c_t \geq 0$，所以基线情况下时两家社区医院提供异质医疗服务优于提供同质医疗服务。

实行策略一时，两家社区医院提供同质医疗服务与提供异质医疗服务时两家医院利润总和的差值为 $Z_5 - Z_2 = y(4y - 2\beta y - 9c_t + 9\beta c_t)/18c_t$。由引理 2 知，当社区医院异质且社区医院与患者签约时，社区医院 A 接诊医院 A 擅长疾病的患者数量为 $x_1^* = (4y + 9\beta c_t - 2\beta y - 3c_t)/12c_t$。对于医院 A 擅长的疾病，社区医院 A 的服务价值高于社区医院 B，所以只存在签约社区医院 B 的患者在社区医院 A 就诊，不存在签约社区医院 A 的患者在社区医院 B 就诊，即，$x_1^* \geq 1/2$，$4y + 9\beta c_t - 2\beta y - 9c_t \geq 0$，因此 $Z_5 \geq Z_2$。而所有患者服务价值总和的差值为 $U_5 - U_2 = (4y + 9\beta c_t - 2\beta y - 9c_t)v_c/12c_t \geq 0$，所以实行策略一时两家社区医院提供异质医疗服务优于提供同质医疗服务。

实行策略二时，两家社区医院提供同质医疗服务与提供异质医疗服务时两家医院利润总和的差值为 $Z_6 - Z_3 = (3y^2 - 2\beta y^2)/9c_t \geq 0$，所有患者服务价值总和的差值为 $U_6 - U_3 = (3y - 2\beta y)v_c/6c_t \geq 0$，所以实行策略二时两家社区医院提供异质医疗服务优于提供同质医疗服务。由命题 2 知，当两家社区医院提供异质医疗服务时，医患签约且报销医联体就诊费用（策略二）情形下两家医院的利润总和及所有患者服务价值总和均大于另外两种情况。因此，三种情况下两家社区医院提供异质医疗服务均优于提供同质医疗服务，且异质社区医院与患者签约同时报销医联体就诊费用是社会最优策略。

四种情况下医院利润总和及所有患者的服务价值总和对比如图 3 - 5 所示（$\alpha = 0.5$，$c_t = 0.2$，$\beta = 0.95$）。由图 3 - 5（a）可知，两家社区医院提供异质医疗服务时，随着两家医院服务价值差异值的增大，医患不签约（基线）、医患签约且报销签约医院就诊费用（策略一）、医患签约且报销医联体就诊费用（策略二）三种情况下两家医院利润总和均先增大后减小，在 $v_c = 0.5$ 处取得最大值。对于任意给定差异值，两家医院利润总和大小依次为策略二大于基线大于策略一，且均大于两家医院提供同质医疗服务情况。由图 3 - 5（b）可知，随着两家医院服务价值差异值的增大，基线、策略一、策略二这三种情况下所有患者服务价值总和均先增大后减小，基线和策略二的曲线在 $v_c = 0.67$ 处取最大值，策略一的曲线在 $v_c = 0.64$ 处取最大值，且策略二始终高于基线高于策略一。因此，两种签约策略下两家社区医院提供异质医疗服务均优于两家社区医院提供同质医疗服务，社区医院之间提供异质医疗服务，医患签约同时报销医联体就诊费用是社会最优策略。

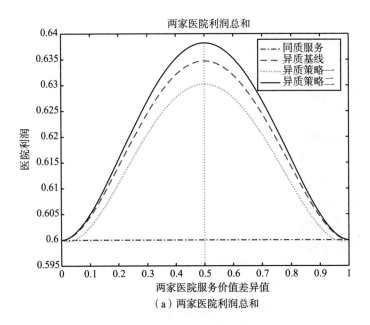

（a）两家医院利润总和

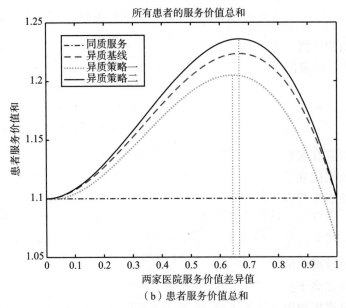

（b）患者服务价值总和

图 3-5 四种情况下医院利润总和及所有患者的服务价值总和对比

3.3　分析讨论

结合求解结果，讨论主要从医患签约策略选择和基层医疗资源配置两方面展开。

第一，医患签约策略选择。如果两家社区医院提供同质医疗服务，无论在何种策略下两家医院的服务价值与价格均相同，服务人群数量也相等，因此三种策略下两家医院总收益与所有患者总服务价值保持不变，但共享医疗医院与患者签约降低患者总等待时间，所以优于单家医院分别与患者签约。如果两家社区医院提供异质医疗服务，医患签约时两家医院签约患者数量相等，则患者在签约医院就诊普通疾病时两家社区医院服务患者数量相等，医院与患者收益也相等。患者就诊高品质医院擅长疾病时，不同签约策略通过签约后价格折扣因子影响两家医院医疗费用变化，进而影响患者选择行为、医院收益与患者收益的改变。由引理 2 与引理 3 知，患者数量、医院收益、患者收益随价格折扣因子变化呈线性变化趋势。而由于价格折扣因子指在签约患者扣除因签约而额外报销费用后，患者实际支付费用占不签约时患者实际支付费用的比例。结合实际情况，本节只讨论 $\beta \in (0.6, 1)$ 时两家医院服务患者数量、两家医院总收益与所有患者总收益的变化情况。如图 3 - 6（a）所示（$\alpha = 0.5$，$c_t = 0.2$，$v_c = 0.5$），单家医院与患者签约时患者只有在签约医院就诊才能享受医疗价格折扣，共享医疗医院与患者签约时患者在医联体中任意医院就诊均享受价格折扣。但由于患者更偏好服务价值高的医院，因此高品质医院在实行共享医疗医院与患者签约时服务患者数量较多，收益较高，低品质医院在实行单独医院与患者签约时服务患者数量较多，收益较高，所以共享医疗医院与患者签约比单独医院与患者签约更激励社区医院提高服务质量以增加医院收益。此外，由于高品质医院的服务价值与价格均高于低品质医院，高品质医院服务患者数量较多时两家医院总利润与所有患者总服务价值较高，所以实行共享医疗医院与患者签约时两家医院总收益与所有患者总收益高于实行单独医院与患者签约，如图 3 - 6（b）所示。综上可得，无论价格折扣因子的取值如何，共享医疗医院与患者签约始终优于单家医院与患者签约。

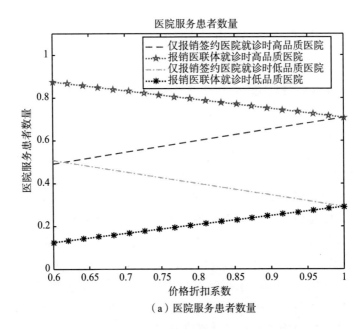

（a）医院服务患者数量

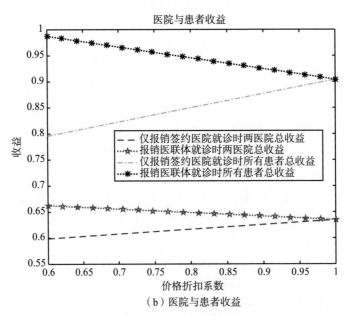

（b）医院与患者收益

图3-6　医患签约策略选择

　　第二，基层医疗资源配置。当两家医院提供同质医疗服务时，无论何种策略下医院收益与患者收益均保持不变，因此医院没有动力提高服务品质。当两家医院提供异质医疗服务时，本节从两家社区医院服务品质差异化与服务类型差异化两方面进行讨论基层医疗资源配置。如图 3-7（a），服务品质差异化是指高品质医院的服务价值高于低品质医院。两家医院治疗普通疾病的服务价值相同，服务患者数量相等。治疗 A 类疾病时高品质医院的服务价值高于低品质医院，多于一半的患者选择高品质医院就诊，即 $x_g > 1/2$。随着两家医院差异值的增加，更多的患者在高品质医院就诊，高品质医院收益增加，低品质医院收益减少，两家医院总收益增加，患者总收益增加，两家医院将主动提高服务价值以增加收益。如图 3-7（b），服务类型差异化是指两家医院各有擅长疾病，但总体服务价值相等。两家医院治疗普通疾病的服务价值相同，服务患者数量相等，两家医院收益相等。现将擅长疾病分为 A 类疾病与 B 类疾病，治疗 A 类疾病时 A 类擅长医院的服务价值较高，治疗 B 类疾病时 B 类擅长医院的服务价值较高，因此较多的患者选择在 A 类擅长医院就诊 A 类疾病（即 $x_a > 1/2$），在 B 类擅长医院就诊 B 类疾病（即 $x_b < 1/2$）。随着 A 类擅长医院不断提高 A 类疾病的诊治水平，更多的患者选择在该医院就诊 A 类疾病，医院收益与患者收益均增加。同理，B 类擅长医院也有动机提高 B 类疾病的诊治水平，吸引患者就诊。因此，每一家社区医院为了不使本医院处于竞争劣势，将发展自己擅长的疾病，提高服务品质。由此可得，两家社区医院提供异质医疗服务始终优于提供同质医疗服务，更能激励社区医院提高服务品质。

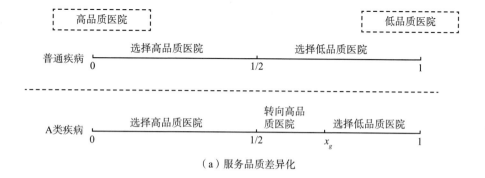

（a）服务品质差异化

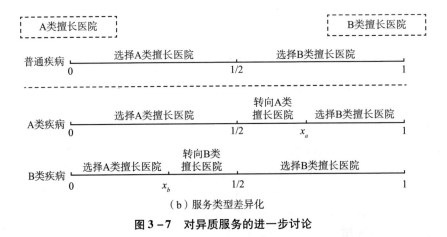

（b）服务类型差异化

图 3 - 7　对异质服务的进一步讨论

3.4　本章小结

　　本章使用博弈论求得存在竞争的两家社区医院分别提供同质与异质医疗服务时医患不签约、单独医院与患者签约、共享医疗医院与患者签约三种策略的稳定均衡解，并进一步分析社保机构与社区医院间医保支付机制设计与两家社区医院医疗资源配置策略。研究发现，签约并不总能增加患者与医院收益，也不总能促进社区医院提高服务品质。但两家社区医院提供异质医疗服务、共享医疗医院与患者签约是一个社会最优策略。据此，本章进一步讨论医患签约策略选择，并从社区医院服务品质差异化与服务类型差异化两方面讨论基层医疗资源配置，进而提出推动医联体的横向发展、促进社区医院差异化、建立医院奖惩机制的政策建议。

第4章 基层共享医疗协作
模式与承载力分析

随着我国社会老龄化趋势加剧、人们健康意识提高,我国人民的医疗服务需求呈现出迅速增长趋势。2018年我国医院总诊疗人次、医疗卫生机构床位总数、执业医师总数较上年分别增长1.6%、5.8%和6.4%(中华人民共和国卫生部,2018)。基层医疗作为医疗系统的守门人,为患者提供便捷、及时的医疗服务是重要任务。特别是在引导患者基层首诊政策下,大量医疗资源下沉,减少患者等待时间、保证基层医疗服务效率与患者满意度是基层医疗人员面临的重要挑战。而共享医疗的发展促进共享医疗设备、共享疾病筛查中心的出现,为提升基层医疗服务效率、降低医疗资源浪费、提升患者满意度提供了新途径。因此,设计合理基层共享医疗协作模式,确定更加精确的社区卫生服务中心服务人群承载量,是优化基层医师配置,提高医疗资源利用率的关键。

为应对人口增长、人口老龄化和慢性病的流行对基层医疗服务需求的增加,更加合理地安排基层医生数量,一些学者研究了医生服务人群承载量的设置,提出满足当天所有患者就诊需求的"高级访问"排程方法,通过协调医生可提供的服务容量与患者需求量计算单个医生服务人群承载量(Green et al.,2007)。然而,医生可服务患者数量并非是不变的,合理的患者组合方式可以提升医生的服务患者数量,如不同年龄与性别的组合(Balasubramanian et al.,2010)。在确定医生服务人群承载量与患者组合方式两个重要因素的情况下,由于患者到达存在不确定性,患者需求与医生接诊号源容量可能出现不平衡关系,但系统中有多名医疗服务提供者并进行协作可以减少供需失衡,确保患者就医速度和数量(Ozen et al.,2013)。此外,患者对就诊延迟的敏感性影响预约患者失约行为的变化,进而也影响服务人群承载量和号源容量调整方案(Liu et al.,2015)。为缩短病人等待时间,考虑患者失约、犹豫行为和服务时间随机性,设计了结合医院的承载量和调度决策,并确定医疗机构每天提供的预约名额数目(Zacharias et al.,2017)。刘胧等(2010)研究某医院各个科室的工作状况，并通过 Witness 仿真软件对医院排队及服务模型进行仿真分析，得出各岗位工作状况，为医院决策提供依据。基于癌症研究所的真实数据与运营状况，学者们分别针对平稳和非平稳排队网络模型进行建模，最终确定该癌症研究所医生的最佳服务人群承载量（Vanberkel et al.，2018），该模型着重考虑了肿瘤医院的病人周转率、病人种类、后续护理、预约挂号类型以及与其他医疗机构的不同之处。

关于医生服务人群承载量的相关研究大多基于排队理论建立数学模型，考虑不同的影响因素设定不同的控制变量，选择一个评价指标作为评价标准，通过数学模型求解为医疗机构运营管理者决策时提供相应的指导。而关于医疗资源配置管理的文献较多采用排队论的方法针对实际运营管理状态进行建模，通过对模型的求解辅助管理者做出恰当的管理决策。基于此，本书以基层医生主要医疗服务工作疾病筛查作为代表，分析基层共享医疗对疾病筛查工作服务效率与病人等待时间的影响，为基层社区医院合作提供可行建议（吴晓丹等，2019）。

4.1　多社区卫生服务中心共享模式分析

4.1.1　系统描述

假定有多个社区卫生服务中心为一个社区的患者提供医疗服务，且每个社区卫生服务中心通常由一位医师负责患者的疾病筛查工作，占该医师工作时间的 75%。疾病筛查项目涵盖范围广泛，例如，心血管疾病筛查、B 超检查等。每个社区卫生服务中心可服务大约 1584 名患者，平均每天服务 12 名患者。患者接受疾病筛查的平均时间为 0.5 小时，医生每个工作日工作时间为 8 小时，因此医生日均可服务疾病筛查患者 16 人。依据疾病筛查准则，患者每半年需进行一次疾病筛查工作（何佳霖，2018）。李朴（2014）等研究发现，患者可接受的最长等待时间为 34.02 ± 7.07 分钟。因此，此研究核心在于降低患者等待时间至其可接受范围（小于 0.5 小时）。

由于患者随机从网上预约进行疾病筛查，因此不同患者预约时间间隔服从均值为 $1/\lambda$ 的指数分布，医生筛查服务时间服从均值为 $1/\mu$ 的指数分布。因此可将该问题视为 M/M/1 的排队系统。根据实际调研，疾病筛查系统中患者的平均到达率为 $\lambda = 12$，医生疾病筛查的平均服务率为 $\mu = 16$，服务台数量 $s = 1$。

根据平均等待时间公式 $W_q = \dfrac{\lambda}{\mu(\mu - \lambda)}$，得到患者等待时间为 1.5 小时。过长的等待时间造成患者满意度严重降低。

4.1.2　共享医疗协作方案

共享经济为提高基层医疗资源利用率、诊疗及时性与患者满意度提供新思路。选择性联合医疗服务区内的多个社区卫生服务中心，由多个社区卫生服务中心联合提供疾病筛查服务，共享疾病筛查服务系统中存在多个服务者，形成 M/M/n 模型。进而将患者到达率、医生服务率等参数代入 M/M/n 排队模型，计算在不同数量社区卫生服务中心联合情况下，患者等待时间变化。表 4 - 1 为两家、三家、四家与五家社区卫生服务中心联合筛查情况下，患者等待时间的变化。可见参加共享医疗服务的社区卫生服务中心数量越多，患者等待时间越短。当有 3 家社区卫生服务中心参加共享协作时，在不增加医师与设备数量的前提下，患者疾病筛查的等待时间 $W_q = 0.047 \leqslant 0.0625$ 工作日，满足优化目标。

表 4 - 1　　　　　　　　多个社区卫生服务中心联合服务系统

s	N	λ	μ	W_q
1	1584	12	16	0.1875 工作日（1.5 小时）
2	3168	24	16	0.080 工作日（0.643 小时）
3	**4752**	**36**	**16**	**0.047 工作日（0.379 小时）**
4	6336	48	16	0.032 工作日（0.255 小时）
5	7920	60	16	0.023 工作日（0.185 小时）

4.1.3　非共享模式优化方案

（1）降低患者到达率。当前状态下，患者从网上预约到疾病筛查开始前的等待时间为 $W_q = 0.1875$ 工作日，若要使 $W_q \leqslant 0.0625$ 工作日，因为 $W_q = \dfrac{\lambda}{\mu(\mu - \lambda)}$，可通过降低患者到达率 λ 来降低患者等待时间。患者需每半年进行一次疾病筛查，除去每月 8 天的非工作日，得到每位患者的就诊时间间隔为 132 个工作日，患者到达率 $\lambda = \dfrac{每位筛查医师负责患者的数量}{132}$。平均服务率

$\mu = 16$ 不变，用 M/M/1 排队模型试算，当 $W_q = 0.0625$ 工作日时，患者到达率 $\lambda = 8$。此时，每位疾病筛查责任医师的工作量由服务 1584 人降低至 1056 人。此时，若同时保证服务到每一位患者得到及时的疾病筛查服务，需增加 1.5 倍责任医师。

（2）增加社区卫生服务中心平均服务率。当前状态下，患者从网上预约到疾病筛查开始前的等待时间 $W_q = 0.1875$ 工作日。增加社区医疗服务中心平均服务率 μ 也可降低患者等待时间。增加社区服务中心筛查医师的数量可增加单个社区卫生服务中心整体平均服务率，若一个社区服务中心安排两位医师从事疾病筛查工作，则平均服务率 $\mu = 32$、患者到达率 $\lambda = 12$、服务台数量 $s = 1$ 不变，得到患者从网上预约到疾病筛查开始前的等待时间 $W_q = 0.01875 \leqslant 0.0625$ 工作日，满足优化目标。此时有效因子 $\rho = 0.375$，筛查医师会出现大量闲余时间，造成医疗资源浪费。

（3）降低平均疾病筛查时间。为增加疾病筛查效率，可通过增加设备、提高设备性能与增强医师业务能力等方法降低疾病筛查服务时间同时降低服务时间的标准差，表 4-2 为改变对疾病筛查时间分布的影响。

表 4-2　　　　　　　　当前状况与估计状态汇总

影响因素	当前状态	估计状态
μ	16	20
服务时间均值	1/16 天	1/20 天
服务时间波动——标准差 σ	0.25 天	0.04 天

应用 M/G/1 排队模型分别计算疾病筛查排队系统的当前状态与估计状态，患者到达率 $\lambda = 12$、服务台数量 $s = 1$ 均无变化，计算结果如表 4-3 所示，患者从网上预约到疾病筛查开始前的等待时间 W_q 表现出较大变化，估计状态下 $W_q = 0.062 \leqslant 0.0625$ 工作日，满足优化目标。

表 4-3　　　　　当前状态与估计状态用 M/G/1 模型求解结果

s	患者数量	λ	μ	ρ	W_q
1	1584	12	16	0.75	0.1875 工作日（1.5 小时）
1	1584	12	20	0.6	0.062 工作日（0.498 小时）

4.1.4 总结讨论

将社区卫生服务中心的现状与各个优化方案的计算结果汇总如表 4 - 4 所示，优化方案的患者从网上预约到疾病筛查开始前的等待时间 W_q 均小于等于 0.0625 个工作日这一优化目标。对共享与非共享方案进行对比，可得到共享模式下医生的服务强度明显高于非共享模式，且患者的等待时间仅大于"每位医师负责患者量不变，增加医师数量"的状态，然而"每位医师负责患者量不变，增加医师数量"的服务强度为 $\rho = 0.375$，可见，并未有效利用医师资源，造成了医疗资源浪费。

表 4 - 4　　　　　　　　　　　　　计算结果汇总

状态		ρ	W_q
当前状态		0.75	0.1875 工作日（1.5 小时）
优化方案	共享模式　3 个社区卫生服务中心联合筛查	0.75	0.047 工作日（0.379 小时）
	非共享模式　减少每位医师负责患者量，增加医师数量	0.5	0.0625 工作日（0.5 小时）
	非共享模式　每位医师负责患者量不变，增加医师数量	0.375	0.01875 工作日（0.15 小时）
	非共享模式　增加设备数量，提高筛查设备先进性	0.6	0.062 工作日（0.498 小时）

患者当前等待时间约为 1.5 小时，若降低每位医师负责筛查的患者数量有望令等待时间由 1.5 小时降低至 0.5 小时以下，然而该做法无疑会增加医疗成本。

保证患者到达率不变的情况下，可通过提高社区医疗服务中心平均服务率降低患者等待时间。其中，方法之一为增加医师数量。增加疾病筛查医师数量至两人时，患者等待时间为 $W_q = 0.01875$ 工作日，远远低于 0.5 小时。然而 $\rho = 0.375$ 表明尽管降低了患者等待时间，但却带来筛查医师大量的空闲时间，造成医疗资源的极大浪费。

其余降低患者等待时间的方式，如购置先进筛查设备，虽可一定程度降低筛查时间，缓解患者等待，但支付的高昂医疗成本依然会给社区医疗服务中心带来极大负担。若对筛查医师进行培训，提高其业务能力，亦可有效缩短患者等待时间。

合并多个社区卫生服务中心筛查业务，可有效降低患者等待时间。随社区卫生服务中心联合数量的增加，患者的等待时间呈下降趋势，3 个服务中心合并，即可满足等待时间低于 0.5 小时的优化目标。该方法不足之处在于医生的时间成本较高，即医师前往各个不同社区进行筛查服务需花费一定的时间成本。此外，若社区服务区域较大，医师需要在不同社区之间进行周转协调，花费大量时间与精力，并非一种科学有效的优化方式。

汇总各方案所需的人员、设备投入成本，如表 4 - 5 所示。联合 3 个社区卫生服务中心进行筛查工作可以有效降低患者等待时间，提高医疗资源利用率。

表 4 - 5　　　　　　　　　　　方案投入成本汇总

模式类型	序号	方案	人员、设备投入成本
共享	1	3 个社区卫生服务中心联合筛查	无
	2	减少每位医师负责患者量，增加医师数量	医师人力成本
非共享	3	每位医师负责患者量不变，增加医师数量	医师人力成本
	4	增加设备数量，提高筛查设备先进性	设备技术成本

2017 年，我国国家卫生计生委与中医药局联合启动实施了提升基层医疗服务能力的活动。完善基层医疗服务机构功能，提升服务品质，减少医疗事故，降低患者等待时间进而提升患者服务满意度为该次活动的主要宗旨。该研究结果可辅助管理决策制定者合理控制不同因素，依据不同情况选取不同决策策略，进而达到合理利用医疗资源、增强基层医疗综合服务质量的目的。

此外，本书借助共享经济思维模式提出的多社区卫生服务中心疾病筛查联合模式可为未来共享医疗资源及规划疾病筛查中心构建提供思路，最终达到缓解我国优质医疗资源短缺与分配不均的状况。涵盖于基层医疗服务中的育龄居民的计划生育指导、日常保健、医疗决策、疾病转诊等问题，均可以借鉴共享经济模式以及排队模型的管理思想进行数据分析、模型构建和管理决策。

4.2　医患角色融合下基层医生承载力分析

增加基层医生数量可降低患者等待时间，提高诊疗连续性，进而提高基层医疗服务承载力。此外，相比专业医师，基层医生更能影响医疗成本与服务质量（Liu et al.，2012）。然而，随着大病、慢性病增加与居民健康意识的提升，基层医生短缺成为全球性问题，并且形势仍将恶化（Dall et al.，2013；Morgan et al., 2017；Stephen et al., 2016；伍宝玲等，2018)。以中国为例，相比于美国基层医生标准服务承载力（Panel Size）1200～1900 人次（Martin-Misener et al., 2016)，若中国实现 80% 患者在基层诊疗，一级医院医生单独承担基层医疗服务任务，则基层医生每年需诊疗 17953 人，若一二级医院共同承担基层医疗服务任务，则基层医生诊疗人次约为 2843 人（计算数据来源：2014～2018 年《中国卫生与计划生育统计年鉴》)。为缓解医疗需求下沉带来的基层医生短缺问题，国家通过促进医生多点执业，如上级医院与基层医疗机构间成立医联体、联合远程会诊与基层医生培训等多种方式促进上级医生向下转移，实现优质医疗资源下沉。同时，通过完善医保制度、试点家庭医生签约制，提升基层医疗服务质量等方式引导患者合理就医促进分级诊疗。因此，从系统视角动态掌握医疗资源配置，是估算基层医生数量的基础。

随着互联网的发展，在就医成本与便捷性驱动下，医患间逐渐打破医疗服务专业性限制，患者显现自诊意识（Hauffman et al., 2017；Masterson et al., 2016；孔璇等，2016；潘雯等，2016)，医患界限模糊化；同时，以可穿戴设备为代表的智能医疗技术的发展与网上问诊平台的日益成熟，为患者提高自诊能力提供可能（Tricoli et al., 2017)，医患信息不对称程度缩小。患者自诊能力的提升将降低基层医生需求量，提升基层医生服务速率，间接扩大基层医生可服务人群，缓解基层医生短缺问题。

已有研究预测，未来基层医生将面临巨大缺口（Petterson et al., 2015；Dall et al., 2013；Morgan et al., 2017；Stephen et al., 2016；伍宝玲等，2018)，人口老龄化加快与慢性病增加导致基层医疗需求量增加与基层医生短缺、医疗素质低下等矛盾（刘晓君等，2017)。从供给视角，部分研究提出护士治疗基层病人在病人满意度、生理指标、医疗资源利用率等方面与基层医生无显著差异（Mundinger et al., 2000)，因此，可由护士替代医生部分工作来缓解基层医生短缺问题（Bodenheimer, Smith, 2013；Green et al., 2013；Laurant et al., 2004；Liu, D'Aunno 2012；Morgan et al., 2017；Mundinger et al., 2000)。在《十三五深化医药卫生体制改革规划》等相关政策下，中国逐步开展护士多点执业以缓解基层医生短缺并提升基层医生服务质量（余思萍等，2018)。同时，为均衡医疗系统资源，在促进分级诊疗的同时，促进医生多点执业，进一步提升基层医疗质量（黄辉华等，2018)。

从需求视角，部分研究指出鼓励患者自我管理可降低基层医疗需求量（Bashshur et al., 2009；Bodenheimer, Smith, 2013)。研究证明加强患者自我管理已在糖尿病（Boothroyd, Fisher, 2010；Thom et al., 2013)、心血管病

（Gómez-Pardo et al.，2016；Heneghan et al.，2012；McManus et al.，2010）和抑郁症（牛林艳等，2014）等慢性病治疗上效果显著，甚至由于患者自我管理提升了患者诊疗意识，治疗效果优于基层医生（Thom et al.，2013）。对于中国患者来讲，相对较低的遵医嘱率（彭慧平等，2013），反而激发了患者的自诊意识。据统计，长春市多数居民（52%）采用自诊方式解决基层医疗需求（孔璇等，2016）。同时，随着文化程度与国民素质提升，更多患者甚至老年人具有健康理疗和心理咨询等高级别基层医疗需求（董倩楠等，2016）。同时，网络技术与智能技术的发展，为患者自诊提供了可能（Bodenheimer and Smith，2013；Green et al.，2013；翟运开，2016）。因此，鼓励并支持患者自诊是缓解甚至解决基层医生短缺问题的重要措施。但已有研究多关注患者自我管理与诊疗质量间的关系，并未考虑将患者管理作为一项缓解基层医生短缺问题的有效方案。事实上，患者自诊在患者基层诊疗实际中已经存在，并占据显著比重。在基层医生数量预测中未考虑患者行为对基层医疗需求的影响，将虚增基层医生需求量。本书基于医疗系统中资源流动与患者自诊实际，采用2014～2019年《中国卫生统计年鉴》数据，考虑各级医院医生数量与患者需求增长率，估算基层医生需求量，进而为合理配置医疗资源，缓解医疗资源供需失衡提供可行建议。

4.2.1　数据来源与方法

1. 医生服务承载力计算

参照有关文献，在考虑加班情况下单个医生可服务人群（panel size）的各种计算方式，选取2014～2018年《中国卫生统计年鉴》（以下简称"年鉴"）数据估算基层医院单个医生可服务人群，步骤如下。

（1）估算每位患者日访问率：每位患者日访问率 $= \dfrac{居民年平均就诊次数}{天数}$，其中，居民平均就诊次数采用年鉴中的"居民平均就诊次数（次）"，天数为360。

（2）计算医生日服务门诊患者数量。假设医生服务每位患者平均时间为20分钟，医生每天服务门诊病人7小时，每天诊疗21位病人（Green et al.，2007）。

（3）设定医生目标加班率。根据可承受医生工作负荷、医疗需求与诊疗连续性等需求，设计医生目标加班率。

（4）计算单个医生可服务人群。将各项参数代入下式，调整单个医生可服务人数，直到加班率等于目标加班率：

$$F = 1 - (1 - p)^N - \sum_{k=1}^{C} \frac{(N - k + 1)(N - k + 2) \times \cdots \times N}{1 \times 2 \times \cdots \times k} p^k (1 - p)^{N-k}$$

式中，$1 \leqslant k \leqslant C$，$F$ 为加班率，p 为每位患者每日就诊概率，N 为单个医生可服务人群，C 为理想状态下医生每天服务病人数量。

2. 数据选取

根据年鉴中各级医院诊疗人次比例确定基层医院每位患者每日访问率为 0.0011。此外，"强基层"与分级诊疗政策实施逐步均衡各级医院医生资源供需，基层医疗设施与服务质量的提升，加之老龄化趋势下患者尤其是慢性病患者对就诊便利性的需求，基层医院就诊人次逐渐增加（范宪伟和王阳，2019）。基于此分析基层医生需求对优化基层医生资源配置更具现实意义。《国务院办公厅关于推进分级诊疗制度建设的指导意见》指出基层医疗卫生机构诊疗量占总诊疗量比例大于 65%。有研究指出 75% ~ 85% 的居民只需基层医疗服务（Shi，2012；Starfield et al.，1994）。当基层医院服务 65%、75% 和 85% 的病人时，得到每位患者日访问率分别为 0.0102、0.0118 和 0.0133。

3. 患者自诊比例设计

均衡医疗资源方案往往从供给视角，通过增加医疗资源投入，满足医疗资源需求。然而，长周期的医生培养难以满足老龄化趋势与慢性病增加带来的医生资源需求骤增，造成医疗资源短缺。另一方面，在保证医疗服务质量的基础上，通过降低医疗需求均衡医疗资源供需的方式常被忽略。实际上，智能医疗与互联网技术的发展激发了患者的诊疗意识，患者逐渐具备自诊能力，使从医疗需求方均衡医疗资源成为可能。本节设计患者自诊对基层医疗需求与基层医生服务时间影响比例，分析患者自诊对基层医生需求量的影响。

根据年鉴各级医院诊疗人次统计，多数患者仍选择上级医院就医，当前基层医生足以满足基层患者诊疗需求。本节求解当实现患者下沉，即 65%、75% 或 85% 患者基层就医时，患者自诊对单个医生可服务人群与基层医生需求的影响。假设患者自诊对医疗资源需求主要产生两方面影响：一方面，由于患者具有自诊能力加之医药分家政策，部分病症可通过网上查询，智能医疗设备辅助诊断等方式完成诊疗并购买药物，无须医生参与，直接降低了其对医生的诊疗需求；另一方面，患者自诊降低医患间信息不对称，提升患者对医嘱了解程度，减少医生服务每位患者时间，增加了医生每天服务患者数量。基于此，设计两方面比例。(1) 据已有研究，约36.8%和43.2%的辽宁居民进行自我诊断和自我药疗（潘雯等，2016），52%的长春市居民选择自我诊疗（孔璇，2016），设计基层就诊患者自诊比例为30%、40%和50%，得到每位患者日访问率，见表4-6。(2) 患者自诊可降低医生服务时间比例为30%、40%和50%，得到医生每天服务每位病人时间（分钟）为14、12、10，每天服务患者数量（人）为30、35和42。变动基层医疗供需，代入单个医生可服务人群计算公式，得到考虑患者自诊的单个医生可服务人群。

表4-6　　　　　　　　　　患者自诊下平均每日访问率　　　　　　　单位：%

基层就诊比例	自诊比例为0	自诊比例为30%	自诊比例为40%	自诊比例为50%
65	1.02	0.713	0.611	0.509
75	1.18	0.823	0.823	0.588
85	1.33	0.932	0.799	0.666

4. 医生加班比例设计

由于医疗需求波动、医疗资源分布差异与医疗资源短缺等原因，医生加班现象普遍存在（《中国医师执业状况白皮书》，2018）。然而，过度加班易造成医生疲倦、服务质量下降，另外，医生加班意味着增加患者等待时间，降低了诊疗及时性与患者满意度。本书考虑医疗资源短缺与医疗服务质量，设计医生加班5%、10%和20%，即每月加班一次，每两周加班一次和每周加班一次，对基层医生需求的影响。

4.2.2　结果分析

1. 基层医生服务承载力分析

当前病人到达率下，单个基层医生可服务人数为9358，是发达国家基层医生基本服务人数（2500）的4倍。然而，基层医院服务65%、75%和85%的病人时，单个医生可服务人数分别为1014、877和778，不及发达国家基层医生基本服务人数的50%。针对医疗需求下沉前后基层医生可服务规模的巨大反差，若保持当前基层医生数量不变，大量医疗需求造成基层医生诊疗负荷过重，医疗服务质量与诊疗及时性降低，患者满意度下降；若医生服务效率不变以保证患者诊疗及时性与服务质量，造成"强基层"政策落实后基层医生短缺问题，而医生培养周期长的特性，难以快速弥补医疗需求下沉造成的基层医生短缺，需充分激发并利用现有资源，在保证基层医疗服务质量的基础上，缓解医生短缺问题。

2. 患者自诊对基层医生需求影响

患者自诊率为 30%、40% 和 50% 时，基层医生可服务人数见表 4 - 7。可见，患者自诊提升可大幅增加基层医生可服务人数。当 50% 患者具备自诊能力时，可增加近一倍单个基层医生服务承载力。

表 4 - 7	患者自诊降低医疗需求下医生服务承载力			单位：人／年
基层就诊比例	自诊比例为 0	自诊比例为 30%	自诊比例为 40%	自诊比例为 50%
65%	1014	1209	1409	1691
75%	877	1048	1222	1464
85%	778	926	1079	1293

患者自诊能力的提升可减少医患间信息不对称，降低医生服务每位患者时间。考虑患者自诊降低医生服务时间 30%、40% 和 50% 时，单个医生可服务人群见表 4 - 8。患者自诊可降低医生服务时间，增加单个医生服务承载力。同时，通过降低医生服务时间对单个医生服务承载力的影响大于直接降低患者需求对单个医生服务承载力的影响。本书研究结果是基于医生无空闲工作时间的假设，实际中，由于患者到达规律不确定，患者违约、取消预约等原因，实际医生可服务人数小于该结果。

表 4 - 8	患者自诊降低服务时间下单个医生服务承载力			单位：人／年
基层就诊比例	未降低服务时间	降低 30% 服务时间	降低 40% 服务时间	降低 50% 服务时间
65%	1014	1412	1746	2230
75%	877	1222	1510	1929
85%	778	1085	1341	1712

考虑患者自诊对基层医生需求影响见表4-9。在保证医疗服务质量与患者诊疗及时性的基础上，患者自诊可大幅降低基层医生需求，相比患者自诊，通过患者自诊减少医生服务时间更能降低基层医生需求。随着基层就诊患者比例增加，患者自诊对医生短缺的缓解作用降低，医生服务时间的降低对基层医生短缺的缓解作用随着基层患者诊疗比例的增加而增加。因此，丰富基层医院服务模式，通过团队合作、护士辅助检查，线上预问诊等形式降低医生服务患者平均时间，对提升医生服务效率、降低医生需求具有重要作用。

表4-9　　　　　　患者自诊降低基层医生需求百分比　　　　　　单位：%

项目		基层就诊比例为65%	基层就诊比例为75%	基层就诊比例为85%
患者自诊比例	30	16.13	16.32	15.98
	40	28.03	28.23	27.90
	50	40.04	40.10	39.83
自诊降低医生服务时间	30	28.19	28.23	28.29
	40	41.92	41.92	41.98
	50	54.53	54.54	54.56

3. 适时加班对基层医生需求影响

本节选取65%患者在基层就诊时，患者不自诊、患者自诊降低50%基层医疗需求与患者自诊降低医生50%服务时间的情况下，分别讨论医生加班率5%、10%和20%时基层医生可服务人数，结果见表4-10。

表4-10　　　　　适度加班情况下每位基层医生服务承载力　　　　　单位：人/年

分类	加班率为5%	加班率为10%	加班率为15%
不自诊	1463	1594	1764
自诊50%	2929	3193	3535
自诊降低50%服务时间	3221	3419	3669

医生加班对基层医生需求的影响见表4-11。医生加班可降低基层医生需求，缓解基层医生短缺。当同时考虑医生加班与患者自诊，将大幅降低（70%）基层医生需求，缓解基层医生短缺。但基层医生可拓展的工作能力有

限，过度加班会造成医生疲劳，降低基层医疗服务质量。而患者作为医疗需求
方，其逐渐增长的自我诊疗意愿和诊疗能力为降低医疗需求提供可能。因此，
从患者视角缓解基层医生短缺问题具有重要意义。

表 4 - 11	适度加班对降低医生需求的影响		单位：%
分类	加班率为 5%	加班率为 10%	加班率为 20%
不自诊	30.69	36.39	42.52
自诊 50%	65.38	68.24	71.32
自诊降低 50% 服务时间	68.52	70.34	72.36

　　由于当前我国基层医生数量较少（15.6 万人），而患者转移后以基层医生
最低需求量为基准，即患者自诊降低医生 50% 服务时间，医生加班 15% 的情
况下，仍存在基层医生供需缺口。然而，医生培养长周期特性难以满足患者快
速转移造成的基层医生短缺。同时，当多数患者在基层医院接受诊疗时，上级
医院（二三级医院）医生诊疗任务降低。以 2014 ~ 2019 年年鉴数据为例，以
二三级医院作为上级医院，计算 65% 患者基层就医时上级医院医生需求量。
上级医院每位患者日平均就诊概率为 0.0054，考虑上级医院医生除服务门诊
病人外，还担负科研与教学任务，假设上级医生每天服务门诊病人时间为 6 小
时，平均每位病人服务 20 分钟，一天服务 18 位病人，每周工作 5 天，加班率
为 0。得到上级医院单个医生可服务人群为 1246，进而得到上级医院医生需求
量为 111 万人。当前上级医院医生人数为 160 万人。因此，可通过上级医生向
下级转移的方式，弥补基层医生不足。实际上，国家已出台医联体①、医生多
点执业②等政策，实现上级优质医疗资源下沉。同时，鼓励社会办医进一步增
加基层医生供给，为落实"强基层"医改提供医生支持。
　　本书的研究基于"强基层"政策落实后即多数患者在基层接受服务，考
虑患者自诊对基层医生需求的影响。在当前医疗供需配置下，上级医院诊疗负
荷远超理想负荷量，而基层医生负荷量远低于工作负荷基线，很难实现上级医
生向基层医疗机构转移。尽管在新医疗政策支持下，上级医院与基层医院积极
合作，例如建立联合远程就诊、基层医生培训与患者自治培训等方式，实现优
质医疗资源下沉。但在患者未向下转诊时，由于目前上级医院医生已超负荷工

---

① 见 2017 年 4 月《关于推进医疗联合体建设和发展的指导意见》。
② 见 2014 年《医师多点执业管理暂行办法（征求意见稿）》。

作，其难以完成与基层医生的合作与对接。在患者由上级医院向基层医院转移后，上级医院医生负荷减轻，基层医生不再闲置，此时，可在保证上级医院医疗服务供需均衡的前提下，通过上级医院高水平医生向下级转移，提升基层医疗水平和质量，进一步落实"强基层"。

4.2.3　总结讨论

基层医疗作为医疗系统的守门人对居民健康、医疗服务质量具有重要影响，尤其在中国推进分级诊疗背景下，"强基层"成为落实医疗改革、缓解医疗资源供需失衡、提升诊疗质量的关键。然而，随着分级诊疗的深入，患者对基层医疗服务质量要求逐渐升高，医疗需求转移下基层医生短缺问题逐渐显现。本书基于基层医疗对服务质量与诊疗连续性的要求，设计考虑医生工作负荷的基层医生可服务人群，进而考虑智能医疗与互联网技术激发的患者自我诊疗意识与能力对基层医生可服务人群的影响，在考虑人口增长的基础上分析患者自诊对基层医生需求量的影响。研究得到患者向基层医院转移后，在保证医疗服务质量与诊疗及时性的基础上，患者自诊可有效降低基层医生需求的结论。

患者自诊不仅可降低基层医生需求量，还对提升医疗服务质量、丰富基层医疗服务种类，强化基层医疗服务连续性提供可能。从患者角度看，患者自诊能力的提升，方便患者针对自身病症和身体情况及时做出判断与决策，尤其对于时间紧迫性较高的病症，患者自诊可为救治提供更多时间；患者自诊能力提升，将增强患者理性就医意识，从而促进患者向下转诊，均衡医疗任务；此外，患者自诊行为可进一步满足医疗服务需求呈现的多样化、差异化和个性化特征，提升患者医疗服务满意度。从供给角度看，若患者具备自诊能力，部分医疗工作例如开药、取药等可通过护士辅助完成，进一步释放基层医生诊疗负荷；同时，患者自诊增加患者对病情、医嘱理解程度，降低医生服务时间，不仅弥补了基层医生需求缺口，同时降低医患间信息不对称，方便医患沟通、诊疗方案的制定与遵医嘱率的提升，从而降低医患矛盾。

患者自诊存在需求市场与技术支撑。患者自诊能力与自诊偏好受到患者知识水平与患者病重程度的影响（潘雯等，2016），在世界范围内，居民知识水平呈现逐年上涨趋势。以中国为例，近五年，专科学历以上的人口占总人口比例由 5.2% 上升至 11.5%。同时，随着全球老龄化趋势的逐渐显现，老年人比例逐年上升，中国 2007～2017 年 65 岁以上人口占总人口比重由 7% 增至 11.4%，并以 5.5% 的速度快速增长，带动对老年人常患的慢性病的关注，而慢性病的自我诊疗与管理是诊疗效果的重要保证。此外，信息技术的发展与居民知识水平的提升为患者自诊的实施提供了可能。目前可穿戴设备和网络问诊等依托信息技术发展的健康产业的出现，缓解了患者的诊疗需求，提升了医疗服务的可及性与连续性，提升了患者自我诊疗能力与偏好（Hauffman et al.，2016；Creber et al.，2016）。

目前患者自诊实施仍存在阻碍。从患者角度看，尽管居民健康意识和知识水平在逐步提升，但根据自身症状及时做出正确的判断仍需专业医护人员的指导和培训，而目前针对患者医疗教育和培训的医护人员较少，尤其我国基层医疗模式与服务内容较为单一，不利于患者进行专业的医疗培训与针对性医疗教育。因此，基层医疗团队合作诊疗模式的推广，不仅可降低基层医生的诊疗负荷，进而提升诊疗质量与服务能力，同时，包括基础医疗教育、基本病情诊断、诊疗辅助等护士与工作人员可丰富基层医疗服务内容，在降低医生服务时间的同时，通过预约、诊前检查、用药咨询、诊疗咨询、诊后咨询等诊疗、服务与康复一体化线上与线下结合的团队服务模式，进一步延伸患者的服务时长，增加诊疗及时性与患者满意度。

从技术支持角度，针对医疗的信息支撑技术需进一步发展。可穿戴设备的监测与反馈机制仍需精细化、便携化、大众化。可穿戴设备和实时监测设备成为健康产业发展的重要组成部分，同时可为网上问诊的进一步发展提供技术支撑和数据支持。但目前的可穿戴设备和实时监测设备针对具体病症和具体指标的监测准确性与便携性尚不能满足患者实时监测需求，且价格昂贵，目前并不能被大众接受，阻碍患者自诊的实现。

4.3　本章小结

本章在我国分级诊疗与"强基层"的医改背景下，结合"互联网＋医疗"诊疗模式与共享经济对基层医疗服务模式的影响，优化基层医疗服务模式并计算基层医生服务承载力。首先，考虑患者违约实际及患者就诊等待时间对患者满意度的影响，以排队论为基础建立单个社区卫生服务中心服务人群承载量计算模型，确定其最优患者服务数量，并应用数值试验验证在考虑患者违约率、医生服务速率与患者等待时间阈值变化下，单个社区卫生服务中心服务人群承载量的影响。其次，为了缩短区域内社区卫生服务中心疾病筛查工作的患者等待时间，提高服务效率及患者满意度。将多个社区卫生服务中心的疾病筛查工作视作一个排队系统，提出了基于共享服务的联合筛查优化方案。结果表明医疗服务共享能够提升社区卫生服务中心的服务效率和患者满意度，合理规划医疗资源，增强基层医疗系统的综合实力。最后，考虑共享经济与互联网医疗对患者诊疗意识与能力的影响，分析基层医生短缺背景下，患者自诊意识提升与医生适量加班对基层医生服务承载力的影响，发现患者自诊可降低基层医生服务时间、大幅增加基层医生服务承载力进而有效缓解基层医生短缺问题。

　　本章结合共享医疗与医患角色融合两个基层医疗服务新特征，分析基层医生短缺背景下提高基层医生服务承载力与利用率的有效方式，可为提高基层医疗服务承载力与患者满意度提供可行建议。然而，本章研究仍存在以下不足：提出的多社区卫生服务中心疾病筛查联合模式只是针对疾病筛查这个单一服务项目，后续可将对育龄夫妇进行计划生育指导、患病居民康复训练等项目纳入优化范围，使优化结果更加系统化。本章研究所选数据为中国医疗系统宏观数据，但区域间基层医生分布与服务水平存在明显差异（Green et al., 2013），针对具体区域分析患者自诊意识与水平及基层医生需求量分布是继续研究的重点。此外，患者自诊以缓解基层医疗供需失衡问题的方法，在实际实施过程中仍受到患者水平、病症属性和诊疗转移性的限制。

第5章　医患融合下基层医生
激励策略分析

　　基层医疗作为居民健康的守门人，提升基层医生诊疗水平、增加患者感受度是其服务的重要目标；密切与患者交互，掌握患者健康信息同样是基层医疗的重要任务。此外，患者诊疗意识提升使其更注重自身诊疗偏好与意愿在诊疗过程中的体现，要求医生尊重并关注患者偏好，提高患者满意度。因此，密切医患关系也成为医疗服务的主要任务之一，特别是在医疗资源短缺下，医患矛盾增加医生在改善服务态度、尊重患者感知与密切医患关系上的要求。然而，我国基层医疗服务基础薄弱，基层医生难以同时提高诊疗水平并密切医患关系，尤其在医疗需求下沉后，大量诊疗任务加之基层医生短缺，医生长期处于高负荷工作状态，造成医生倦怠。因此，推动基层医疗服务高质量发展，需科学设计基层医生激励方案，保证医生工作积极性。基于此，有必要考虑基层医生有限精力下承担提高诊疗水平与密切医患关系两项任务时的激励策略，以调动基层医生工作积极性，促进"强基层"医疗服务实现。

　　随着患者对优质医疗服务需求的不断升级，迫切要求医疗服务提供者不仅提高诊疗水平，同时密切医患关系。[1] 然而，优质医疗资源短缺下，大量诊疗任务与有限精力矛盾直指医生，医患矛盾持续升级，恶性伤医事件造成无辜医护人员牺牲（赵志疆，2019），改善紧张的医患关系刻不容缓。因此，医院应将改善医患关系与提高诊疗水平共同作为提升医疗服务质量的重要任务。由于信息不对称与医疗专业壁垒等原因，相比于诊疗水平，患者更易感知医生服务态度，进而影响患者信任与医患关系（贺雯等，2019）。大量诊疗任务下，医生高负荷工作，医生职业选择呈现困境（Ma et al., 2019；Liu et al., 2019）。医生的服务态度好，就治得好吗？怎样有效激励，能在提高诊疗水平同时密切医患关系？怎样发挥与激励其他医护人员在全面提升医疗质量中的作用？回答

---

① 见《关于坚持以人民健康为中心推动医疗服务高质量发展的意见》。

上述问题对医生激励设计、医疗资源配置与全面提升医疗服务质量至关重要。

为全面提升医疗服务质量，学者从提高诊疗水平与密切医患关系两方面开展多项研究。诊疗水平作为医生服务质量的核心受到学者与医院管理者的广泛关注。一方面，设计有效的激励措施，以提高医生的工作积极性与服务效率，降低患者的医院停留时间、再入院率与死亡率（Anil et al.，2019；Doran，Maurer，2017）。另一方面，设计团队合作模式、沟通技巧与团队文化，发掘护士、助理医师及其他医护人员在早期识别病情，提高患者治愈率上的作用，以提高整体医疗水平（Ghaferi，Dimick，2016；Batt，Terwiesch，2016）。随着患者需求多样化，患者体验与满意度逐渐作为衡量医生服务质量的重要指标（Davis et al.，2005）。通过培训提升医生的沟通技能，增强医生诊疗过程中的同理心和自我效能，可提升患者满意度（Boissy et al.，2016；晏梦灵、张佳源，2019）；同时，护士作为医疗服务中重要服务者，提高护士护理质量有助于提升患者体验（Lake，Germack，2016）。然而，相关研究多基于预约医疗系统假设，通过预约机制，将医生负荷限制在可承受范围内。而在非预约机制下，如我国医疗需求远高于医疗供给，医生处于高负荷工作状态（Ma et al.，2019；Liu et al.，2019），特别是三甲医院患者数量远高于医生服务能力，高负荷压力使医生在均衡诊疗水平与医患关系间出现矛盾，易造成医患纠纷。此外，关注医生健康状况与需求同是保证医疗服务质量，提高患者体验的基础（Kuhlmann et al.，2018；Bodenheimer，Sinsky，2014；张泽洪等，2019；Wen et al.，2018）。因此，有必要考虑高负荷工作压力下，如何均衡医生有限工作能力，最大化提升医生服务质量。

相关研究从关注临床诊疗过程、团队化合作以提高诊疗水平逐步拓展至考虑患者价值、偏好与需求的以患者为中心的医疗服务模式，设计医生激励方式，在提高诊疗水平的同时密切医患关系。但相关研究多假设诊疗水平与医患关系独立或两项任务在提升医生服务质量上表现为一致性，忽视任务间存在的非对称交互关系。实际上，医生提高诊疗水平会增加患者信任，进而密切医患关系（Sacks et al.，2015；Tsai，Orav，2015）；良好的医患关系可降低医生心理负荷提高诊疗准确性（Williams，Savage，2006），但由于信息不对称，患者更易感知医生的服务态度，即医生在医患关系上的努力，进而模糊服务态度与诊疗水平间的关系，更倾向于服务态度好的医生，造成诊疗水平高的医生的患者满意度并非就高，反之患者满意度高的医生不一定提供高质量医疗服务（每日经济 2019）。忽视任务间非对称性，易使医生偏离医疗系统本质目标，难以真正提升医疗服务质量。另外，现有对医生评价与激励的研究多基于固定时点，而医疗改革一直在进行，医疗服务持续改善，即政策波动等因素直接影响评价与激励的有效性（Kuhlmann et al.，2018）。因此，需动态调整评价与激励方案，以保持医生工作积极性与诊疗水平的持续提高。基于此，本书考虑提高诊疗水平与密切医患关系的非对称交互，建立委托代理模型，分析在医生有限精力下，任务间交互性对医生努力程度的影响，以期为科学设计评价与激励机制，充分调动医生工作积极性，推进高质量医疗服务提供可行建议。

5.1 基层医生激励模型

5.1.1 参数与假设

全面提升医疗服务质量不仅需提高诊疗水平，还应增加患者获得感，提升患者满意度。然而，由于医患信息不对称与患者医疗认知水平差异，患者往往模糊诊疗水平与医患关系的需求边界，使医生在提高诊疗水平与密切医患关系上的业绩存在非对称交互，即医生在一项任务上的努力可增加另一项任务的业绩，但两项任务相互影响程度不同。特别是在医疗需求大于医疗供给时，高负荷工作压力下，医生难于均衡两项任务。由于医院管理者对医生行为的显著影响，医院管理者需设计合理激励方案，保证医生努力与组织目标的一致性（Nair et al.，2010；Zhang et al.，2017）。基于此，本章以提升医疗整体服务质量为目标，将《关于做好 2019 年基层医生签约服务工作的通知》提到的诊疗水平与医患关系作为医生主要任务，考虑医生在提升诊疗水平与密切医患关系间的非对称交互性，建立委托代理模型，医生作为代理方，医院作为委托方，分析非对称交互性对医疗服务质量的影响，模型参数如表 5-1 所示。

表 5-1	模型参数
参数	含义
α	医生的固定工资
a_1	医生在提高诊疗水平上的努力程度

续表

参数	含义
a_2	医生在密切医患关系上的努力程度
φ	医生的努力成本
β_1	提高诊疗水平的激励系数
β_2	密切医患关系的激励系数
ε_1	提高诊疗水平的业绩随机变量
ε_2	密切医患关系的业绩随机变量
ρ	医生的绝对风险规避系数
q_1	医生提高诊疗水平的业绩
q_2	医生密切医患关系的业绩
s	医生的工资
t_1	密切医患关系努力对提高诊疗水平业绩的贡献系数，$0 \leqslant t_1 \leqslant 1$
t_2	提高诊疗水平努力对密切医患关系业绩的贡献系数，$0 \leqslant t_2 \leqslant 1$
σ_1^2	医生提高诊疗水平业绩的方差
σ_2^2	医生密切医患关系业绩的方差
μ	努力成本效用
π_h	医院总效益（整体医疗服务质量）
π_p	医生总效益
ω	医生效用
ϖ	医生保留效用

　　由于两项任务的非对称交互性，医生在诊疗水平上的业绩除了取决于医生在提高诊疗水平上的努力，还受医生在密切医患关系上努力的影响，同样，医生在医患关系上的业绩也受医生在密切医患关系与提高诊疗水平两项任务上努力的影响，并且交互影响程度不同，因此假设两项任务的交互系数 t_1 与 t_2 相互独立。医生在提高诊疗水平上的业绩为 $q_1 = a_1 + t_1 a_2 + \varepsilon_1$，医生在密切医患关系上的业绩为 $q_2 = a_2 + t_2 a_1 + \varepsilon_2$，其中，$\varepsilon_1$ 与 ε_2 为随机变量，服从均值为

0、方差为 σ_1^2 与 σ_2^2 的正态分布。医生的努力成本为 $\varphi(a_1, a_2) = \dfrac{1}{2(a_1^2 + a_2^2)}$。由于医生精力有限,医生在一项任务上的努力增加会导致其在另一项任务上的努力降低,尤其是高医疗需求下,医生长时间高负荷工作造成倦怠（burn-out）,进一步影响诊疗水平与医患关系（Ma et al., 2019；Panagioti et al., 2018）,令 $a_1 + a_2 = 1$。

假设在医院与医生构成的委托代理关系中,医院作为委托人为风险中性,医生作为代理人为风险规避,其效用函数为 $\mu = -e^{-\rho(\omega - \varphi(a_1, a_2))}$,风险规避成本为 $\dfrac{\rho}{2}(\beta_1^2 \sigma_1^2 + \beta_2^2 \sigma_2^2)$（柳瑞禹和秦华,2015；孔峰和刘鸿雁,2009）。

医生的工资由固定工资与绩效工资组成,函数为 $s(q) = \alpha + \beta_1 q_1 + \beta_2 q_2$。其中 $\beta_1 q_1$ 为医生在提高诊疗水平上的绩效工资,$\beta_2 q_2$ 为医生在密切医患关系上的绩效工资。假设医生的保留效用为 ϖ,即医生在拒绝医院提出的"激励合同"时,能获得的最大收益。

5.1.2　建模与求解

在医院的"激励合同"下,医生的确定性等价补偿为医生获得工资减去其承担的成本:

$$\pi_p = \alpha + \beta_1 q_1 + \beta_2 q_2 - \varphi - \frac{\rho}{2}(\beta_1^2 \sigma_1^2 + \beta_2^2 \sigma_2^2) \tag{5-1}$$

医院的效益函数为提升的医疗服务质量减去支付给医生的工资:

$$\pi_h = q_1 + q_2 - (\alpha + \beta_1 q_1 + \beta_2 q_2) \tag{5-2}$$

实际中,医院也作为代理人服务患者与其他部门。但本章主要讨论医院与医生的委托代理关系,因此,将医院效益函数简化,只考虑医院在提升医疗服务质量上的目标,不存在单独利益（袁江天,张维,2006）。基于医院治病救人的主旨与患者将诊疗水平作为衡量医疗服务质量的主要因素,本章将医生在诊疗水平上的努力视为医生与医院长期效益的体现。假设式（5-2）中的医院效益为短期效益。

医生视角:医生根据医院的激励策略选择努力程度,以最大化自身效益。

$$\max_{a_1, a_2} \pi_p = \alpha + \beta_1 q_1 + \beta_2 q_2 - \varphi - \frac{\rho}{2}(\beta_1^2 \sigma_1^2 + \beta_2^2 \sigma_2^2) \tag{5-3}$$

医院视角:医院通过调整激励系数,激励医生提高努力程度,实现医疗服务质量的整体提升,最优激励合同满足式（5-4）和式（5-5）。

$$\max_{\beta_1,\beta_2} \pi_h = q_1 + q_2 - (\alpha + \beta_1 q_1 + \beta_2 q_2) \qquad (5-4)$$

$$\alpha + \beta_1 q_1 + \beta_2 q_2 - \varphi - \frac{\rho}{2}(\beta_1^2 \sigma_1^2 + \beta_2^2 \sigma_2^2) \geqslant \varpi \qquad (5-5)$$

最优激励合同设计以最大化医院效益为目标，同时满足参与约束与激励相容约束，即式（5-3）医生通过调整努力程度最大化自身效益，式（5-5）医生接受医院激励合同所获得的收益不小于拒绝激励合同所获得的收益（ϖ）。

定理1：医院可通过调整激励系数，在满足医生参与约束与激励相容约束的同时最大化自身效益，此时诊疗水平最优激励系数 $\beta_1^* = \dfrac{(1-t_1)^2(1-t_2)^2 + (1-t_1)(1-t_2)^2 t_2 + \rho \sigma_2^2 (1-t_1)}{2(1-t_1)^2(1-t_2)^2 + \rho \sigma_1^2 (1-t_2)^2 + \rho \sigma_2^2 (1-t_1)^2}$，医患关系最优激励系数 $\beta_2^* = \dfrac{[\rho \sigma_1^2 + (-1+t_1)^2(1+t_1-t_2)](1-t_2)}{2(-1+t_1)^2(-1+t_2)^2 + \rho \sigma_1^2(-1+t_2)^2 + \rho \sigma_2^2(-1+t_1)^2}$，医生提高诊疗水平最优努力程度 $a_1^* = \dfrac{(1-t_1)^2(1-t_2)^2(1-t_1+t_2) + \rho \sigma_2^2(1-t_1)^2}{2(1-t_1)^2(1-t_2)^2 + \rho \sigma_1^2(1-t_2)^2 + \rho \sigma_2^2(1-t_1)^2}$，密切医患关系最优努力程度 $a_2^* = \dfrac{[\rho \sigma_1^2 + (-1+t_1)^2(1+t_1-t_2)](-1+t_2)^2}{2(-1+t_1)^2(-1+t_2)^2 + \rho \sigma_1^2(-1+t_2)^2 + \rho \sigma_2^2(-1+t_1)^2}$。

证明：

医生通过调整自身努力程度，最大化自身效益，由最优化一阶条件 $\dfrac{\partial \pi_p}{\partial a_1} = 0$，$\dfrac{\partial \pi_p}{\partial a_2} = 0$ 得到：

$$a_1^* = \beta_1(1-t_1) \qquad (5-6)$$

$$a_2^* = \beta_2(1-t_2) \qquad (5-7)$$

由 $a_1 + a_2 = 1$ 得到　　$\beta_2 = \dfrac{1 - \beta_1(1-t_1)}{1-t_2} \qquad (5-8)$

医生作为理性代理人，当接受医院激励合同获得的效益大于等于拒绝激励合同的效益时，其会选择接受医院激励合同。根据最优一阶条件 $\dfrac{\partial \pi_h}{\partial \beta_1} = 0$ 得到：

$$\beta_1^* = \frac{(1-t_1)^2(1-t_2)^2 + (1-t_1)(1-t_2)^2 t_2 + \rho \sigma_2^2 (1-t_1)}{2(1-t_1)^2(1-t_2)^2 + \rho \sigma_1^2 (1-t_2)^2 + \rho \sigma_2^2 (1-t_1)^2} \qquad (5-9)$$

$$a_1^* = \frac{(1-t_1)^2(1-t_2)^2(1-t_1+t_2) + \rho \sigma_2^2(1-t_1)^2}{2(1-t_1)^2(1-t_2)^2 + \rho \sigma_1^2(1-t_2)^2 + \rho \sigma_2^2(1-t_1)^2} \qquad (5-10)$$

根据式（5-8）得到

$$\beta_2^* = \frac{\left[\rho\sigma_1^2 + (-1+t_1)^2(1+t_1-t_2)\right](1-t_2)}{2(-1+t_1)^2(-1+t_2)^2 + \rho\sigma_1^2(-1+t_2)^2 + \rho\sigma_2^2(-1+t_1)^2}$$

$$(5-11)$$

$$a_2^* = \frac{\left[\rho\sigma_1^2 + (-1+t_1)^2(1+t_1-t_2)\right](-1+t_2)^2}{2(-1+t_1)^2(-1+t_2)^2 + \rho\sigma_1^2(-1+t_2)^2 + \rho\sigma_2^2(-1+t_1)^2}$$

$$(5-12)$$

定理 2　当诊疗水平与医患关系的外界环境稳定时，即 $\sigma_1^2 = \sigma_2^2 = 0$ 时，激励系数随交互性的增加而增加，医生在一项任务上的努力程度随另一项任务对该项任务贡献的增加而降低，随该项任务对另一项任务贡献的增加而增加。

证明：

由于医生在两项任务上的努力程度与业绩的函数关系对称，选取诊疗水平任务分析交互系数与医生努力程度的关系。

$$\frac{\partial\beta_1^*}{\partial t_1} = -\frac{\left[4(1-t_1)+\dfrac{2\rho(1-t_1)\sigma_2^2}{(1-t_2)^2}\right]\left[-(1-t_1)^2-(1-t_1)t_2-\dfrac{\rho(1-t_1)\sigma_2^2}{(1-t_2)^2}\right]}{\left[-2(1-t_1)^2-\rho\sigma_1^2-\dfrac{\rho(1-t_1)^2\sigma_2^2}{(1-t_2)^2}\right]^2}$$

$$+\frac{2(1-t_1)+t_2+\dfrac{\rho\sigma_2^2}{(1-t_2)^2}}{-2(1-t_1)^2-\rho\sigma_1^2-\dfrac{\rho(1-t_1)^2\sigma_2^2}{(1-t_2)^2}}$$

$$\frac{\partial\beta_1^*}{\partial t_2} = \frac{2\rho(1-t_1)^2\sigma_2^2\left[-(1-t_1)^2-(1-t_1)t_2-\dfrac{\rho(1-t_1)\sigma_2^2}{(1-t_2)^2}\right]}{(1-t_1)^3\left[-2(1-t_1)^2-\rho\sigma_1^2-\dfrac{\rho(1-t_1)^2\sigma_2^2}{(1-t_2)^2}\right]^2}$$

$$+\frac{-(1-t_1)-\dfrac{2\rho(1-t_1)\sigma_2^2}{(1-t_2)^3}}{-2(1-t_1)^2-\rho\sigma_1^2-\dfrac{\rho(1-t_1)^2\sigma_2^2}{(1-t_2)^2}}$$

$$\frac{\partial\alpha_1^*}{\partial t_1} = \frac{\left[4(1-t_1)+\dfrac{2\rho(1-t_1)\sigma_2^2}{(1-t_2)^2}\right]\left[-(1-t_1)^3-(1-t_1)^2t_2-\dfrac{\rho(1-t_1)^2\sigma_2^2}{(1-t_2)^2}\right]}{\left[-2(1-t_1)^2-\rho\sigma_1^2-\dfrac{\rho(1-t_1)^2\sigma_2^2}{(1-t_2)^2}\right]^2}$$

$$+\frac{3(1-t_1)^2+2(1-t_1)t_2+\dfrac{2\rho(1-t_1)\sigma_2^2}{(1-t_2)^2}}{-2(1-t_1)^2-\rho\sigma_1^2-\dfrac{\rho(1-t_1)^2\sigma_2^2}{(1-t_2)^2}}$$

$$\frac{\partial a_1^*}{\partial t_2}=\frac{2\rho(1-t_1)^2\sigma_2^2\left[-(1-t_1)^3-(1-t_1)^2t_2-\dfrac{\rho(1-t_1)^2\sigma_2^2}{(1-t_2)^2}\right]}{(1-t_1)^3\left[-2(1-t_1)^2-\rho\sigma_1^2-\dfrac{\rho(1-t_1)^2\sigma_2^2}{(1-t_2)^2}\right]^2}$$

$$+\frac{-(1-t_1)^2-\dfrac{2\rho(1-t_1)^2\sigma_2^2}{(1-t_2)^3}}{-2(1-t_1)^2-\rho\sigma_1^2-\dfrac{\rho(1-t_1)^2\sigma_2^2}{(1-t_2)^2}}$$

由激励系数 β_1^* 与努力程度 a_1^* 对交互系数 t_1 与 t_2 的一阶条件难以直接判断激励系数和努力程度与交互系数的关系。设定 $\sigma_1^2=\sigma_2^2=0$，$\beta_1^*=\dfrac{-(1-t_1)^2-(1-t_1)t_2}{-2(1-t_1)^2}$，$a_1^*=\dfrac{-(1-t_1)^3-(1-t_1)^2t_2}{-2(1-t_1)^2}$，得到 $\dfrac{\partial a_1^*}{\partial t_1}=-\dfrac{1}{2}$，$\dfrac{\partial a_1^*}{\partial t_2}=\dfrac{1}{2}$，$\dfrac{\partial\beta_1^*}{\partial t_1}=\dfrac{t_2}{2(1-t_1)^2}$，$\dfrac{\partial\beta_1^*}{\partial t_2}=\dfrac{1}{2(1-t_1)}>0$，激励系数随交互系数的增加而增加，医生提高诊疗水平的努力程度随着医患关系对其贡献增加而降低，随诊疗水平对医患关系贡献的增加而增加，医患关系的激励系数和努力程度与交互系数关系同理，证毕。

5.2 拓展研究

通过医生努力程度、激励系数与交互系数的一阶函数关系难以判断外部条件波动时，即 σ_1^2 与 σ_2^2 变化时，最优激励系数和医生最优努力程度与交互系数间的关系。在实际中，由于医疗资源供需失衡、信息不对称等会造成医患关系波动；同时高负荷工作、医疗政策变化及诊疗技术革新等外部因素影响医生诊疗专业性与患者的安全。因此，有必要讨论环境波动下，激励系数和医生努力程度与交互系数的关系，以更科学地设计医生激励机制，保持医生工作积极性，提升整体医疗服务质量。本节采用仿真实验分析外部环境波动下交互系数对整体医疗服务质量、医生努力程度及激励系数的影响。固定 $\rho=1$，分别令 $\sigma_1^2=1$，$\sigma_2^2=0$，$\sigma_1^2=0$，$\sigma_2^2=1$，$\sigma_1^2=1$，$\sigma_2^2=1$ 和 $\sigma_1^2=0$，$\sigma_2^2=0$，得到交互系数对最优激励系数、医生最优努力程度和医院最优效益的影响关系，其中蓝色、绿色、黄色和红色分别表示最优激励系数、医生最优努力程度或医院最高效益由低到高的过程，用 A、B、C 和 D 表示图中 (t_1, t_2) 点，分别为 $(1, 1)$、$(0, 1)$、$(0, 0)$ 和 $(1, 0)$。

1. 诊疗水平外部环境波动，医患关系外部环境稳定

当诊疗水平的外部环境波动，医患关系外部环境稳定，即 $\sigma_1^2 = 1$，$\sigma_2^2 = 0$ 时，最优激励系数、医生最优努力程度和医院最优效益见图 5-1 至图 5-3。由 $B(0, 1)$ 点到 $A(1, 1)$ 点或 $C(0, 0)$ 点到 $D(1, 0)$ 点发现，医生在诊疗水平上的努力随医患关系对其业绩贡献（t_1）的增加而降低，医生在医患关系上的努力与医院整体效益随 t_1 的增加而升高。

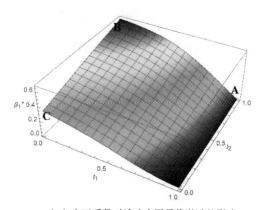

（a）交互系数对诊疗水平最优激励的影响

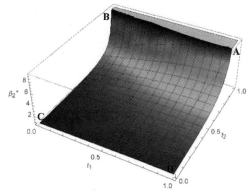

（b）交互系数对医患关系最优激励系数的影响

图 5-1　$\sigma_1^2 = 1$，$\sigma_2^2 = 0$ 时，交互系数对最优激励系数的影响

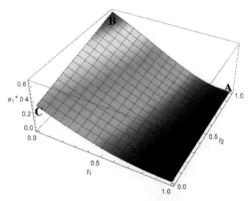

（a）交互系数对医生提高诊疗水平最优努力程度的影响

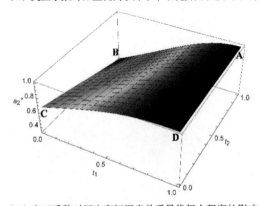

（b）交互系数对医生密切医患关系最优努力程度的影响

图 5 – 2　$\sigma_1^2 = 1$，$\sigma_2^2 = 0$ 时，交互系数对医生最优努力程度的影响

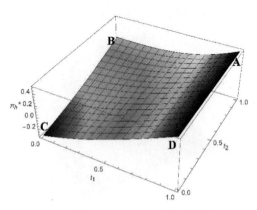

图 5 – 3　$\sigma_1^2 = 1$，$\sigma_2^2 = 0$ 时，交互系数对医院最优效益的影响

当交互系数处于 B（0，1）点时，即医生诊疗水平的努力贡献于医患关系业绩，而医患关系独立于诊疗水平的业绩时，医生在诊疗水平上的努力程度最高，医院对诊疗水平与医患关系的激励系数都较高，而医生在医患关系上的努力最低，使医院整体效益在 B（0，1）点并未表现为最优。当交互系数处于 A（1，1）点或 D（1，0）点时，即诊疗水平与医患关系交互性最强或医患关系贡献于诊疗水平的业绩时，由于医生在医患关系上努力程度最高，使医院整体效益表现为最高。然而，在 A 点或 D 点时，医生提高诊疗水平的努力最低，此时尽管医院保持较高的效益，诊疗水平并未提升。当交互系数处于 C（0，0）时，即两项任务相互独立时，由于医生在诊疗水平上努力并不高，且不在医患关系上努力，此时医院的效益最低。

其原因是，当外部环境不确定性较高时，医生在诊疗水平上的努力并不能完全转化为业绩。医患关系的外部环境稳定时，医生在医患关系上的努力可转化为业绩，使医生更倾向于密切医患关系。因此，在 A、B、C 点时，医生在医患关系上的努力较高，在 B 点时，由于医生在诊疗水平上的努力可同时提升医患关系业绩，增加了医生在诊疗水平上努力到效果的转化激励，而医患关系对诊疗水平无贡献，医生更倾向于增加在诊疗水平上的努力。此时，由于医患关系外部环境稳定，医生在该任务上的努力可全部转换为医院效益，而在诊疗水平上的努力并不能完全转化为医院效益，所以，医院效益在 A、D 两点最高，B 点居中，C 点最低。

当医生开始医疗实践时，尽管医生在诊疗水平上努力，但医生的诊疗水平波动较大，降低了医生在提高诊疗水平上的积极性；此时医生通过改善服务态度密切医患关系，短期内患者满意度增加，增加医生在医患关系上的积极性，医院的效益随医生在稳定任务上的努力变化，医院在 A 点或 D 点的短期效益最大，即充分考虑两项任务的交互性或充分考虑密切医患关系对诊疗水平的贡献时，医院短期效益最高。然而，医院在 A 点或 D 点的效益最大化是通过医生在医患关系上的努力得到，并未提高核心诊疗水平，将损害医院与医生的长期效益。此时，若保证医院与医生的长期效益，激励策略需由 A 点或 D 点转为 B 点，即增加诊疗水平对医患关系的贡献，尽管医生的诊疗水平仍不稳定，通过让患者感知到医生在诊疗水平上的努力，增加患者信任，激励医生继续在诊疗水平上努力，形成良性循环，尽管此时医院短期效益不高，但可保证医生与医院的长期效益。

2. 诊疗水平外部环境稳定，医患关系外部环境波动

当诊疗水平外部环境稳定，医患关系外部环境波动时，即 $\sigma_1^2 = 0$，$\sigma_2^2 = 1$

时，如图 5-4 至图 5-6 所示。由 A（1，1）点到 D（1，0）点或 B（0，1）点到 C（0，0）点，医生在诊疗水平上的努力与医院整体服务质量随诊疗水平对医患关系的业绩贡献（t_2）的降低而降低，而医生在医患关系上的努力随之升高。当交互系数处于 A（1，1）点或 B（0，1）点，即两项任务交互性最高或诊疗水平对医患关系业绩贡献最高时，尽管医生在密切医患关系上的努力最低，由于医生在诊疗水平上的努力程度最高，此时医院效益最高。当交互系数处于 C（0，0）点时，两项任务相互独立，医生在诊疗水平与医患关系上的努力都不高，造成医院整体效益较低。当交互系数处于 D（1，0）点时，即医患关系对诊疗水平业绩贡献最大时，尽管医院对两项任务的激励系数都是最高的，但是医生仅在医患关系上努力，未在诊疗水平上努力，造成医院整体效益最低。

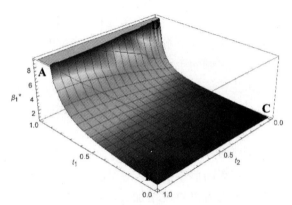

（a）交互系数对提高诊疗水平最优激励系数的影响

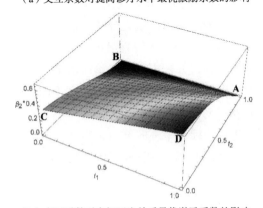

（b）交互系数对密切医患关系最优激励系数的影响

图 5-4　$\sigma_1^2 = 0$，$\sigma_2^2 = 1$ 时，交互系数对最优激励系数的影响

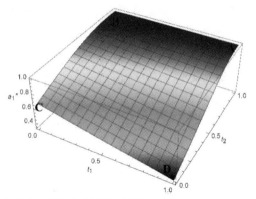

（a）交互系数对医生提高诊疗水平最优努力程度的影响

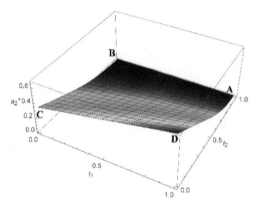

（b）交互系数对医生密切医患关系最优努力程度的影响

图 5 - 5　$\sigma_1^2 = 0$，$\sigma_2^2 = 1$ 时，交互系数对医生最优努力程度的影响

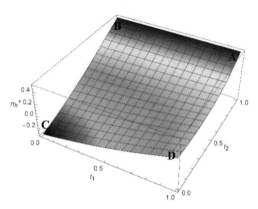

图 5 - 6　$\sigma_1^2 = 0$，$\sigma_2^2 = 1$ 时，交互系数对医院最优效益的影响

当外界环境稳定、医患关系波动时，由于医生在医患关系上的努力不能完全转化为业绩，医生将降低在医患关系上的积极性，因此在 ABC 点医生在医患关系上的努力程度较低，而在 D 点医患关系的贡献增加，医生在医患关系上的努力不仅可贡献于医患关系业绩，同样贡献于诊疗水平业绩，因此，在 D 点时医生在医患关系上的努力增加。外部环境稳定，医生在诊疗水平上的努力可完全转化为业绩，激发了医生在诊疗水平上努力的积极性。同时在 A、B 两点医生在诊疗水平上的努力不仅提升诊疗水平业绩同时贡献于医患关系业绩，使医生在诊疗水平上的积极性增加，相应在 C、D 两点随着诊疗水平的贡献降低医生在该任务上的努力也降低。该情境下，医生在诊疗水平上的努力完全转化为医院效益，而在密切医患关系上的努力并不能完全转化为医院效益，还受外部因素影响，因此，医院效益与医生在诊疗水平上的努力目标一致。

实际上，上级医院特别是三甲医院诊疗水平较高或较成熟的医生，在诊疗水平上的努力可转化为医疗服务质量，可最大化医院效益，因此医院在 A 点和 B 点短期与长期效益最高，即最大化诊疗水平的贡献保持医生在诊疗水平上的积极性时，医院效益最大。此时，由于高负荷诊疗任务造成医生无精力关注医患关系，患者满意度降低，使医患矛盾升级。然而，若最大化医生在医患关系上的努力，即诊疗水平与医患关系的交互性由 A 点和 B 点转至 D 点，最大化医患关系的贡献，医生在诊疗水平上的努力将降至最低，医院的短期与长期效益受损。此时，需护士、医技人员等其他医护人员改善医疗服务态度，优化医疗服务流程，提升患者体验与满意度，降低医患关系对医生与医院效益的影响。

3. 两项任务的外部环境波动

当两项任务的外部环境同时波动，即 $\sigma_1^2 = 1$，$\sigma_2^2 = 1$ 时，如图 5-7 至图 5-9所示，交互系数处于 A（1，1）点，即两项任务交互性最强时，尽管医生在两项任务上的努力程度较高，但激励系数过高造成医院效益最低。当交互系数处于 C（0，0）点，即两项任务相互独立时，医院的激励系数不是最高，医生在两项任务上共同努力，医院效益整体处于较高水平，但低于医生单独提高诊疗水平或密切医患关系时医院的整体效益。在 B（0，1）点，即诊疗水平对医患关系业绩有贡献时，医生在诊疗水平上的努力最高，使医院整体效益最高；当交互系数为 D（1，0）点，即医患关系对诊疗水平的业绩存在贡献，医生在医患关系上的努力程度最高，使医院的短期效益表现为最高。然而，与在 B（0，1）点不同的是，医院在 B 点的效益高是由于医生提高诊疗水平，而在

D 点的高效益是医生密切医患关系，其并未真正提升医院诊疗水平，将使医院长期效益受损。建议激励方案从 D 点转至 B 点，即增加诊疗水平对医患关系业绩的贡献，降低医患关系的贡献，以实现医疗服务质量的真正提升。该情境下，诊疗水平与医患关系的外部环境同时波动，即医生在诊疗水平与医患关系上的业绩并不完全取决于医生在任务上的努力。此时，A 点最大幅度激励医生，可使其两项任务上的努力程度最高，但高激励成本使医院效益最低。在 B 点或 D 点，通过增加任务的贡献性，降低环境波动降低的医生努力效果，提升医生在该任务上的努力程度，实现医院效益最优。值得注意的是，此时增加一项任务的贡献必然降低另一项任务的贡献，所以当医生在其中一项任务上的努力程度提高时，在另一项任务上的努力程度降低。

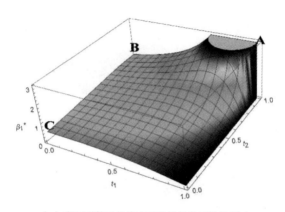

（a）交互系数对诊疗水平最优激励系数的影响

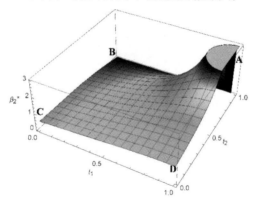

（b）交互系数对医患关系最优激励系数的影响

图 5-7　$\sigma_1^2 = \sigma_2^2 = 1$ 时，交互系数对最优激励系数的影响

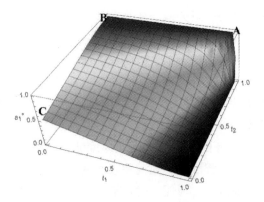

（a）交互系数对医生提高诊疗水平最优努力程度的影响

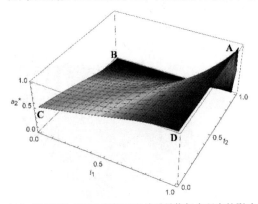

（b）交互系数对医生密切医患关系最优努力程度的影响

图 5-8　$\sigma_1^2=\sigma_2^2=1$ 时，交互系数对医生最优努力程度的影响

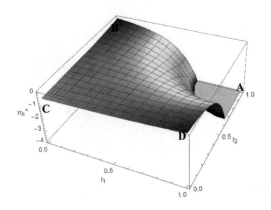

图 5-9　$\sigma_1^2=\sigma_2^2=1$ 时，交互系数对医院最优效益的影响

4. 两项任务的外部环境稳定

当两项任务的外部环境都稳定时，即 $\sigma_1^2 = \sigma_2^2 = 0$ 时，如图 5 - 10 至图 5 - 12 所示，由 B（0，1）点到 A（1，1）点或 C（0，0）点到 D（1，0）点时医生在诊疗水平上的努力随医患关系对诊疗水平业绩贡献（t_1）的增加而降低；由 D（1，0）点到 A（1，1）点或 C（0，0）点到 B（0，1）点时，随诊疗水平对医患关系的业绩贡献（t_2）的升高而升高。医生在医患关系上的努力与诊疗水平上的努力相反，与命题 2 结论一致。

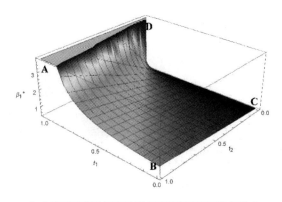

（a）交互系数对提高诊疗水平最优激励系数的影响

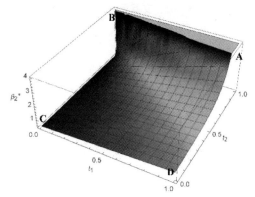

（b）交互系数对密切医患关系最优激励系数的影响

图 5 - 10　$\sigma_1^2 = \sigma_2^2 = 0$ 时，交互系数对激励水平的影响

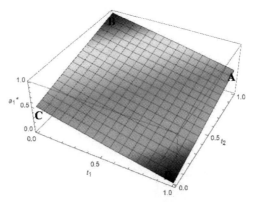

（a）交互系数对医生提高诊疗水平最优努力程度的影响

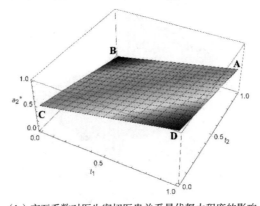

（b）交互系数对医生密切医患关系最优努力程度的影响

图 5 – 11　$\sigma_1^2 = \sigma_2^2 = 0$ 时，交互系数对医生最优努力程度的影响

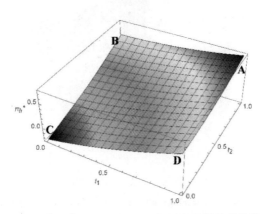

图 5 – 12　$\sigma_1^2 = \sigma_2^2 = 0$ 时，交互系数对医院最优效益的影响

此时，因为医生在诊疗水平和医患关系上的努力可全部转换为业绩。当交

互系数处于 C（0，0）点时，即使两项任务的激励系数都较低，医生在两项任务上付出的努力相等，由于任务间无交互贡献作用，医生在诊疗水平上的努力不能密切医患关系，同样医生密切医患关系的努力不能提高患者对医生诊疗质量的认可，此时医院的效益最低。当交互性处于 A（1，1）点时，虽然医院对两项任务的激励成本最高，但由于外部环境的稳定性，医生在两项任务上付出努力不仅全部转换为相应的医疗服务质量，并且其相互贡献进一步提高了医生努力在医疗服务质量上的表现，使医院的整体效益最高。当交互系数处于 B（0，1）点或 D（1，0）点，即诊疗水平对医患关系的业绩有贡献或医患关系对诊疗水平的业绩有贡献时，医生在诊疗水平或医患关系的努力最高，此时医院效益处于居中水平。值得注意的是，在 D 点医患关系对诊疗水平的业绩有贡献时，即使此时对医生提高诊疗水平的激励最高，医生在提升诊疗水平上的努力也是最低的；同样，在 B 点诊疗水平对医患关系的业绩有贡献时，即使对医患关系的激励最高，医生在医患关系上的努力也是最低的。因此，从医院短期效益视角，若提升整体服务质量，激励方案需由 B 点或 D 点调整至 A 点，即充分考虑两项任务的交互贡献，从医院长期发展视角，激励方案应由 A 点和 D 点调节至 B 点，增加诊疗水平的贡献，以提升医生在诊疗水平上的努力。

综上，在外界环境波动下，分析诊疗水平与医患关系的交互性对最优激励水平、医生最优努力程度和医院效益的影响，得出以下结论。

第一，医生在诊疗水平上努力对医患关系的业绩贡献越大，医生在诊疗水平上的努力程度越高；反之，医患关系对诊疗水平业绩的贡献越大，医生在诊疗水平上的努力程度越低。在图 5-2（a）中，D 点至 A 点或 C 点至 B 点，医生在诊疗水平上的努力随诊疗水平对医患关系贡献的增加而升高。相同结果可由图 5-4、图 5-5、图 5-7、图 5-8、图 5-10 和图 5-11 得到，除医生努力程度在两点间处于最高或最低水平，其随交互性的变化不显著外，如图 5-2（b）中的 A 点和 D 点所示，医生在一项任务上的努力程度随该任务贡献的增加而增加，随另一项任务对该项任务贡献的增加而降低。

第二，利用诊疗水平与医患关系间非对称交互作用，在外部环境波动时，动态调整并保持医生努力到业绩的转化，可提升医生的工作积极性与努力程度。如图 5-2 所示，诊疗水平外部环境波动，医生在诊疗水平上的努力不能全部转化为业绩，造成医生在诊疗水平上的努力降低，因此图 5-2（a）中 A、C、D 三点医生在诊疗水平上的努力都比较低，而 B 点通过增加诊疗水平对医患关系的贡献，医生在诊疗水平上的努力可转化为诊疗水平的业绩，同时，贡献于医患关系的业绩增加了医生在诊疗水平上努力的积极性，即使在诊疗水平外部环境波动时，医生的诊疗水平也最高。同样，结论可由图 5-5、图 5-8 和图 5-11 得到。

第三，考虑诊疗水平与医患关系交互性下，外部环境波动时，单任务激励比双任务激励更有助于提高医疗服务质量。图 5-1 至图 5-3 中，当诊疗水平外部环境波动，医患关系的外部环境稳定，即 $\sigma_1^2=1$，$\sigma_2^2=0$ 时，通过调整交互系数使其停留在 A 点或 D 点增加医患关系的贡献，最大化医生在医患关系上的努力，使医院效益最大化；图 5-4 至图 5-6 中，当诊疗水平外部环境稳定、医患关系外部环境波动，即 $\sigma_1^2=0$，$\sigma_2^2=1$ 时，通过调整交互系数，使其停留在 A 点或 B 点，保持医生在诊疗水平上努力的贡献，最大化医生在诊疗水平上的努力，医院的效益最高；图 5-7 至图 5-9 中，当两项任务的外部环境都波动，即 $\sigma_1^2=1$，$\sigma_2^2=1$ 时，调整交互系数停留在 B 点或 D 点，使医生在诊疗水平上或医患关系上努力程度最高，医院的整体效益最高。

第四，根据外部环境变化动态调整激励方案是保持医生努力与医院效益的必要手段。当诊疗水平与医患关系中一项任务的外部环境波动，即 $\sigma_1^2=1$，$\sigma_2^2=0$ 或 $\sigma_1^2=0$，$\sigma_2^2=1$ 时，医院效益取决于医生在外部环境稳定的任务上的努力程度：当 $\sigma_1^2=1$，$\sigma_2^2=0$ 时，医生在医患关系上越努力，医院效益越高，当 $\sigma_1^2=0$，$\sigma_2^2=1$ 时，医生在诊疗水平上越努力，医院效益最高；当两项任务的外部环境都不稳定，即 $\sigma_1^2=1$，$\sigma_2^2=1$ 时，诊疗水平对医患关系贡献最高点（B 点）或医患关系对诊疗水平贡献最高点（D 点）可最大化医院效益；当两项任务的外部环境稳定，即 $\sigma_1^2=0$，$\sigma_2^2=0$ 时，增加两项任务的交互性（A 点）并同时激励两项任务，医院的效益最高。值得注意的是，部分情况下，医院的高效益并不是由于医生在诊疗水平上的努力，而是由于医生在密切医患关系上的努力，造成医院短期效益与长期效益不一致，如，当 $\sigma_1^2=1$，$\sigma_2^2=0$ 时的 A 点与 D 点和 $\sigma_1^2=1$，$\sigma_2^2=1$ 时的 D 点，此时医院的诊疗水平并未真正提升。若医院在两项任务外部环境变化下过度关注医患关系，将使诊疗水平成为医院发展瓶颈，损失医院长期效益。

5.3 讨论与启示

结合求解与拓展研究结果，本章讨论主要从任务激励有效性、诊疗水平与医患关系对医疗服务质量的贡献度和环境波动对激励的影响三方面展开。

第一，单任务与双任务激励有效性。当前多见以双任务为代表并可推及多任务的评价与激励，以实现全面达成目标的效果。显然，这种激励的前提是假定任务间独立且多个任务可达成。实际上，多任务间的交互影响广为存在，如在患者感知差异下，诊疗水平与医患关系在业绩上的交互性影响医生努力的分配。特别是我国优质医疗资源短缺，某些医生承担大量诊疗任务，全面激励下医生难以平衡多任务上的努力，反而造成激励方案偏离医院治病救人之目标。若考虑任务间的交互性，如诊疗水平作为影响患者就医的首要因素，直接正向作用于医患关系，可从单任务诊疗水平激励出发，达成多任务实现并最终服务于医院组织目标的效果。

第二，诊疗水平与医患关系对医疗服务质量的贡献度。在优质医疗资源匮乏下，医院作为非营利机构，其关键评价指标设定需保持与组织、国家的战略规划目标的一致性。医疗服务的特殊性使诊疗水平成为远期质量评估与医院效益的核心。因此，相比于全面评价与激励医生，单任务激励医生提高核心诊疗水平并辅以外力，通过医联体、多点执业等方式加速优质医疗资源纵向流动更有助于增加优质医疗资源，改善医疗系统服务。外界环境波动易使医生努力不能完全转化为医疗服务质量，降低医生的工作积极性，影响医院与医生服务质量的提升。利用诊疗水平与医患关系间的非对称交互作用，增加诊疗水平对医患关系的贡献，保持医生努力在医疗服务质量上的转化，提高医生的工作积极性。非对称任务同样也存在于其他情境，如企业短期目标与长期目标的非对称交互性，以高校教师、律师为代表的专业人士的专业服务与其他任务的非对称交互性，可选择有效的贡献度大的单任务激励。

第三，环境波动对医疗服务质量的影响。外部环境波动将影响医生努力在业绩上的体现，影响医疗服务质量的提高。考虑任务非对称交互同时，也应根据外部环境变化，动态调整激励方案。优质医疗资源短缺时，医生诊疗水平差异大，此时关注医患关系或忽略任务间的交互性有助于最大化医院短期效益，但会降低医生在诊疗水平上的努力，整体医疗服务质量并未提升，将损害医生与医院的长期利益；而若关注诊疗水平，医院的短期效益较低，随着医生诊疗水平的提高，整体医疗服务质量提升，将最大化医生与医院的长期效益。当政策变化导致医患关系波动时，激励医生提高在诊疗水平上的努力并辅以护士、助理等其他医疗资源以改善医患关系，更符合医生与医院的整体利益；当优质医疗资源短缺同时政策波动时，关注诊疗水平或医患关系单任务可最大化医院短期效益，关注医患关系忽视诊疗水平，尽管能最大化医院短期效益，但医生与医院的长期效益将受影响。

5.4　本章小结

　　优质医疗资源供需失衡易造成医患矛盾升级，使密切医患关系与提高诊疗水平共同成为推动高质量医疗服务的主要任务。服务态度作为医生改善医患关系的直接体现，相比医疗技术水平，其更易被患者感知，使患者易混淆对医生服务态度与诊疗水平的评价，影响医生工作积极性，造成医生努力偏离治病救人的目标。因此，科学设计激励方案是医生高负荷工作下全面提升医疗服务质量的关键。本章研究以提升整体医疗服务质量为目标，建立委托代理模型，考虑提高诊疗水平与密切医患关系非对称交互，分析激励医生的关键因素。研究发现，医生服务态度好，诊疗水平并不一定高，其与医生激励方案有关。相比于基于任务独立假设的双任务激励，考虑任务间非对称交互的单任务诊疗技术水平激励更有助于医疗服务质量全面提升。同时，建议从个体视角激励医生提高诊疗水平，从团队视角激励密切医患关系，充分调动医疗服务团队成员积极性。

第6章 医患融合下过度医疗行为研究

医疗专业壁垒造成的信息不对称使患者不能根据自身病症合理就医，认为等级越高的医院医疗服务质量越高，造成上级医院医疗资源不足、基层医院医疗资源浪费的矛盾。然而，由于病症特征差异、不同等级医院承担诊疗任务差异及医生激励机制差异，上级医院医生存在过度医疗动机。为此，国家出台价格管制、改革医保支付方式及取消药品加成等多种措施积极应对。此外，随着患者对医疗服务认知水平的提升与医疗共享平台的发展，逐渐削弱了由于信息不对称造成的医生作为主体决策者的医疗服务状态，为缓解与抑制过度医疗提供新思路。因此，分析影响医生过度医疗的关键因素，患者在医生医疗行为中的作用，医患融合新特征对医生过度医疗行为的影响对规范上级医院医生诊疗行为，更正基层医疗质量在患者诊疗意识中位置，引导患者科学就医具有重要意义。基于此，本章采用演化博弈理论，分析药占比管制与医患融合新特征下知识水平激励对医生过度医疗的影响。

6.1 药占比管制下过度医疗行为演化研究

过度医疗是我国医疗服务体系的顽疾，以心脏支架手术为例，我国对冠心病患者做支架搭桥手术的比例高达15∶1，而国际上比例仅为7∶1或8∶1（肖云芳和杨小丽，2017）。中新网联合数字100市场研究公司曾在2015年调查过度医疗现象，发现仅有15.8%的受访网友表示没有遇到过过度医疗。

过度医疗是指与适度医疗相对应的医疗行为，包括医疗行为的无效性与医疗消费的过度性（胡宏伟等，2013）。与一般的市场不同，医疗服务市场存在严重信息不对称。医生掌握着患者疾病状况、可选治疗手段、治疗可能带来的健康后果等重要信息，而患者由于缺乏医学知识，对自己患了何种病、是否需治疗以及如何治疗等都无法做出准确判断。信息不对称的存在导致患者在医疗服务提供过程中始终处于被动地位，更多地依赖医生的诊断决策，而医生身负医疗服务提供者和医疗服务购买决定者双重角色，对医疗服务消费量拥有绝对的决定权，因此，医生有机会说服甚至诱导患者增加医疗服务使用量，从中获利（郭科和顾昕，2017）。例如，B超检查可检测出胆囊炎等病症，但有些医生会替换成更昂贵的彩色多普勒检查或CT检查，我国CT检查阴性率已达到80%以上，远超规定标准（高长安等，2016）。过度医疗不仅增加患者的经济负担，也带来诸如公众情绪不满、医患关系紧张等一系列负面影响。因此，解决过度医疗问题十分紧迫。

过度医疗不仅给患者带来危害，还损害医疗服务提供者以及社会的利益。首先，从患者角度看，过度医疗不仅增加了患者的经济负担，而且在一定程度上会损害患者的健康。布莱克（2007）提出"医疗边际效用递减"规律，指出包括医疗设备和就医次数在内的医疗效果达到一定的密集程度后就会逐渐降低，诸多医疗效果都存在边际效应，超过这个边际就可能会损害人体健康。例如，手术过程中及术后免疫抑制剂的使用降低了患者机体的抗感染能力，导致很多患者死于各种感染（Carli，Zavorsky，2005）。其次，从医疗服务者角度，过度医疗败坏了整个医务界的形象，使医护人员身心受到损害，给医疗服务工作带来困难。据国家卫生部第四次国家卫生服务调查结果，37%的医院人员认为行业环境太差，医疗工作负荷过重；26%的医务人员表示经历过患者言语的侮辱和身体的暴力行为；88%的医务人员表示在工作中会防范患者的质疑。最后，从整个社会来看，过度医疗未能真正体现医学的人文精神，恶化了医患关系，加剧社会矛盾，影响和谐社会的建立。因此，探讨如何解决医生过度医疗问题具有重要的现实意义。

对于过度医疗问题，尽管国家已采取价格管制、改革医保支付方式及取消药品加成等多种措施积极应对，该问题依旧严峻。2009~2017年，我国三级公立医院仅门诊费用就由203.7元增至304.2元，增长49.3%。医疗支出的持续增长，不仅损害患者的经济利益，更威胁医保基金的可持续发展。为有效遏制过度医疗，控制医疗费用增长，国务院印发《关于城市公立医院综合改革试点的指导意见》，药品费用占总医疗费比重（简称药占比）成为公立医院管理评价体系中的重要考核指标。尽管药占比管制一定程度上限制了医生不合理用药，但过度检查、过度手术问题仍层出不穷（廖新波，2015）。那么，药占比管制能否有效抑制医生过度医疗行为？有无前提条件？在药占比管制下，是否存在影响医生过度医疗的其他关键因素？回答上述问题，不仅可为政策制定者调整药占比指标提供参考，而且会引发社会对药占比管制相关政策的集成思考，从而有利于我国医疗体系的健康发展。基于此，本章研究药占比管制下过度医疗问题，为解决过度医疗提供运作策略与政策建议。

综上，虽然国内外学者对于过度医疗的精确概念未达成一致，但均认为过度医疗是对疾病治愈没有作用的无效医疗，过度医疗不仅不利于治愈疾病，还会损害身体健康。从国内外学者对过度医疗现象的调查结果可以看出，过度医疗也是困扰世界各国的难题。已有文献指出患者知识、收入水平、医生利他偏好、市场竞争等均能影响诊疗行为，并深入分析价格管制、医疗保险支付方式、药占比管制政策等医疗政策实施效果。相关研究成果对于治理医生过度医疗问题具有很大的参考价值，但存在一定的局限性。

从研究内容上看，由于药占比管制政策源于中国医疗背景设计，国外目前少有关注。国内相关研究多采用政策描述或实例报道等方式讨论药占比政策，鲜有研究剖析药占比管制政策有效的前提条件。此外，诊疗过程通常由医患双方多次交流完成，诊疗专业信息不对称、病情动态变化及参与者的思维局限使得博弈主体多为有限理性，彼此的策略选择呈现不断学习与调整特征。演化博弈论由于摒弃传统博弈论中完全理性人的假设，吸引众多学者关注，并将演化博弈应用于解决经济、管理等各个领域的现实问题。因此，本章将利用演化博弈理论建立药占比管制下医生与患者的过度医疗行为演化博弈模型，分析医患双方行为互动机制，为解决过度医疗问题提供运作策略与政策建议。

为切断医生与药品的利益联系，减轻患者用药负担，国务院实施医药分开政策，将药品与医生绩效脱钩，在此背景下，新医改配套文件将药占比作为衡量医院医疗质量与医疗行为规范性的重要指标，将药占比与医生绩效分配挂钩，以约束医生用药行为。然而，由于信息不对称，医生为维护自身利益，可能存在其他过度医疗行为。患者作为独立决策个体，有权利选择是否采取建议。这样，医生和患者之间的博弈就不可避免地发生了。因此，本章基于博弈双方有限理性下，设计医患博弈模型，分析医患行为对过度医疗的影响，对抑制医生过度医疗提供可行建议（刘一凡，2017；吴晓丹等，2019）。

6.1.1 模型的建立

根据上述描述，本章建立由多个医生与多个患者构成的诊疗模型，每次选择医生与患者进行博弈，医生为患者提供治疗方案，患者选择是否接受。医生与患者均为有限理性，难以在一次决策中做出最优选择，经过重复博弈不断调整和改进策略直到达到演化稳定为止。为明确模型含义，结合实际情况做如下假设。

（1）博弈主体假设：博弈过程中的参与者为医生与患者，双方都是有限理性。

（2）医生策略行为假设。医生在博弈过程中，会出现两种行为，一是合理医疗，指医生根据患者疾病需求提供相应的非药品服务；二是过度医疗，指医生为自身利益，提供超过疾病需求的非药品服务，即过度检查、过度手术等行为。

（3）患者策略行为假设：患者在博弈过程中，会出现两种行为即接受或拒绝医生的治疗方案。

（4）患者医疗费用假设：假设患者医疗总费用 $p = p_1 + p_2$，其中 p_1 为患者药品费用，p_2 为患者非药品费用。针对 p_1，本章假设医生不会对患者过度用药，且患者的药品费用与患病严重程度呈正相关。则 $p_1 = a\theta$，其中 a 为单位患病严重程度下患者所需的药品费用，$a > 0$（a 为常数）；θ 为患病严重程度，$0 < \theta < 1$。针对 p_2，本章假设医生的过度医疗行为体现在过度检查、过度手术等非药品服务方面，则 $p_2 = b\theta + e$，其中 $b\theta$ 为患者实际需要的非药品费用；b 为单位患病严重程度下患者所需要的非药品费用，$b > 0$（b 为常数）；e 为医生过度医疗时患者非药品费用较实际需求的增加量，当医生合理医疗时，$e = 0$。

（5）其他参数假设。医生过度医疗成本为 $(1 + \alpha)c_1$，其中 c_1 为医生合理医疗时的成本；α 为医生过度医疗较合理医疗增加的成本比率。假设 η 为药占比参考值，$0 < \eta < 1$，η_1 为实际的药占比，$\eta_1 = p_1 / (p_1 + p_2)$。若 $\eta_1 / \eta < 1$，医生会受到奖励；若 $\eta_1 / \eta > 1$，医生会受到惩罚。令 $\beta = 1 - \eta_1 / \eta = (\eta - \eta_1) / \eta$，$\beta$ 为药占比参考值与实际药占比差值的相对值大小，为计算简便，假设单位 β 值下医生受到的奖励与惩罚力度一致，均为 c_2。

（6）博弈主体收益与成本假设。当患者接受医生治疗方案时，医生方的收益包括医疗费用的绩效提成以及未超过药占比参考值的奖励，支出包括医生医疗所付出的成本以及医生超过药占比参考值的惩罚。当患者拒绝医生治疗方案时，医生合理医疗的损失为 c_3，过度医疗的损失为 c_4，现实中，由于医生过度医疗时需要伪装成本，所以 $c_3 < c_4$。当患者接受治疗方案时，参考已有文献定义患者（或消费者）效用为主观判断与总体评价，本章假设患者博弈方的收益体现在患者接受医疗服务的感知价值（陈妍等，2015；Pangburn，Stavrulaki，2008），支出体现在所付出的医疗总费用。当患者拒绝治疗方案时，患者的收益支出均为零。基本符号说明如表 6 - 1 所示。

表6-1   基本符号说明

名称	意义
θ	患病严重程度，$0 < \theta < 1$
a	单位患病严重程度下所需的药品费用，$a > 0$
b	单位患病严重程度下所需的非药品费用，$b > 0$
e	医生过度医疗时，患者非药品费用较实际需求的增加量，$e > 0$
c_1	医生合理医疗成本，$c_1 > 0$
α	过度医疗较合理医疗增加的成本比率，$\alpha > 0$
η	药占比参考值，$0 < \eta < 1$
c_2	单位药占比参考值与实际药占比差值的相对值下医生受到的惩罚或奖励力度（药占比奖惩力度），$c_2 > 0$
δ	医疗总费用绩效系数，$\delta > 0$
u	患者接受医疗服务的感知价值，$u > 0$
c_3	医生合理医疗且患者拒绝医生时，医生的损失，$c_3 > 0$
c_4	医生过度医疗且患者拒绝医生时，医生的损失，$c_4 > 0$ 且 $c_3 < c_4$

综上，医生与患者的收益支付矩阵如表6-2所示。

表6-2   医生与患者的收益支付矩阵

		医生	
		合理医疗	过度医疗
患者	接受	$u - a\theta - b\theta,$ $-c_1 + \delta b\theta + c_2\left[1 - \dfrac{a\theta}{(a\theta + b\theta)\eta}\right]$	$u - a\theta - b\theta - e,$ $-(1+\alpha)c_1 + \delta(b\theta + e) + c_2\left[1 - \dfrac{a\theta}{(a\theta + b\theta + e)\eta}\right]$
	拒绝	$0, \quad -c_3$	$0, \quad -c_4$

6.1.2 模型求解

假设患者选择接受策略的比例为 x，则选择拒绝策略的比例为 $1-x$；医生选择合理医疗策略的比例为 y，则选择过度医疗策略的比例为 $1-y$。

对于患者来说，选择接受策略的期望效用：

$$f_1 = y(u - a\theta - b\theta) + (1-y)(u - a\theta - b\theta - e) \tag{6-1}$$

选择拒绝策略的期望效用：

$$f_2 = 0 \qquad (6-2)$$

患者的平均期望效用：

$$\bar{f}_{12} = xf_1 + (1-x)f_2 \qquad (6-3)$$

根据马尔萨斯方程（Malthusian equation），患者选择接受策略的数量增长率 $\dot{x}/x$ 为其期望效用 f_1 减去平均期望效用 $\bar{f}_{12}$，代入相关表达式并整理可得：

$$\dot{x}/x = (1-x)(u - a\theta - b\theta - e + ye) \qquad (6-4)$$

对于医生来说，选择合理医疗策略的期望效用：

$$f_3 = x\left[-c_1 + \delta b\theta + c_2\left(1 - \frac{a\theta}{(a\theta + b\theta)\eta}\right)\right] + (1-x)(-c_3) \qquad (6-5)$$

选择过度医疗策略的期望效用：

$$f_4 = x\left[-(1+\alpha)c_1 + \delta(b\theta + e) + c_2\left(1 - \frac{a\theta}{(a\theta + b\theta + e)\eta}\right)\right] + (1-x)(-c_4)$$

$$(6-6)$$

医生的平均期望效用：

$$\bar{f}_{34} = yf_3 + (1-y)f_4 \qquad (6-7)$$

同理，代入相关表达式并整理，得到医生选择合理医疗策略的数量增长率：

$$\dot{y}/y = (1-y)\left[c_4 - c_3 + x\left(\alpha c_1 - \delta e - \frac{c_2 a\theta e}{(a\theta + b\theta)(a\theta + b\theta + e)\eta} + c_3 - c_4\right)\right]$$

$$(6-8)$$

由式（6-4）和式（6-8）可得到医生与患者的复制动力系统式（6-9）：

$$\begin{cases} \dot{x} = x(1-x)(u - a\theta - b\theta - e + ye) \\ \dot{y} = y(1-y)\left[c_4 - c_3 + x\left(\alpha c_1 - \delta e - \frac{c_2 a\theta e}{(a\theta + b\theta)(a\theta + b\theta + e)\eta} + c_3 - c_4\right)\right] \end{cases}$$

$$(6-9)$$

令 p_r 和 p_n 分别为医生合理医疗和过度医疗时，医生开出的医疗总费用，则 $p_r = a\theta + b\theta$，$p_n = a\theta + b\theta + e$。

命题1 式（6-9）的均衡点为（0，0）、（0，1）、（1，0）和（1，1），当 $p_r < u < p_n$ 且 $\alpha c_1 - \delta e - (c_2 a\theta e)/(p_r p_n \eta) < 0$ 时，(x^*, y^*) 也是式（6-9）的均衡点，其中，$x^* = (c_4 - c_3)/[c_4 - c_3 - \alpha c_1 + \delta e + (c_2 a\theta e)/(p_r p_n \eta)]$，$y^* = (p_n - u)/e$。

证明：对于式（6-9），分别令 $\dot{x} = 0$，$\dot{y} = 0$，显然（0，0）、（0，1）、（1，0）和（1，1）是该式的均衡点，当参数满足 $p_r < u < p_n$，$\alpha c_1 - \delta e - (c_2 a\theta e)/(p_r p_n \eta) < 0$ 时，$0 < (p_n - u)/e < 1$，$0 < (c_4 - c_3)/[c_4 - c_3 - \alpha c_1 + \delta e +$

$(c_2 a \theta e) / (p_r p_n \eta)] < 1$，令 $x^* = (c_4 - c_3) / [c_4 - c_3 - \alpha c_1 + \delta e + (c_2 a \theta e) / (p_r p_n \eta)]$，$y^* = (p_n - u) / e$，将 (x^*, y^*) 代入式 $(6-9)$，此时 $\dot{x} = 0$，$\dot{y} = 0$。故 (x^*, y^*) 也是式 $(6-9)$ 的均衡点。证毕。

命题 2　随着患者接受医疗服务的感知价值 u 的变化，患者的策略选择不断发生变化。当 $u < p_r$ 时，不管医生选择何种策略，患者总是拒绝医生的治疗方案；当 $p_r < u < p_n$ 时，患者的策略选择与医生的策略选择相关；当 $u > p_n$ 时，不管医生选择何种策略，患者一定会接受医生的治疗方案。

证明：对于患者，令 $F(x) = \dot{x} = x(1-x)(u - p_n + ye) = 0$，可以得到 $x = 0$，$x = 1$ 和 $y = (p_n - u) / e$。当 $y > (p_n - u) / e$ 时，$F'(0) > 0$，$F'(1) < 0$，根据演化博弈的稳定性定理可知，此时只有 $x = 1$ 是稳定策略，如图 $6-1$（a）所示；同理，当 $y < (p_n - u) / e$ 时，$F'(0) < 0$，$F'(1) > 0$，此时只有 $x = 0$ 是稳定策略，如图 $6-1$（b）所示。当 $(p_n - u) / e > 1$，即 $u < p_r$ 时，因为 $y \in [0, 1]$，所以，$y < (p_n - u) / e$ 恒成立，此时只有 $x = 0$ 是稳定策略，因此不管医生选择何种策略，患者总会拒绝医生的方案；当 $0 < (p_n - u) / e < 1$，即 $p_r < u < p_n$ 时，$y < (p_n - u) / e$ 或 $y > (p_n - u) / e$。当 $y \in (0, (p_n - u) / e)$ 时，$y < (p_n - u) / e$ 成立，此时 $x = 0$ 是稳定策略，当 $y \in ((p_n - u) / e, 1)$，$y > (p_n - u) / e$ 成立，此时 $x = 1$ 是稳定策略，即患者的策略选择取决于医生的策略选择；同理，当 $(p_n - u) / e < 0$，即 $u > p_n$ 时，$y > (p_n - u) / e$ 恒成立，此时只有 $x = 1$ 是稳定策略，因此不管医生选择何种策略，患者都会接受医生的治疗方案。证毕。

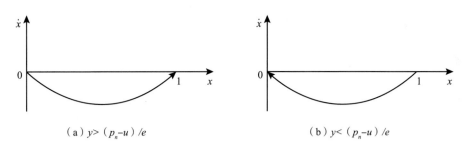

（a）$y > (p_n - u) / e$　　　　　（b）$y < (p_n - u) / e$

图 6-1　患者的复制动态相位图

6.1.3　演化稳定策略分析

利用雅克比矩阵的局部稳定性分析对医生与患者的复制动力系统式 $(6-9)$ 进行分析，对微分方程组依次求关于 x 和 y 的偏导数，得出雅克比矩阵：

$$J = \begin{bmatrix} (1-2x)(u-p_n+ye) & x(1-x)e \\ y(1-y)\left(\alpha c_1 - \delta e - \dfrac{c_2 a\theta e}{p_r p_n \eta} + c_3 - c_4\right) & (1-2y)\left[c_4 - c_3 + x\left(\alpha c_1 - \delta e - \dfrac{c_2 a\theta e}{p_r p_n \eta} + c_3 - c_4\right)\right] \end{bmatrix}$$

$$(6-10)$$

则矩阵 J 的行列式为：

$$\det J = (1-2x)(u-p_n+ye)(1-2y)\left[c_4 - c_3 + x\left(\alpha c_1 - \delta e - \frac{c_2 a\theta e}{p_r p_n \eta} + c_3 - c_4\right)\right]$$

$$- x(1-x)ey(1-y)\left(\alpha c_1 - \delta e - \frac{c_2 a\theta e}{p_r p_n \eta} + c_3 - c_4\right) \tag{6-11}$$

矩阵 J 的迹为：

$$tr J = (1-2x)(u-p_n+ye) + (1-2y)\left[c_4 - c_3 + x\left(\alpha c_1 - \delta e - \frac{c_2 a\theta e}{p_r p_n \eta} + c_3 - c_4\right)\right]$$

$$(6-12)$$

根据命题1，将均衡点 $(0,0)$、$(0,1)$、$(1,0)$、$(1,1)$、(x^*, y^*) 代入，整理后得到矩阵行列式和迹的表达式如表6-3所示。

表6-3　　系统（6-9）各个均衡点的矩阵行列式和迹表达式

均衡点 (x, y)	矩阵行列式和迹表达式
$(0, 0)$	$\det J = (u-p_n)(c_4-c_3)$ $tr J = u - p_n + c_4 - c_3$
$(0, 1)$	$\det J = -(u-p_r)(c_4-c_3)$ $tr J = u - p_r - (c_4 - c_3)$
$(1, 0)$	$\det J = -(u-p_n)\left(\alpha c_1 - \delta e - \dfrac{c_2 a\theta e}{p_r p_n \eta}\right)$ $tr J = -(u-p_n) + \alpha c_1 - \delta e - \dfrac{c_2 a\theta e}{p_r p_n \eta}$
$(1, 1)$	$\det J = -(u-p_r)\left(\alpha c_1 - \delta e - \dfrac{c_2 a\theta e}{p_r p_n \eta}\right)$ $tr J = -(u-p_r) - \left(\alpha c_1 - \delta e - \dfrac{c_2 a\theta e}{p_r p_n \eta}\right)$
(x^*, y^*)	$\det J = -x^*(1-x^*)ey^*(1-y^*)\left(\alpha c_1 - \delta e - \dfrac{c_2 a\theta e}{p_r p_n \eta} + c_3 - c_4\right)$ $tr J = 0$

依据演化博弈理论，当均衡点满足 $\det J > 0$、$\operatorname{tr} J < 0$ 时，均衡点即为演化稳定点，可得到如下命题。

命题 3 在患者不总是拒绝医生治疗方案的情况下，当医疗总费用绩效系数满足：$\delta < (\alpha c_1)/e - (c_2 a \theta)/(p_r p_n)$ 时，存在一个策略点 $\eta^* = (c_2 a \theta e)/[(\alpha c_1 - \delta e) p_r p_n](0 < \eta^* < 1)$，当药占比参考值高于该点时，医生选择合理医疗；当药占比参考值低于该点时，医生可能会选择过度医疗。

证明：当 $\delta < (\alpha c_1)/e - (c_2 a \theta)/(p_r p_n)$ 时，$0 < (c_2 a \theta e)/[(\alpha c_1 - \delta e) p_r p_n] < 1$。

在 $u > p_n$ 情况下，根据命题 2，此时不管医生选择何种策略，患者都会接受医生的治疗方案，在此条件下可得，

情形 1（a）：当 $0 < \eta < (c_2 a \theta e)/[(\alpha c_1 - \delta e) p_r p_n]$ 时，依据演化博弈理论，此时（1，0）为演化稳定点。

情形 1（b）：当 $(c_2 a \theta e)/[(\alpha c_1 - \delta e) p_r p_n] < \eta < 1$ 时，依据演化博弈理论，此时（1，1）为演化稳定点。

在 $p_r < u < p_n$ 情况下，根据命题 2，此时患者的策略选择取决于医生的策略选择。在此条件下可得情形 2（a）和情形 2（b）。

情形 2（a）：当 $0 < \eta < (c_2 a \theta e)/[(\alpha c_1 - \delta e) p_r p_n]$ 时，依据演化博弈理论，此时没有演化稳定点。

情形 2（b）：当 $(c_2 a \theta e)/[(\alpha c_1 - \delta e) p_r p_n] < \eta < 1$ 时，依据演化博弈理论，此时（1，1）为演化稳定点。

情形 3：当 $u < a\theta + b\theta$ 时，根据命题 2，此时不管医生提议何种治疗方案，患者总是选择拒绝。依据演化博弈理论，此时（0，1）是演化稳定点，即当患者总是拒绝医生时，医生会选择合理医疗。

综上所述，在患者不总是拒绝医生治疗方案的情况下，即在情形 1（a）、情形 1（b）、情形 2（a）、情形 2（b）时，医疗总费用绩效系数和药占比参考值参数分别满足 $\delta < (\alpha c_1)/e - (c_2 a \theta)/(p_r p_n)$ 和 $(c_2 a \theta e)/[(\alpha c_1 - \delta e) p_r p_n] < \eta < 1$ 时，唯一的演化稳定点为（1，1），此时医生会合理医疗；当医疗总费用绩效系数和药占比参考值参数分别满足 $\delta < (\alpha c_1)/e - (c_2 a \theta)/(p_r p_n)$ 且 $0 < \eta < (c_2 a \theta e)/[(\alpha c_1 - \delta e) p_r p_n]$ 时，演化稳定点为（1，0）或没有演化稳定点，此时医生可能会选择过度医疗策略。证毕。

推论 1 在患者不总是拒绝医生的治疗方案的情况下，即在情形 1（a）、情形 1（b）、情形 2（a）、情形 2（b），即当 $\delta > (\alpha c_1)/e - (c_2 a \theta)/(p_r p_n)$ 或 $\delta < (\alpha c_1)/e - (c_2 a \theta)/(p_r p_n)$ 且 $0 < \eta < (c_2 a \theta e)/[(\alpha c_1 - \delta e) p_r p_n]$ 时，医生可能会过度医疗。

证明：当 $\delta > (\alpha c_1)/e - (c_2 a\theta)/(p_r p_n)$ 时，医生可能存在过度医疗行为，证明过程与命题 3 类似。当 $\delta < (\alpha c_1)/e - (c_2 a\theta)/(p_r p_n)$ 且 $0 < \eta < (c_2 a\theta e)/[(\alpha c_1 - \delta e)p_r p_n]$ 时，根据命题 3 可知，此时医生也可能存在过度医疗行为。证毕。

6.1.4　医生行为影响因素分析

命题 4　医生合理医疗成本 c_1 越高，医生过度医疗较合理医疗增加的成本比率 α 越大，医疗总费用绩效系数 δ 越低，药占比奖惩力度 c_2 越小，患者的患病程度 θ 越严重，则医生选择合理医疗的概率越大。

证明：根据命题 3 可知，当 $\delta < \dfrac{\alpha c_1}{e} - \dfrac{c_2 a\theta}{p_r p_n}$ 且 $\dfrac{c_2 a\theta e}{(\alpha c_1 - \delta e)p_r p_n} < \eta < 1$ 时，医生一定会合理医疗。令 $v = \alpha c_1 - \delta e - (c_2 a\theta e)/[(a\theta + b\theta)(a\theta + b\theta + e)\eta]$，$v$ 为患者接受时，相对于合理医疗，医生选择过度医疗的净收益，简称为患者接受时医生过度医疗的净收益。根据命题 3 可推出，增加 v 有利于医生合理医疗。当其他因素一定时，将 v 分别对 c_1、$\alpha\delta$、c_2、θ 求导，得到如下结果：

$$\frac{\partial v}{\partial c_1} = \alpha > 0$$

$$\frac{\partial v}{\partial \alpha} = c_1 > 0$$

$$\frac{\partial v}{\partial \delta} = -e < 0$$

$$\frac{\partial v}{\partial c_2} = -\frac{a\theta}{(a\theta + b\theta)(a\theta + b\theta + e)\eta} < 0$$

$$\frac{\partial v}{\partial \theta} = \frac{c_2 ae}{(a\theta + b\theta + e)^2} > 0$$

分析可知，当其他因素一定时，医生合理医疗成本 c_1 越高，医生过度医疗较合理医疗增加的成本比率 α 越大，医疗总费用绩效系数 δ 越低，药占比奖惩力度 c_2 越小，患病严重程度 θ 越大，此时 v 值越大，越有利于医生合理医疗。

6.1.5　数值仿真

上节以演化博弈的思想分析推导药占比管制下医生与患者的策略选择行

为，接下来通过数值仿真验证上述理论。

1. 医生与患者动态演化过程仿真

首先，利用数值分析的方法，验证命题 3 中的情形 1（a）、情形 1（b）、情形 2（a）、情形 2（b）和情形 3。

对于情形 1（a）、情形 1（b），仿真参数设置为：$u = 3$，$a = 1$，$b = 1$，$\theta = 0.5$，$e = 1$，$c_2 = 1$，$\alpha = 1$，$c_1 = 1$，$\delta = 0.6$，$c_3 = 2$，$c_4 = 3$。分别令 $\eta = 0.4$，$\eta = 0.8$ 满足情形 1（a）、情形 1（b）的参数条件，仿真结果分别如图 6-2 和图 6-3 所示。可以看出，在情形 1（a）中，随着演化迭代的步数增加，系统最终演化的均衡结果为（1，0），均衡策略为｜接受，过度医疗｜。在情形 1（b）中，随着演化迭代的步数增加，系统最终演化的均衡结果为（1，1），均衡策略为｜接受，合理医疗｜。从上述情形 1（a）、情形 1（b）的仿真结果可以看出，当患者接受医疗服务的感知价值大于过度医疗开出的医疗总费用时，不管医生提出何种治疗方案，患者一定会接受医生的治疗方案。在此情况下，当其他参数保持不变，随着药占比参考值逐渐变高，医生行为由过度医疗转变为合理医疗。

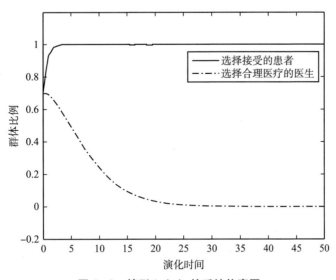

图 6-2　情形 1（a）的系统仿真图

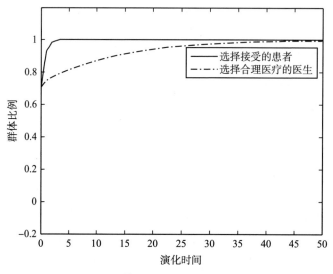

图 6-3　情形 1（b）的系统仿真图

当药占比较低时，即管制强度较大时，为保证诊疗合理用药量同时顾及自身利益避免因超出药占比管制指标而受到惩罚，医生会通过过度检查与过度手术提升诊疗总费用进而降低药占比，此时，药占比对医生过度医疗约束失效，医生选择过度医疗策略；当药占比较高时，即管制强度较小时，医生受到药占比管制选择合理用药，同时受到过度检查与过度手术成本增加限制，医生无过度医疗动机，医生会选择合理医疗。实际就诊中，由于信息不对称与患者基础医疗知识缺乏使者接受医疗服务的感知价值远大于诊疗费用，造成患者盲目就医，对医生绝对依赖，即无论医生如何决策，患者会都会选择听从医生建议。而在此情况下，相对较大的药占比管制强度对约束医生过度医疗行为失效，合理设计药占比管制强度，才能约束医生行为，使其合理医疗。

对于情形 2（a）、情形 2（b），仿真参数设置为：$u=1.5$，$a=1$，$b=1$，$\theta=0.5$，$e=1$，$c_2=1$，$\alpha=1$，$c_1=1$，$\delta=0.6$，$c_3=2$，$c_4=3$。分别令 $\eta=0.4$，$\eta=0.8$ 满足情形 2（a）、情形 2（b）的参数条件，仿真结果分别如图 6-4 和图 6-5 所示。可以看出，在情形 2（a）中，随着演化迭代的步数增加，医生选择合理医疗策略与患者选择接受策略所占的比例不断变化，二者互动行为演化趋势大致相同，医生与患者行为不存在演化稳定策略。在情形 2（b）中，随着演化迭代的步数增加，系统最终演化的均衡结果为（1，1），均衡策略为｛接受，合理医疗｝。从情形 2（a）、情形 2（b）的仿真结果可以看出，当患者接受医疗服务的感知价值大于合理医疗开出的医疗总费用小于过度医疗开出的医疗总费用时，只有医生选择合理医疗策略，患者接受治疗方案的净收益才能大于零，否则没有额外收益。对于医生而言，随着药占比参考值逐渐变大，医生逐渐倾向于合理医疗。

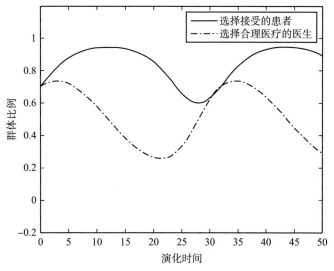

图 6-4　情形 2（a）的系统仿真图

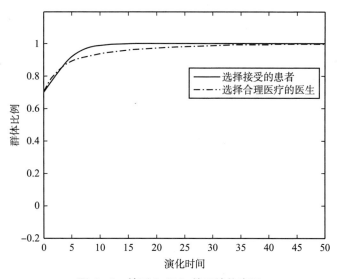

图 6-5　情形 2（b）的系统仿真图

在患者根据医生建议进行决策的情况下，当药占比管制强度较大时，医患总处于周期动荡状态，系统无演化稳定策略。由情形 1（a）可知，在药占比管制强度较大时，药占比对医生过度医疗行为管制失效，医生存在过度医疗动机，情形 2（a）与情形 1（a）相似，医生同样因药占比管制失效存在过度医疗动机，但由于信息对称性增强与患者基础诊疗知识增加等原因，患者医疗服务感知价值与诊疗费用差异降低。因此，如图 6-4 所示，在起始时刻，患者群体中选择接受医生治疗方案的比例增加，当医生意识到患者选择接受治疗方案的比例较高时，受到药占比管制与自身利益驱动，医生倾向于过度医疗，因此，医生群体过度医疗比例增加，而随着医生群体过度医疗比例增加，患者逐渐意识到医生过度医疗行为，进而患者群体接受医生治疗方案比例降低，当医生群体再次意识到患者接受比例降低时，医生群体过度医疗比例随之降低，进而患者群体接受治疗方案比例增加，如此循环，系统无演化稳定策略。如图 6-5 所示，情形 2（b）与情形 1（b）相似，当药占比管制强度较小时，医生受到药占比管制选择合理用药，同时受到过度检查与过度手术成本增加限制，医生无过度医疗动机，医生会选择合理医疗。总结情形 1 与情形 2，首先，药占比阈值设计是控制医生过度医疗有效性的关键，过低的药占比管制并不能起到限制医生过度医疗的效果；其次，一旦药占比管制失效，信息对称性与患者诊疗决策意识是影响其诊疗质量的关键，患者盲目就医与对医生的绝对依赖会成为医生过度医疗的动机。

针对情形 3，仿真参数设置为：$u = 0.5$，$a = 1$，$b = 1$，$\theta = 0.5$，$e = 1$，$c_2 = 1$，$\alpha = 1$，$c_1 = 1$，$\delta = 0.6$，$c_3 = 2$，$c_4 = 3$。分别令 $\eta = 0.4$，$\eta = 0.8$ 均满足情形 3 参数条件，随着演化迭代的步数增加，系统最终演化的均衡结果均为 $(0，1)$，均衡策略为 {拒绝，合理医疗}，仿真结果均如图 6-6 所示。从情形 3 的仿真结果可以看出，因为患者接受医疗服务的感知价值小于医生合理医疗开出的医疗总费用，所以患者总是会拒绝医生的治疗方案。在这种情况下，医疗服务被终止，药占比绩效考核对医生利益不会产生影响，而由于医生提出过度医疗方案时需要付出一定的伪装成本，因此，医生总会选择合理医疗行为。在全球化医疗资源短缺背景下，患者对医疗资源需求较高，因此，现实中少发生情景 3 情况。

综合情形 1（a）、情形 1（b）、情形 2（a）、情形 2（b）的仿真结果可以看出，在药占比的管制下，当药占比参考值很低时，医生可能会诱导患者过度医疗；随着药占比参考值不断变高，医生的行为趋向于合理医疗。这也证明了命题 3 的正确性。

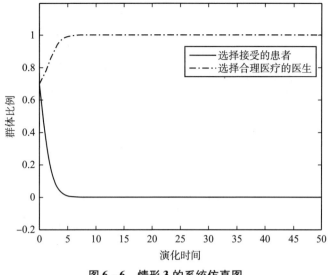

图6-6 情形3的系统仿真图

2. 医生行为影响因素仿真

为了更好地显示医生策略选择的变化过程，描述临界点 η^* 对医生行为的影响，本节进一步仿真药占比因素对医生行为的影响。图6-7和图6-8分别为 $u > p_n$ 和 $p_r < u < p_n$ 条件下药占比参考值 η 对医生行为的影响，可以看出，存在一个跃迁点 $\eta^* = 0.625$，当药占比参考值高于点时，医生会合理医疗，当药占比参考值低于该点时，在 $u > p_n$ 条件下，医生会选择过度医疗。而 $p_r < u < p_n$ 条件下没有演化稳定点，表明当药占比参考值低于跃迁点 η^* 时，医生存在过度医疗行为。前文通过理论推导证明了该跃迁点的存在，本节则以数值仿真更直观地显示了该点的存在。

接下来仿真分析患病严重程度、合理医疗成本、过度医疗较合理医疗增加的成本比率、药占比奖惩力度与医疗总费用绩效系数对医生行为影响。图6-9为 $u > p_n$ 下各类因素对医生行为影响仿真分析，得到仿真结果与命题4结论一致，即患病程度越高、合理医疗成本越高、过度医疗增加的成本比率越大、药占比奖惩力度越小及医疗总费用绩效系数越低，医生越趋向于选择合理医疗。分析图6-9（a）可知，患病严重程度越小，医生选择合理医疗策略的演化速度越慢，甚至当演化到某个水平后，医生会选择过度医疗；如果医生选择过度医疗，则随着患者患病严重程度的减小，医生选择过度医疗策略演化速度更快。表明患者的患病程度越轻，医生越倾向于选择过度医疗。这是由于当患病

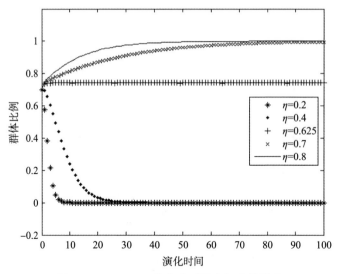

图6-7 $u > p_n$ 下药占比对医生行为的影响

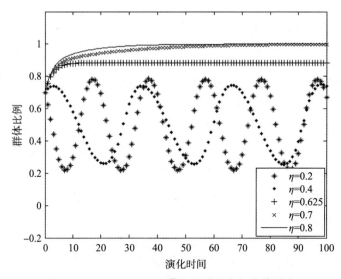

图6-8 $p_r < u < p_n$ 下药占比对医生行为的影响

严重程度逐渐降低时，医生选择过度医疗策略时实际药占比也会逐渐下降，进而药占比参考值与实际药占比之间的差值越大，即医生越有可能达到药占比的管制要求。此时，医生可以减少超出药占比参考值的惩罚，甚至可能因达到药占比参考值而获得奖励。因此，当患病严重程度逐渐降低时，医生倾向于选择过度医疗。

　　分析图 6 - 9（b）可知，合理医疗成本上升，医生越倾向于合理医疗。这是因为医生过度医疗下除需支付与合理医疗同样的成本外，仍需支付由于过度医疗造成的诊疗、道德损失等其他成本且随着合理医疗成本增加，由过度医疗造成的额外成本也上升。在此情况下，受到过度医疗成本增加的影响，医生倾向于选择合理医疗。同理，分析图 6 - 9（c）可知，一旦过度医疗较合理医疗增加的成本比率增加，过度医疗成本将显著增加，进而医生更倾向于合理医疗。分析图 6 - 9（d）可知，药占比奖惩力度越大，即药占比参考值与实际药占比差值相对值下医生受到的奖励或惩罚力度越大，医生越倾向于过度医疗。因为药占比奖惩力度的加大，约束医生严格按照药占比进行医疗决策，因此，医生就倾向于通过过度检查、过度手术等手段提升医疗总费用，以保证实际药占比满足药占比参考值要求，进而保证自身利益。分析图 6 - 9（e）可知，医疗总费用绩效系数越高，医生越倾向于过度医疗。这是因为当医疗总费用与医生绩效考核相关联，患者医疗费用将直接影响医生收益，而且当医疗总费用绩效系数越高，医生收益受医疗费用影响越大。因此，在药占比管制下，医生更倾向于通过过度检查、过度手术等过度医疗方式增加患者医疗费用，进而提升自身收益。

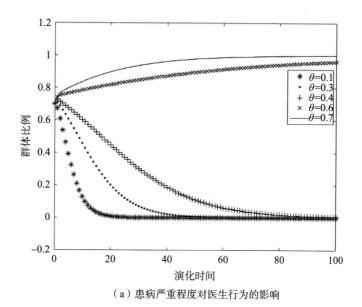

（a）患病严重程度对医生行为的影响

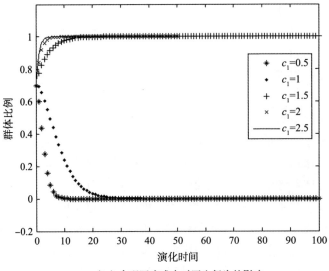

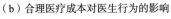

（b）合理医疗成本对医生行为的影响

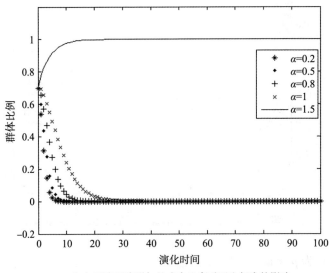

（c）过度医疗增加的成本比率对医生行为的影响

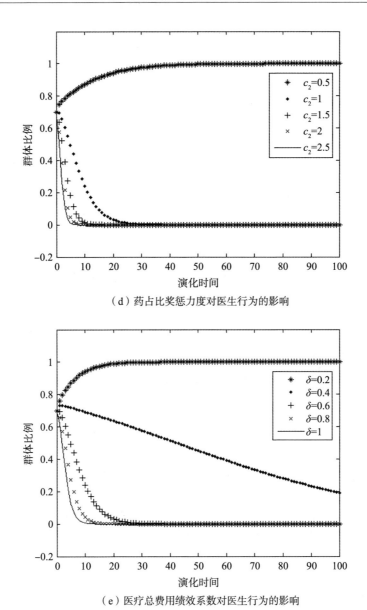

（d）药占比奖惩力度对医生行为的影响

（e）医疗总费用绩效系数对医生行为的影响

图 6 - 9　$u > p_n$ 下医生行为影响因素仿真结果

　　图 6 - 10 为 $p_r < u < p_n$ 下，患病严重程度、合理医疗成本、过度医疗较合理医疗增加的成本比率、药占比奖惩力度与医疗总费用绩效系数对医生行为影响。由图 6 - 10 可知，若药占比参考值高于特定阈值，各类因素对医生行为影响与命题 4 结论一致，即患病严重程度越高、合理医疗成本越高、过度医疗较

合理医疗增加的成本比率越大、药占比奖惩力度越小及医疗总费用绩效系数越低，医生越趋向于选择合理医疗。与 $u > p_n$ 情况不同，若药占比参考值低于特定阈值时，系统没有演化稳定（具体解释见 6.1.5 相关内容），因此，在不同因素影响下，医生行为存在波动。

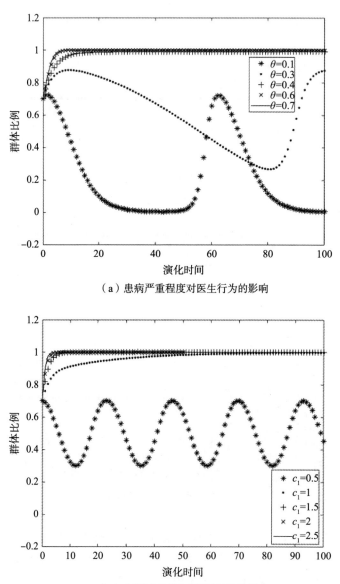

（a）患病严重程度对医生行为的影响

（b）合理医疗成本对医生行为的影响

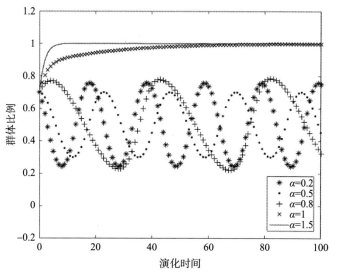

（c）过度医疗较合理医疗增加的成本比率对医生行为的影响

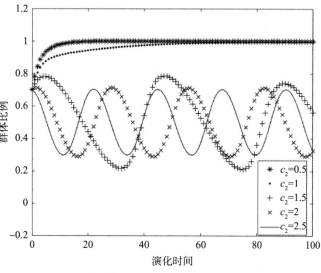

（d）药占比奖惩力度对医生行为的影响

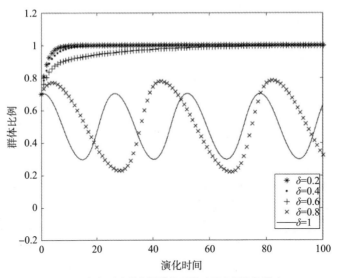

（e）医疗总费用绩效系数对医生行为的影响

图 6 – 10　$p_r < u < p_n$ 下医生行为影响因素仿真结果

6.1.6　小结

本节首先概述了药占比管制政策的提出及对医生收入的影响，根据现实情况建立药占比管制下医患行为的演化博弈模型，通过对模型求解，得出演化博弈的五个均衡点；然后，分析医生与患者的演化稳定策略，重点探讨药占比管制下医生的策略选择问题，讨论药占比管制下合理治疗成本、过度医疗较合理医疗增加的成本比率、医疗总费用绩效系数与患病严重程度等因素对医生策略选择的影响；最后，仿真分析医生与患者的演化稳定策略以及各类因素对医生行为的影响，以验证模型的有效性。

6.2　声誉惩罚机制下过度医疗行为演化研究

过度医疗是一个长期困扰我国医疗卫生改革的难题，尽管政府已采取多种措施，但过度医疗问题依旧存在。解决过度医疗的一个根本方法是构建有效的声誉激励机制，通过声誉激励机制，使医生自发做出对患者有利的诊疗行为（薛大东等，2016）。因此，在医生选择过度医疗策略的情境下，本节加入声誉惩罚机制，探讨声誉惩罚机制下医生与患者的行为演化规律和行为演化稳定策略。

6.2.1　模型建立

由推论 1 可知，当医疗总费用绩效系数 δ 满足 $\delta > (\alpha c_1)/e - (c_2 a\theta)/(p_r p_n)$ 或医疗总费用绩效系数 δ 和药占比参考值 η 分别满足 $\delta < (\alpha c_1)/e - (c_2 a\theta)/(p_r p_n)$ 且 $0 < \eta < (c_2 a\theta e)/[(\alpha c_1 - \delta e)p_r p_n]$ 条件时，医生存在过度医疗动机。假定在医疗服务过程中，患者具有一定知识水平 k，当医生过度医疗时有 λk 概率被患者发现，其中，λ 为单位知识的有效性（即单位信息质量），本课题假设知识水平 k 最高不超过 $1/\lambda$。一旦过度医疗行为被发现，则会使医生声誉受损，假定医疗服务市场中声誉惩罚力度为 r。基本符号说明如表 6-4 所示。

表 6-4　　　　　　　　　　　　　基本符号说明

符号	意义
λ	单位信息质量，$\lambda > 0$
k	患病知识水平，$k > 0$ 且 $k < 1/\lambda$
r	声誉惩罚力度，$r > 0$

医生与患者的收益支付矩阵如表 6-5 所示。

表 6-5　　　　　　　　　医生与患者的收益支付矩阵

		医生	
		合理医疗	过度医疗
患者	接受	$u - a\theta - b\theta,$ $-c_1 + \delta b\theta + c_2\left[1 - \dfrac{a\theta}{(a\theta + b\theta)\eta}\right]$	$u - a\theta - b\theta - e,$ $-(1+\alpha)c_1 + \delta(b\theta + e) + c_2\left[1 - \dfrac{a\theta}{(a\theta + b\theta + e)\eta}\right] - r\lambda k$
	拒绝	$0,\ -c_3$	$0,\ -c_4 - r\lambda k$

6.2.2　模型求解

假设患者选择接受策略的比例为 x，则选择拒绝策略的比例为 $1-x$；医生选择合理医疗策略的比例为 y，则选择过度医疗策略的比例为 $1-y$。

对患者来说，选择接受策略的期望效用：

$$f_5 = y(u - a\theta - b\theta) + (1-y)(u - a\theta - b\theta - e) \quad (6-13)$$

选择拒绝策略的期望效用：

$$f_6 = 0 \quad (6-14)$$

患者的平均期望效用：

$$\bar{f}_{56} = xf_5 + (1-x)f_6 \quad (6-15)$$

根据马尔萨斯方程，患者选择接受策略的数量增长率 $\dot{x}/x$ 为其期望效用 f_5 减去平均期望效用 $\bar{f}_{56}$，代入相关表达式并整理可得：

$$\dot{x}/x = (1-x)(u - a\theta - b\theta - e + ye) \quad (6-16)$$

对于医生来说，选择合理医疗策略的期望效用：

$$f_7 = x\left[-c_1 + \delta b\theta + c_2\left(1 - \frac{a\theta}{(a\theta + b\theta)\eta}\right)\right] + (1-x)(-c_3) \quad (6-17)$$

选择过度医疗策略的期望效用：

$$f_8 = x\left[-(1+\alpha)c_1 + \delta(b\theta + e) + c_2\left(1 - \frac{a\theta}{(a\theta + b\theta + e)\eta}\right) - r\lambda k\right]$$
$$+ (1-x)(-c_4 - r\lambda k) \quad (6-18)$$

医生的平均期望效用：

$$\bar{f}_{78} = yf_7 + (1-y)f_8 \quad (6-19)$$

同理，代入相关表达式并整理，得到医生选择合理医疗策略的数量增长率 $\dot{y}/y$：

$$\dot{y}/y = (1-y)\left[c_4 - c_3 + r\lambda k + x\left(\alpha c_1 - \delta e - \frac{c_2 a\theta e}{(a\theta + b\theta)(a\theta + b\theta + e)\eta} + c_3 - c_4\right)\right] \quad (6-20)$$

由式（6-4）和式（6-8）可得到医生与患者的复制动力系统：

$$\begin{cases} \dot{x} = x(1-x)(u - a\theta - b\theta - e + ye) \\ \dot{y} = y(1-y)\left[c_4 - c_3 + r\lambda k + x\left(\alpha c_1 - \delta e - \frac{c_2 a\theta e}{(a\theta + b\theta)(a\theta + b\theta + e)\eta} + c_3 - c_4\right)\right] \end{cases} \quad (6-21)$$

同样，令 p_r 和 p_n 分别为医生合理医疗和过度医疗时，医生开出的医疗总费用，则 $p_r = a\theta + b\theta$，$p_n = a\theta + b\theta + e$。

命题5 式（6-9）的均衡点为（0, 0）、（0, 1）、（1, 0）、（1, 1），当 $p_r < u < p_n$，且 $r < (\delta e - \alpha c_1)/\lambda k + (c_2 a\theta e)/(p_r p_n \eta \lambda k)$ 时，(x^*, y^*) 也是该式的均衡点，其中 $x^* = (c_4 - c_3 + r\lambda k)/[\delta e - \alpha c_1 + (c_2 a\theta e)/(p_r p_n \eta) + c_4 - c_3]$，$y^* = (p_n - u)/e$。

证明：对于式（6-20），分别令 $\dot{x}=0$，$\dot{y}=0$，显然有（0，0）、（0，1）、（1，0）、（1，1）是其均衡点。当 $p_r < u_{p_n}$ 时，$0 < (p_n - u)/e < 1$；根据推论1可知，绩效系数和药占比满足条件 $\delta > (\alpha c_1)/e - (c_2 a\theta)/(p_r p_n)$ 或 $\delta < (\alpha c_1)/e - (c_2 a\theta)/(p_r p_n)$ 且 $0 < \eta < (c_2 a\theta e)/[(\alpha c_1 - \delta e)p_r p_n]$，所以此时，$\delta e + \alpha c_1 + (c_2 a\theta e)/(p_r p_n \eta) + c_4 - c_3 > 0$。

当医疗服务市场中声誉惩罚力度满足条件 $r < (\delta e - \alpha c_1)/\lambda k + (c_2 a\theta e)/(p_r p_n \eta \lambda k)$ 时，$0 < (c_4 - c_3 + r\lambda k)/[\delta e - \alpha c_1 + (c_2 a\theta e)/(p_r p_n \eta) + c_4 - c_3] < 1$，令 $y^* = (p_n - u)/e$，$x^* = (c_4 - c_3 + r\lambda k)/[\delta e - \alpha c_1 + (c_2 a\theta e)/(p_r p_n \eta) + c_4 - c_3]$，此时，$0 < x^* < 1$，$0 < y^* < 1$，将 (x^*, y^*) 代入式（6-9），此时 $\dot{x} = 0$，$\dot{y} = 0$。故 (x^*, y^*) 也是式（6-20）的均衡点。

6.2.3 演化稳定策略分析

利用雅克比矩阵的局部稳定性对上述动力系统进行分析，对微分方程组依次求关于 x 和 y 的偏导数，得出雅克比矩阵：

$$J = \begin{bmatrix} (1-2x)(u-p_n+ye) & x(1-x)e \\ y(1-y)\left(\alpha c_1 - \delta e - \dfrac{c_2 a\theta e}{p_r p_n \eta} + c_3 - c_4\right) & (1-2y)\left[c_4 - c_3 + r\lambda k + x\left(\alpha c_1 - \delta e - \dfrac{c_2 a\theta e}{p_r p_n \eta} + c_3 - c_4\right)\right] \end{bmatrix}$$

$$(6-22)$$

矩阵 J 的行列式为：

$$\det J = (1-2x)(u-p_n+ye)(1-2y)\left[c_4 - c_3 + r\lambda k + x\left(\alpha c_1 - \delta e - \frac{c_2 a\theta e}{p_r p_n \eta} + c_3 - c_4\right)\right]$$

$$- x(1-x)ey(1-y)\left(\alpha c_1 - \delta e - \frac{c_2 a\theta e}{p_r p_n \eta} + c_3 - c_4\right) \qquad (6-23)$$

矩阵 J 的迹为：

$$\mathrm{tr}J = (1-2x)(u-p_n+ye) + (1-2y)\left[c_4 - c_3 + r\lambda k + x\left(\alpha c_1 - \delta e - \frac{c_2 a\theta e}{p_r p_n \eta} + c_3 - c_4\right)\right]$$

$$(6-24)$$

根据命题5，将均衡点（0，0）、（0，1）、（1，0）、（1，1）、(x^*, y^*) 代入式（6-20），整理后得到矩阵行列式和迹的表达式如表6-6所示。

表 6-6　　　　　　式（6-20）各个均衡点的矩阵行列式和迹表达式

均衡点 (x, y)	矩阵行列式和迹表达式
$(0, 0)$	$\det J = (u - p_n)(c_4 - c_3 + r\lambda k)$ $trJ = u - p_n + c_4 - c_3 + r\lambda k$
$(0, 1)$	$\det J = -(u - p_r)(c_4 - c_3 + r\lambda k)$ $trJ = u - p_r - (c_4 - c_3 + r\lambda k)$
$(1, 0)$	$\det J = -(u - p_n)\left(\alpha c_1 - \delta e - \dfrac{c_2 a\theta e}{p_r p_n \eta} + r\lambda k\right)$ $trJ = -(u - p_n) + \alpha c_1 - \delta e - \dfrac{c_2 a\theta e}{p_r p_n \eta} + r\lambda k$
$(1, 1)$	$\det J = (u - p_r)\left(\alpha c_1 - \delta e - \dfrac{c_2 a\theta e}{p_r p_n \eta} + r\lambda k\right)$ $trJ = -(u - p_r) - \left(\alpha c_1 - \delta e - \dfrac{c_2 a\theta e}{p_r p_n \eta} + r\lambda k\right)$
(x^*, y^*)	$\det J = -x^*(1 - x^*)ey^*(1 - y^*)\left(\alpha c_1 - \delta e - \dfrac{c_2 a\theta e}{p_r p_n \eta} + c_3 - c_4\right)$ $trJ = 0$

依据演化博弈理论，当均衡点满足 $\det J > 0$，$trJ < 0$ 时，均衡点即为演化稳定点，可得到如下命题。

命题 6　在医生选择过度医疗情境下，当医疗服务市场中声誉惩罚力度 r 满足 $r > (\delta e - \alpha c_1)/\lambda k + (c_2 a\theta e)/(p_r p_n \eta \kappa k)$ 时，医生会合理医疗。

证明：根据推论 1 可知，若 $\delta > (\alpha c_1)/e - (c_2 a\theta)/(p_r p_n)$ 或 $\delta < (\alpha c_1)/e - (c_2 a\theta)/(p_r p_n)$ 且 $0 < \eta < (c_2 a\theta e)/[(\alpha c_1 - \delta e)p_r p_n]$，此时 $(\delta e - \alpha c_1)/\lambda k + (c_2 a\theta e)/(p_r p_n \eta \lambda k) > 0$ 恒成立。下面将分别讨论当患者接受医疗服务的感知价值 u 与医疗服务市场中声誉惩罚力度 r 取不同值时，命题 1 中 5 个均衡点的稳定性问题。

情形 1：当患者接受医疗服务的感知价值 u 与医疗服务市场中声誉惩罚力度 r 满足条件 $u < p_r$，$0 < r < (\delta e - \alpha c_1)/\lambda k + (c_2 a\theta e)/(p_r p_n \eta \lambda k)$ 时，依据演化博弈理论，此时系统的演化稳定点为 $(0, 1)$。

情形 2：当患者接受医疗服务的感知价值 u 与医疗服务市场中声誉惩罚力度 r 满足条件 $p_r < u < p_n$，$0 < r < (\delta e - \alpha c_1)/\lambda k + (c_2 a\theta e)/(p_r p_n \eta \lambda k)$ 时，依据演化博弈理论，此时系统没有演化稳定点。

情形 3：当患者接受医疗服务的感知价值 u 与医疗服务市场中声誉惩罚力

度 r 满足条件 $u > p_n$，$0 < r < (\delta e - \alpha c_1)/\lambda k + (c_2 a \theta e)/(p_r p_n \eta \lambda k)$ 时，依据演化博弈理论，此时系统的演化稳定点为（1，0）。

情形4：当患者接受医疗服务的感知价值 u 与医疗服务市场中声誉惩罚力度 r 满足条件 $u < p_r$，$r > (\delta e - \alpha c_1)/\lambda k + (c_2 a \theta e)/(p_r p_n \eta \lambda k)$ 时，依据演化博弈理论，此时系统的演化稳定点为（0，1）。

情形5：当患者接受医疗服务的感知价值 u 与医疗服务市场中声誉惩罚力度 r 满足条件 $p_r < u < p_n$，$r > (\delta e - \alpha c_1)/\lambda k + (c_2 a \theta e)/(p_r p_n \eta \lambda k)$ 时，依据演化博弈理论，此时系统的演化稳定点为（1，1）。

情形6：当患者接受医疗服务的感知价值 u 与医疗服务市场中声誉惩罚力度 r 满足条件 $u > p_n$，$r > (\delta e - \alpha c_1)/\lambda k + (c_2 a \theta e)/(p_r p_n \eta \lambda k)$ 时，依据演化博弈理论，此时系统的演化稳定点为（1，1）。

令 $N = (\delta e - \alpha c_1)/\lambda k + (c_2 a \theta e)/(p_r p_n \eta \lambda k)$，上述6种情形的归纳如表6-7所示。

表6-7　　　　　　　　　　不同参数条件下均衡点稳定性分析

均衡点	参数条件					
	情形1	情形2	情形3	情形4	情形5	情形6
(x, y)	$u < p_r$	$p_r < u < p_n$	$u > p_n$	$u < p_r$	$p_r < u < p_n$	$u > p_n$
	$0 < r < N$	$0 < r < N$	$0 < r < N$	$r > N$	$r > N$	$r > N$
$(0, 0)$	不稳定	不稳定	不稳定	不稳定	不稳定	不稳定
$(0, 1)$	ESS	不稳定	不稳定	ESS	不稳定	不稳定
$(1, 0)$	不稳定	不稳定	ESS	不稳定	不稳定	不稳定
$(1, 1)$	不稳定	不稳定	不稳定	不稳定	ESS	ESS
(x^*, y^*)	不存在	鞍点	不存在	不存在	不存在	不存在

表6-7中，(x^*, y^*) 在情形1、情形3~6中没有落在平面 $H = \{(x, y) | 0 \leqslant x \leqslant 1, 0 \leqslant y \leqslant 1\}$ 内，故不存在。在情形2中，(x^*, y^*) 存在；由于 $\partial \dot{x}/\partial x |_{x=x^*, y=y^*} = 0$ 且 $\partial \dot{y}/\partial y |_{x=x^*, y=y^*} = 0$ 此时 $\dot{x}$、$\dot{y}$ 的斜率都为零，则均衡点 (x^*, y^*) 为系统的鞍点。

由表6-7可看出，当声誉惩罚力度满足 $r > (\delta e - \alpha c_1)/\lambda k + (c_2 a \theta e)/(p_r p_n \eta \lambda k)$ 时，无论患者采取何种策略，医生都会选择合理医疗策略。证毕。

6.2.4 演化稳定结果分析

根据命题 2 可以得到医生与患者在情形 1 至情形 6 下的演化博弈过程，进一步采用演化相位图（见图 6-11）来描述系统的演化动态趋势。

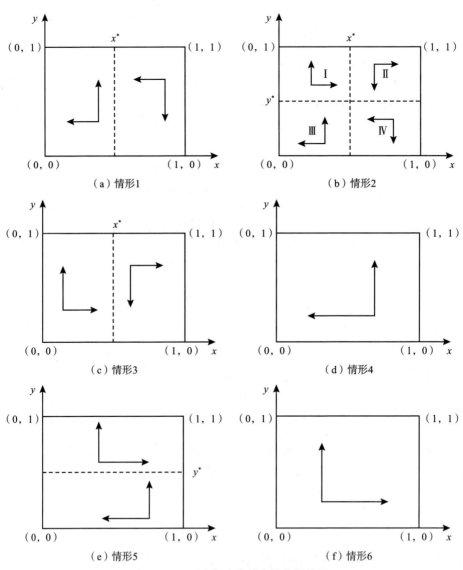

图 6-11 医生与患者博弈演化相位图

由图 6-11 可以得到以下分析结果。

(1) 当患者接受医疗服务的感知价值 u 以及声誉惩罚力度 r 都比较小,即 $u < p_r$ 且 $0 < r < (\delta e - \alpha c_1)/\lambda k + (c_2 a \theta e)/(p_r p_n \eta \lambda k)$ 时,即使医生合理医疗,患者接受医疗服务的感知价值小于所付出的费用,因此患者总会拒绝医生的治疗方案;而此时即使声誉惩罚力度比较小,由于患者总是拒绝医生治疗方案,所以医生不会获得收益,如果医生选择过度医疗,则他们需付出声誉惩罚和伪装成本,在此情形下,医生会选择合理医疗策略。如图 6-11 (a) 情形 1 所示,此时 (0, 1) 是该系统的演化稳定策略点,即患者拒绝医生治疗方案,医生选择合理医疗策略。

(2) 当患者接受医疗服务的感知价值 u 增大,而声誉惩罚力度 r 依旧较小,即 $p_r < u < p_n$,$0 < r < (\delta e - \alpha c_1)/\lambda k + (c_2 a \theta e)/(p_r p_n \eta \lambda k)$ 时,对于患者而言,若医生合理医疗,患者选择相信策略的净收益大于零,患者会选择接受策略;反之,当医生过度医疗时,患者选择接受策略的净收益小于零,此时患者会拒绝医生的治疗方案,即患者的策略选择取决于医生的策略选择。对于医生而言,当患者接受时,医生选择过度策略的净收益大于选择合理医疗的净收益,因此医生会选择过度医疗策略,反之,当患者拒绝医生的治疗方案时,医生不会获得任何收益,若医生选择过度医疗策略,则需付出更多的成本,因此医生会选择合理医疗策略,即医生的策略选择取决于患者的策略选择。如图 6-11 (b) 情形 2 所示,此时该系统没有演化稳定点。

(3) 当患者接受医疗服务的感知价值 u 很大,而声誉惩罚力度 r 仍较小,即 $u > p_n$ 且 $0 < r < (\delta e - \alpha c_1)/\lambda k + (c_2 a \theta e)/(p_r p_n \eta \lambda k)$ 时,不管医生采取何种策略,患者选择接受策略的净收益均大于零,因此患者一定会接受医生的治疗方案。因为患者都会接受医生的治疗方案且此时医疗服务市场中声誉惩罚力度比较小,所以医生选择过度医疗策略的净收益大于选择合理医疗策略的净收益,如图 6-11 (c) 情形 3 所示,此时 (1, 0) 是系统的演化稳定策略点,即患者选择接受策略,医生选择过度医疗策略。

(4) 当患者接受医疗服务的感知价值 u 较小,而声誉惩罚力度 r 较大,即 $u < p_r$ 且 $r > (\delta e - \alpha c_1)/\lambda k + (c_2 a \theta e)/(p_r p_n \eta \lambda k)$ 时,由于患者接受医疗服务的感知价值太小,患者不会接受医生任何治疗方案,此时由于患者总是拒绝医生的治疗方案,因此医生不会获得收益,且由于医疗服务市场中声誉惩罚力度太大,若医生采取过度医疗行为,则需付出昂贵的声誉惩罚和伪装成本,因此医生总是选择合理医疗策略。如图 6-11 (d) 情形 4 所示,此时 (0, 1) 是该系统的演化稳定策略点,即患者选择拒绝策略,医生选择合理医疗策略。

（5）当患者接受医疗服务的感知价值 u 和声誉惩罚力度 r 都比较大，即 $u > p_r$ 且 $r > (\delta e - \alpha c_1)/\lambda k + (c_2 a\theta e)/(p_r p_n \eta \lambda k)$ 时，对于医生而言，由于医疗服务市场中对于过度医疗行为惩罚力度太大，一旦过度医疗行为被发现，医生会付出很大的惩罚成本，此时即使患者全部接受医生的治疗方案，医生选择过度医疗策略的净收益也小于合理医疗策略的净收益，因此无论患者选择何种策略，医生都会选择合理医疗策略。对于患者而言，因为此时医生会选择合理医疗策略，所以患者选择接受的净收益大于零。如图 6 – 11（e）情形 5、图 6 – 11（f）情形 6 所示，此时（1，1）是该系统的演化稳定策略点，即患者选择接受策略点，医生选择合理医疗策略。

6.2.5　医生行为影响因素分析

如 6.2.4 节所述，当患者接受医疗服务的感知价值与声誉惩罚力度满足 $p_r < u < p_n$，$0 < r < (\delta e - \alpha c_1)/\lambda k + (c_2 a\theta e)/(p_r p_n \eta \lambda k)$ 时，系统没有演化稳定点，演化相位图见图 6 – 11（b）情形 2。临界值 $x^* = (c_4 - c_3 + r\lambda k)/[\delta e - \alpha c_1 + (c_2 a\theta e)/(p_r p_n \eta) + c_4 - c_3]$ 和 $y^* = (p_n - u)/e$ 将演化博弈相位图划分为 Ⅰ、Ⅱ、Ⅲ、Ⅳ四个区域。当系统初始状态落在区域Ⅰ时，博弈收敛于（1，1），患者选择接受策略，医生选择合理医疗策略；当系统初始状态落在区域Ⅱ时，博弈收敛于（1，0），患者选择接受策略，医生选择过度医疗策略；当系统初始状态落在区域Ⅲ时，博弈收敛于（0，1），患者选择拒绝医生，医生选择合理医疗；当系统初始状态落在区域Ⅳ时，博弈收敛于（0，0），患者选择拒绝策略，医生选择过度医疗策略。可以看出，Ⅰ、Ⅲ区域面积越大，医生越倾向于选择合理医疗，反之医生越倾向于选择过度医疗。

命题 7　增强患者的知识水平，提高单位信息质量均能有效促进医生合理医疗。

证明：根据分析可知，增加 x^* 的值以增大图 6 – 11 情形 2 中 Ⅰ、Ⅲ区域的面积，有利于医生合理医疗，其中，$x^* = (c_4 - c_3 + r\lambda k)/[\delta e - \alpha c_1 + (c_2 a\theta e)/(p_r p_n \eta) + c_4 - c_3]$。当其他因素一定时，将 x^* 分别对患者知识水平 k 和单位信息质量 λ 参数进行求导，得到以下结果：$\dfrac{\partial x^*}{\partial k} = \dfrac{r\lambda}{\delta e - \alpha c_1 + \dfrac{c_2 a\theta e}{p_r p_n \eta} + c_4 - c_3} >$

0，$\dfrac{\partial x^*}{\partial \lambda} = \dfrac{rk}{\delta e - \alpha c_1 + \dfrac{c_2 a\theta e}{p_r p_n \eta} + c_4 - c_3} > 0$。

可以看出，当其他因素一定时，患者知识水平 k 和单位信息质量 λ 均与 x^* 正向关。因此，增强患者的知识水平，提高单位信息质量有利于医生合理医疗。证毕。

6.2.6 数值仿真

在医生选择过度医疗策略的情境下，加入声誉惩罚机制，分析医生和患者的演化稳定策略及影响医生行为的因素，接下来将通过数值仿真更直观地验证上述相关结论。

1. 医生与患者动态演化过程仿真

对于情形1、情形2和情形3，将参数设置为：$a=1$，$b=1$，$\theta=0.5$，$e=1$，$c_2=1$，$\alpha=1$，$c_1=1$，$\delta=0.6$，$\eta=0.4$，$c_3=2$，$c_4=3$，$r=0.5$，$k=1$，$\lambda=0.2$。分别令 $u=0.5$，$u=1.5$、$u=3$，满足情形1、情形2和情形3的参数条件，仿真结果分别如图6-12、图6-13和图6-14所示。可以看出，在情形1中，随着演化迭代步数的增加，系统最终演化的均衡结果为（0，1），均衡策略为｛拒绝，合理医疗｝；在情形2中，医生选择合理医疗策略与患者选择接受策略所占的比例不断变化，二者互动行为演化趋势大致相同，医生与患者行为不存在演化稳定策略；在情形3中，随着演化迭代步数的增加，系统最终演化的均衡结果为（1，0），均衡策略为｛接受，过度医疗｝。

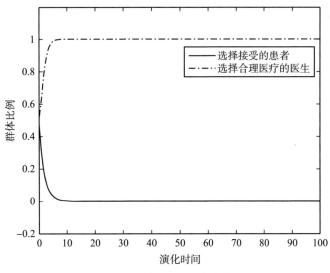

图6-12 情形1d系统仿真图

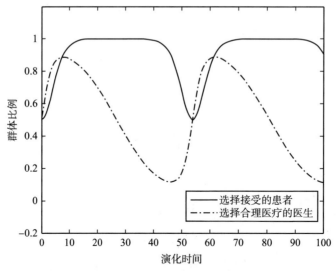

图 6 - 13　情形 2 的系统仿真图

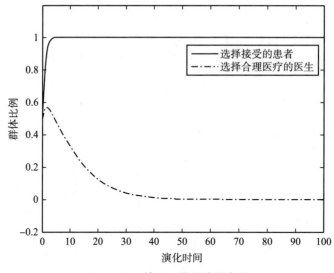

图 6 - 14　情形 3 的系统仿真图

对于情形 4、情形 5 和情形 6，仿真参数设置为：$a = 1$，$b = 1$，$\theta = 0.5$，$e = 1$，$c_2 = 1$，$\alpha = 1$，$c_1 = 1$，$\delta = 0.6$，$\eta = 0.4$，$c_3 = 2$，$c_4 = 3$，$r = 2$，$k = 1$，$\lambda = 0.2$。分别令 $u = 0.5$，$u = 1.5$ 和 $u = 3$，满足情形 4、情形 5 和情形 6 的参数条件，仿真结果分别如图 6 - 15、图 6 - 16 和图 6 - 17 所示。可以看出，在情形 4 中，随着演化迭代步数的增加，系统最终演化的均衡结果为（0，1），

均衡策略为｛拒绝，合理医疗｝；在情形 5 中，系统最终演化的均衡结果为 (1，1)，均衡策略为｛接受，合理医疗｝；在情形 6 中，系统最终演化的均衡结果为 (1，1)，均衡策略为｛接受，合理医疗｝。

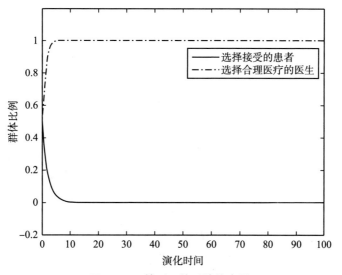

图 6 - 15　情形 4 的系统仿真图

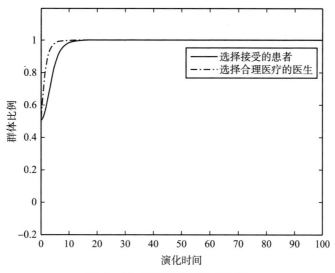

图 6 - 16　情形 5 的系统仿真图

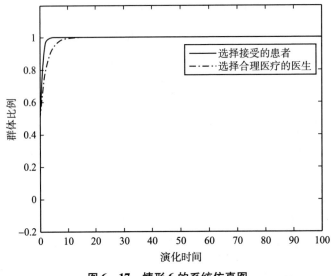

图 6 - 17   情形 6 的系统仿真图

通过对比情形 1 至情形 3 与情形 4 至情形 6 的仿真结果可以推出，当医疗服务市场中，对于医生过度医疗行为声誉惩罚力度很大时，医生会选择合理医疗，这也证明了命题 2 的正确性。

2. 声誉惩罚力度因素仿真

接下来利用仿真分析声誉惩罚力度、知识水平以及信息质量等因素对医生行为的影响。图 6 - 18 分别反映出医疗服务市场中声誉惩罚力度取不同值时对医生行为的影响，由仿真图可以看出，声誉惩罚力度越大，医生选择过度医疗策略的演化速度越慢，当演化到某个水平以后，医生会选择合理医疗策略；如果医生选择合理医疗，则随着声誉惩罚力度的加大，医生选择合理医疗策略演化速度更快。图 6 - 19 反映出患者知识水平取不同值时对医生行为的影响，可以看出，患者知识水平越高，医生选择过度医疗策略的演化速度越慢，当演化到某个水平以后，医生会选择合理医疗策略；如果医生选择合理医疗，则随着患者知识水平的提高，医生选择合理医疗策略演化速度更快。图 6 - 20 反映出信息质量取不同值时对医生行为的影响，可以看出，随着信息质量的提高，医生由过度医疗演化为合理医疗；如果医生选择合理医疗，则随着信息质量的提高，医生选择合理医疗策略演化速度更快。

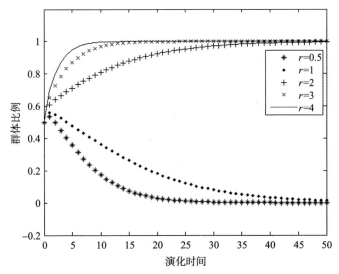

图 6 - 18 声誉惩罚对医生行为的影响

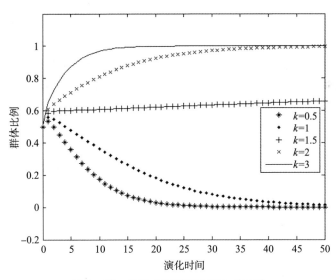

图 6 - 19 知识水平对医生行为的影响

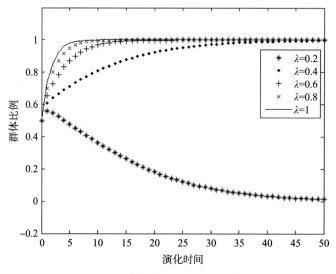

图 6 - 20　信息质量对医生行为的影响

6.2.7　小结

在医生选择过度医疗策略下，本节加入声誉惩罚机制，建立声誉惩罚机制下医患行为的演化博弈模型。通过模型求解，得到医生与患者的五个均衡点，接着分析上述五个均衡点的稳定性，探讨在声誉惩罚力度满足不同条件下医生与患者行为选择问题；针对演化稳定结果画出医生与患者的复制动态图，并解释了演化结果；探讨患者知识水平与信息质量等因素对医生行为的影响；最后，利用数值仿真验证上述结果，以证明演化博弈模型的有效性。

6.3　知识水平激励机制下过度医疗行为演化研究

共享经济与互联网医疗的发展，拓宽患者获取医疗知识的渠道，增加了患者诊疗意识与参与诊疗积极性，加之医患、患患共享平台与移动智能医疗设备的出现，使得通过提高患者的知识水平缓解医生过度医疗行为，降低医疗费用成为行之有效的方式。目前，对患者知识水平的研究较少，重点是在患者接受医生治疗的基础上分析患者的知识搜寻决策。黄涛和颜涛（2009）分析了引入患者知识搜寻决策后对医生最优决策的影响，表明提升患者的医疗知识水平可以抑制过度医疗现象的产生。实际上，由于医疗知识传播途径的增加，很多患者在看病前已具备相关的医疗知识，已有研究假设患者观察到医疗价格表再去决定获取医疗知识显然与实际情况有差别。已有文献较少研究患者看病前已具备相关医疗知识水平并影响患者策略选择。因此本节基于医患角色融合背景，分析医疗知识水平对患者行为演化规律与稳定策略的影响，并探究约束医生行为的监督机制与促使其过度医疗的影响因素。

国内外学者通过探究患者异质性规避医生过度医疗的方法，认为收入水平、教育背景等患者自身特征在一定程度上约束医生行为。由于医疗知识获取渠道多样化，患者看病前医疗知识水平各有不同，因此，将医疗知识水平作为患者的自身特征探究其对患者规避过度医疗的影响是有必要的。此外，有学者从法律政策角度研究抑制过度医疗的立法机制，发现在不健全的监管机制下，由信息不对称导致的医生道德风险、患者缺乏专业知识和医疗损害鉴定机制存在漏洞是导致患者受到过度医疗后举证困难的根本原因。

结合实际，本节以患者初始知识水平为决策变量，分析医生过度医疗行为的监督惩罚机制，主要解决以下三个问题：（1）患者看病前知识水平对患者策略选择有怎样的影响；（2）对采用过度治疗方案的医生应采用何种处罚机制更加合理；（3）影响医生行为的因素如何变化会导致其更倾向于过度医疗？基于此，本节考虑医患角色融合，建立医患演化博弈模型，分析患者就诊前的医疗知识水平对患者诊疗行为与医生诊疗行为的影响。

6.3.1　模型的建立

根据上述描述，本节建立由多个医生与多个患者构成的诊疗模型，每次随机选择医生与患者进行博弈，医生为患者提供治疗方案，患者选择接受或拒绝。医生患者均为有限理性，无法实现一次决策最优，需经过重复博弈不断调整和改进策略直到演化稳定为止。为明确模型含义，结合实际做如下假设。

（1）博弈主体假设。博弈过程中的参与者为医生与患者，双方都是有限理性。

（2）医生策略行为假设。医生在博弈过程中，会出现两种行为：一是合理医疗，指医生根据患者疾病需求提供相应的治疗费用（包括药品费用和非药品费用）；二是过度医疗，指医生为自身利益，提供超过疾病需求的治疗费用。

（3）患者策略行为假设。患者在博弈过程中，患者基于初始的知识水平 β 对于医生给出的治疗方案会出现两种行为，即接受或拒绝。当患者拒绝时，患者可能会去别的医院看病，此时会产生外部选项损失成本 d；当患者接受医生的治疗方案，医生在为患者诊断的时候，观察到患者的初始知识水平并且选择对应方案治疗患者，为了将分析重点放在病人的知识获取决策上，我们假定病人不能在医生做出诱导的诊断后便向监管机构反映这种欺骗的行为，即医生的这种欺骗行为必须在已经实现（即过度治疗已经完成）并被病人发现后才能被处罚。

假如医生选择了过度治疗方案，患者接受治疗后基于自己的初始知识水平有 $g\beta$ 的概率对医生的过度医疗行为向相关监管机构进行举报，其中 g 是单位知识水平下发现医生过度医疗行为举报的概率。为了使举报行为成功，患者会通过向相关人士咨询、网上信息搜索、阅读专业书籍等方式来提高自己的知识水平，在此过程中，患者的知识水平达到 $(1+m)\beta$，搜索新知识的成本为 $bm\beta$，其中 m 为社会平均下单位知识水平获取新知识的能力，b 为搜索单位知识所消耗的成本。在提升知识水平后，患者有 $(1+m)\beta k$ 的概率成功举报医生的过度医疗行为，其中 k 为单位知识水平下成功举报医生欺骗行为的概率。当实际费用超过规定病种费用上限 γ，即达到过度医疗收费标准。患者采取举报行为能否成功，考虑到监管机构与医院不客观公正等其他情况，因此 $k \neq 1$。为了把分析重点放在知识水平上，假设医生收取费用大于监管机构规定的该病种费用上限取值范围，$a\theta < \gamma < a\theta + e$。

（4）患者医疗费用假设。假设医生过度医疗行为下患者的治疗费用 $p_n = p_r + e$，其中 p_r 为医生合理医疗行为下患者的治疗费用，e 为医生过度医疗行为下患者的治疗费用相对于医生合理医疗行为下治疗费用的增加量，当医生合理医疗时，$e = 0$。由于患者的治疗费用与患病程度呈正相关，$p_r = a\theta$，其中 a 为单位患病严重程度下患者所需的治疗费用，θ 为患者患病严重程度。

（5）其他参数假设。q 为患者对医疗服务的感知质量。医生过度医疗成本为 $(1+\alpha)c_1$，其中 c_1 为医生合理医疗成本，α 为医生过度医疗较合理医疗增加的成本比率。接受患者举报的相关监管机构规定了疾病费用上限 γ，根据疾病费用上限与实际疾病费用差值的相对值对医生处以罚金，采用 $\left(\dfrac{a\theta+e}{\gamma}-1\right)z$ 来表示对医生的罚金，其中 z 为单位疾病费用上限与实际疾病费用差值的相对值下对医生的罚金。

（6）博弈主体收益与成本假设。当患者接受医生治疗方案时，医生博弈方的收益是医疗费用的绩效提成，其中总费用绩效提成系数为 δ。支出是医生医疗所付出的成本和被发现过度医疗时的罚金 z。当患者拒绝医生治疗方案时，医生合理医疗的损失为 c_2，过度医疗的损失为 c_3，现实中，由于医生过度医疗需要伪装成本，所以 $c_2 < c_3$。

假设在合理医疗的情况下，$q > p_r$，患者的感知服务质量大于合理医疗的费用时，患者不会举报。假设患者被过度医疗后感知价值在 $p_r < q < p_n$ 范围内时，患者会举报医生过度医疗行为。当患者拒绝医生的治疗方案时，患者的收益支出为零，基本符号说明见表 6-8。

表 6-8	基本符号说明
名称	意义
a	单位患病严重程度下患者所需的治疗费用，$a > 0$
θ	患者患病严重程度，$0 < \theta < 1$
e	过度医疗时，患者治疗费用的增加量，$e > 1$
q	患者接受医疗服务的感知价值，$a\theta < q < a\theta + e$
c_1	医生合理医疗成本，$c_1 > 0$
α	医生过度医疗较合理医疗增加的成本比率，$\alpha > 0$
δ	医疗总费用绩效系数，$\delta > 0$
c_2	合理医疗且患者拒绝时，医生的损失成本，$c_2 > 0$
c_3	过度医疗且患者拒绝时，医生的损失成本，$c_3 > 0$ 且 $c_2 < c_3$
β	患者的初始知识水平。β 为决策变量，$0 < \beta < (1 + m)\beta$
m	社会平均下单位知识水平获取新知识的能力，$m > 0$，$(1+m)\beta$ 为搜索知识后举报时的知识水平
γ	监管机构规定的某类疾病费用上限，其中 $p_r < \gamma < p_n$
b	搜索单位知识所消耗的成本，$b > 0$，$bm\beta$ 为搜索知识的成本
g	单位知识水平下发现医生过度医疗行为举报的概率，$g\beta$ 为对医生过度医疗行为举报的概率
k	单位知识水平下成功举报医生欺骗性为的概率，$(1+m)\beta k$ 为成功举报医生欺骗行为的概率
z	单位疾病费用上限与实际疾病费用差值的相对值下对医生的罚金，假设 z 足够大且 $z > \dfrac{bm}{k(1+m)\left(\dfrac{a\theta + e}{\gamma} - 1\right)}$
d	患者拒绝时的外部选项损失成本，$0 < d < p_n - q$

综上，医生与患者的收益支付矩阵如表 6-9 所示。

表 6 – 9　　　　　　　　　　　医生与患者的收益支付矩阵

		医生	
		合理医疗	过度医疗
患者	接受	$q - a\theta,$ $a\theta\delta - c_1$	$g\beta\left\{ k\beta(1+m)\left[q + \left(\dfrac{a\theta + e}{\gamma} - 1\right)z - a\theta - e - bm\beta \right] \right.$ $\left. + \left[1 - k\beta(1+m) \right]\left[q - a\theta - e - bm\beta \right] \right\} + (1 - g\beta)(q - a\theta - e),$ $g\beta\left\{ k\beta(1+m)\left[(a\theta + e)\delta - (1+\alpha)c_1 - \left(\dfrac{a\theta + e}{\gamma} - 1\right)z \right] + \left[1 - k\beta(1+m) \right] \cdot \right.$ $\left. \left[(a\theta + e)\delta - (1+\alpha)c_1 \right] \right\} + (1 - g\beta)\left[(a\theta + e)\delta - (1+\alpha)c_1 \right]$
	拒绝	$- d,\ - c_2$	$- d,\ - c_3$

6.3.2　模型求解

假设患者选择接受策略的比例为 x，则选择拒绝策略的比例为 $1 - x$；医生选择合理医疗策略的比例为 y，则选择过度医疗策略的比例为 $1 - y$。

患者选择接受策略的期望效用：

$$f_1 = y(q - a\theta) + (1 - y)\left\{ g\beta^2\left[k(1+m)\left(\frac{a\theta + e}{\gamma} - 1\right)z - bm \right] + q - a\theta - e \right\}$$
$$(6 - 25)$$

患者选择拒绝策略的期望效用：

$$f_2 = - d \qquad\qquad (6 - 26)$$

患者的平均期望效用：

$$\overline{f}_{12} = x f_1 + (1 - x) f_2 \qquad\qquad (6 - 27)$$

根据马尔萨斯方程，患者选择接受医生治疗方案的数量增长率 $\overline{x}/x$ 为其期望效用 f_1 减去平均期望效用 $\overline{f}_{12}$，代入相关表达式并整理可得：

$$\overline{x}/x = (1 - x)\left\{ y\left\{ e - g\beta^2\left[k(1+m)\left(\frac{a\theta + e}{\gamma} - 1\right)z - bm \right] \right\} \right.$$
$$\left. - \left\{ e - g\beta^2\left[k(1+m)\left(\frac{a\theta + e}{\gamma} - 1\right)z - bm \right] \right\} + q - a\theta + d \right\}$$
$$(6 - 28)$$

医生选择合理医疗策略的期望效用：

$$f_3 = x(a\theta\delta - c_1) + (1 - x)(- c_2) \qquad\qquad (6 - 29)$$

医生选择过度医疗策略的期望效用：

$$f_4 = x\left[(a\theta + e)\delta - (1 + \alpha)c_1 - gk\beta^2(1 + m)\left(\frac{a\theta + e}{\gamma} - 1\right)z \right] + (1 - x)(-c_3)$$

$$(6 - 30)$$

医生的平均期望效用：

$$\bar{f}_{34} = yf_3 + (1 - y)f_4 \tag{6-31}$$

同理，代入相关表达式并整理，得到医生选择合理医疗策略的数量增长率 $\bar{y}/y$：

$$\bar{y}/y = (1 - y)\left[c_3 - c_2 + x\left(c_1\alpha + gk\beta^2(1 + m)\left(\frac{a\theta + e}{\gamma} - 1\right)z - e\delta + c_2 - c_3 \right) \right] \tag{6-32}$$

由式（6-28）和式（6-32）可得到医生与患者的复制动力系统：

$$\begin{cases} \bar{x} = x(1 - x)\left\{ \begin{aligned} & y\left\{ e - g\beta^2\left[k(1 + m)\left(\frac{a\theta + e}{\gamma} - 1\right)z - bm \right] \right\} \\ & -\left\{ e - g\beta^2\left[k(1 + m)\left(\frac{a\theta + e}{\gamma} - 1\right)z - bm \right] \right\} + q - a\theta + d \end{aligned} \right\} \\ \bar{y} = y(1 - y)\left[c_3 - c_2 + x\left(c_1\alpha + gk\beta^2(1 + m)\left(\frac{a\theta + e}{\gamma} - 1\right)z - e\delta + c_2 - c_3 \right) \right] \end{cases}$$

$$(6 - 33)$$

命题 8　式（6-32）的均衡点为（0，0）、（1，0）、（0，1）、（1，1），当参数条件满足 $-1 < \dfrac{a\theta - q - d}{e - g\beta^2\left[k(1 + m)\left(\frac{a\theta + e}{\gamma} - 1\right)z - bm \right]} < 0$，$0 < \dfrac{c_2 - c_3}{c_1\alpha + gk\beta^2(1 + m)\left(\frac{a\theta + e}{\gamma} - 1\right)z - e\delta + c_2 - c_3} < 1$，$(x^*, y^*)$ 也是式（6-33）的均衡点，其中，$x^* = \dfrac{c_2 - c_3}{c_1\alpha + gk\beta^2(1 + m)\left(\frac{a\theta + e}{\gamma} - 1\right)z - e\delta + c_2 - c_3}$，$y^* = \dfrac{a\theta - q - d}{e - g\beta^2\left[k(1 + m)\left(\frac{a\theta + e}{\gamma} - 1\right)z - bm \right]} + 1$。

证明：对于式（6-32），分别令 $\bar{x} = 0$，$\bar{y} = 0$，显然有（0，0）、（1，0）、（0，1）、（1，1）是式（6-32）的均衡点，当参数条件满足 $-1 < \dfrac{a\theta - q - d}{e - g\beta^2\left[k(1 + m)\left(\frac{a\theta + e}{\gamma} - 1\right)z - bm \right]} < 0$，$0 < \dfrac{c_2 - c_3}{c_1\alpha + gk\beta^2(1 + m)\left(\frac{a\theta + e}{\gamma} - 1\right)z - e\delta + c_2 - c_3} <$

1 时，$0 < x^* < 1$，$0 < y^* < 1$，令 $x^* = \dfrac{c_2 - c_3}{c_1\alpha + gk\beta^2(1+m)\left(\dfrac{a\theta+e}{\gamma}-1\right)z - e\delta + c_2 - c_3}$，

$y^* = \dfrac{a\theta - q - d}{e - g\beta^2\left[k(1+m)\left(\dfrac{a\theta+e}{\gamma}-1\right)z - bm\right]} + 1$，将 (x^*, y^*) 代入式（6-33），

此时 $\bar{x} = 0$，$\bar{y} = 0$。故 (x^*, y^*) 也是式（6-33）的均衡点。证毕。

6.3.3　演化稳定策略分析

根据微分方程的稳定性理论，均衡点要成为博弈的演化稳定策略还需要通过稳定性检验，即满足：

$$\begin{cases} F(x) = x(1-x)\begin{Bmatrix} y\left\{e - g\beta^2\left[k(1+m)\left(\dfrac{a\theta+e}{\gamma}-1\right)z - bm\right]\right\} - \\ \left\{e - g\beta^2\left[k(1+m)\left(\dfrac{a\theta+e}{\gamma}-1\right)z - bm\right]\right\} + q - a\theta + d \end{Bmatrix} \\ F(y) = y(1-y)\left[c_3 - c_2 + x\left(c_1\alpha + gk\beta^2(1+m)\left(\dfrac{a\theta+e}{\gamma}-1\right)z - e\delta + c_2 - c_3\right)\right] \end{cases}$$

$$\frac{\partial F(x)}{\partial x} = (1-2x)\begin{Bmatrix} y\left\{e - g\beta^2\left[k(1+m)\left(\dfrac{a\theta+e}{\gamma}-1\right)z - bm\right]\right\} \\ -\left\{e - g\beta^2\left[k(1+m)\left(\dfrac{a\theta+e}{\gamma}-1\right)z - bm\right]\right\} + q - a\theta + d \end{Bmatrix} < 0$$

$$\frac{\partial F(y)}{\partial y} = (1-2y)\left[c_3 - c_2 + x\left(c_1\alpha + gk\beta^2(1+m)\left(\dfrac{a\theta+e}{\gamma}-1\right)z - e\delta + c_2 - c_3\right)\right] < 0$$

假设 $p_r = a\theta$，p_r 为合理医疗时对患者收取的治疗费，$p_n = p_r + e$，p_n 为过度医疗时对患者收取的治疗费。

命题 9　根据患者的初始知识水平 β 不同，患者策略选择不断发生变化。

此时存在阈值 $\beta^* = \sqrt{\dfrac{p_n - q - d}{g\left[k(1+m)\left(\dfrac{a\theta+e}{\gamma}-1\right)z - bm\right]}}$。当患者初始知识水平 β

高于该点时，无论患者是否能通过举报行为弥补自己被过度医疗的损失，医生何种决策患者都会选择接受。当患者初始知识水平 β 低于该点时，患者的策略选择取决于采用合理医疗行为的医生比例。

证明：对于患者，令 $F(x) = x(1-x)\left\{y\left\{e - g\beta^2\left[k(1+m)\left(\dfrac{a\theta+e}{\gamma}-1\right)z\right.\right.\right.$

$\left.\left.\left. - bm\right]\right\} - \left\{e - g\beta^2\left[k(1+m)\left(\dfrac{a\theta+e}{\gamma}-1\right)z - bm\right]\right\} + q - a\theta + d\right\} = 0$，可以得

到 $x=0$，$x=1$，$y^{*}=\dfrac{a\theta-q-d}{e-g\beta^{2}\left[k(1+m)\left(\dfrac{a\theta+e}{\gamma}-1\right)z-bm\right]}+1$。

由演化稳定策略可知，$F(x)=0$，当 $\dfrac{\partial F(x)}{\partial x}<0$ 时，判定为 x 的某取值为演化稳定策略，讨论以下两种情况：

当 $y>\dfrac{a\theta-q-d}{e-g\beta^{2}\left[k(1+m)\left(\dfrac{a\theta+e}{\gamma}-1\right)z-bm\right]}+1$ 且 $e-g\beta^{2}\Big[k(1+m)\cdot$

$\left(\dfrac{a\theta+e}{\gamma}-1\right)z-bm\Big]>0$ 时，对 $x=0$，$x=1$，有 $F'(0)>0$，$F'(1)<0$，根据演化博弈的稳定性定理可知，此时只有 $x=1$ 是稳定策略，如图6-21所示。当被过度医疗的患者初始知识水平 $\beta<\sqrt{\dfrac{e}{g\left[k(1+m)\left(\dfrac{a\theta+e}{\gamma}-1\right)z-bm\right]}}$ 时，即使

患者举报成功并获得罚金，与合理医疗相比，此时被过度医疗的患者采取举报行为后的净损失仍较大，在这种情况下，当医生合理医疗行为出现频率达到一定程度并呈现增大趋势时，接受治疗的患者增多，最终所有患者都接受治疗是

其最优选择；当 $y>\dfrac{a\theta-q-d}{e-g\beta^{2}\left[k(1+m)\left(\dfrac{a\theta+e}{\gamma}-1\right)z-bm\right]}+1$ 且 $e-g\beta^{2}\cdot$

$\Big[k(1+m)\left(\dfrac{a\theta+e}{\gamma}-1\right)z-bm\Big]<0$ 时，$y>1$，不存在此种情况，故舍去。

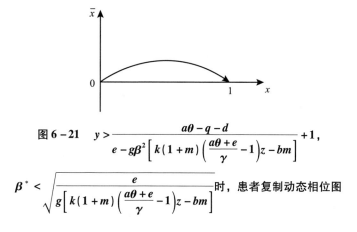

图6-21　$y>\dfrac{a\theta-q-d}{e-g\beta^{2}\left[k(1+m)\left(\dfrac{a\theta+e}{\gamma}-1\right)z-bm\right]}+1$，

$\beta^{*}<\sqrt{\dfrac{e}{g\left[k(1+m)\left(\dfrac{a\theta+e}{\gamma}-1\right)z-bm\right]}}$ 时，患者复制动态相位图

当 $y < \dfrac{a\theta - q - d}{e - g\beta^2\left[k(1+m)\left(\dfrac{a\theta+e}{\gamma}-1\right)z-bm\right]} + 1$ 且 $e - g\beta^2\left[k(1+m)\cdot\right.$

$\left.\left(\dfrac{a\theta+e}{\gamma}-1\right)z-bm\right] > q - a\theta + d$ 时，对 $x=0$，$x=1$，有 $F'(0)<0$，$F'(1)>0$，根据演化博弈的稳定性定理可知，此时只有 $x=0$ 是稳定策略，如图 6-22（a）所示。当被过度医疗的患者初始知识水平 β 在 $\beta <$

$\sqrt{\dfrac{e}{g\left[k(1+m)\left(\dfrac{a\theta+e}{\gamma}-1\right)z-bm\right]}}$ 范围内时，即使患者举报成功并获得罚金，

与合理医疗相比，此时被过度医疗的患者采取举报行为后的净损失仍较大，在这种情况下，当医生合理医疗行为出现频率较低并呈现下降趋势，拒绝治疗的患者增多，最终所有患者都拒绝治疗是其最优选择；当 $y <$

$\dfrac{a\theta - q - d}{e - g\beta^2\left[k(1+m)\left(\dfrac{a\theta+e}{\gamma}-1\right)z-bm\right]} + 1$ 且 $0 < e - g\beta^2\left[k(1+m)\left(\dfrac{a\theta+e}{\gamma}-1\right)z-\right.$

$\left.bm\right] < q - a\theta + d$ 时，$y < 0$，不存在此种情况，故舍去；当 $y <$

$\dfrac{a\theta - q - d}{e - g\beta^2\left[k(1+m)\left(\dfrac{a\theta+e}{\gamma}-1\right)z-bm\right]} + 1$ 且 $e - g\beta^2\left[k(1+m)\left(\dfrac{a\theta+e}{\gamma}-1\right)z-bm\right]$

< 0 时，对 $x=0$，$x=1$，有 $F'(0)>0$，$F'(1)<0$，根据演化博弈的稳定性定理可知，此时只有 $x=1$ 是稳定策略，如图 6-22（b）所示。当被过度医疗的患者初始知识水平 β 在 $\beta > \sqrt{\dfrac{e}{g\left[k(1+m)\left(\dfrac{a\theta+e}{\gamma}-1\right)z-bm\right]}}$ 范围内时，

患者举报成功并获得罚金，与合理医疗相比，此时被过度医疗的患者采取举报行为后存在净收益，在这种情况下，即使医生合理医疗行为出现频率较低并呈现下降趋势时，接受治疗的患者仍然增多，最终所有患者都接受治疗是其最优选择。

下面对 $\dfrac{a\theta - q - d}{e - g\beta^2\left[k(1+m)\left(\dfrac{a\theta+e}{\gamma}-1\right)z-bm\right]} + 1$ 的取值进行讨论，分为以下

三种情形。

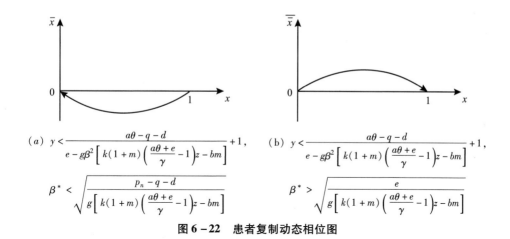

$(a)\ y < \dfrac{a\theta - q - d}{e - g\beta^2\left[k(1+m)\left(\dfrac{a\theta+e}{\gamma}-1\right)z - bm\right]} + 1,$ 　$(b)\ y < \dfrac{a\theta - q - d}{e - g\beta^2\left[k(1+m)\left(\dfrac{a\theta+e}{\gamma}-1\right)z - bm\right]} + 1,$

$\beta^* < \sqrt{\dfrac{p_n - q - d}{g\left[k(1+m)\left(\dfrac{a\theta+e}{\gamma}-1\right)z - bm\right]}}$ 　　$\beta^* > \sqrt{\dfrac{e}{g\left[k(1+m)\left(\dfrac{a\theta+e}{\gamma}-1\right)z - bm\right]}}$

图 6-22　患者复制动态相位图

情形 1　当 $\dfrac{a\theta - q - d}{e - g\beta^2\left[k(1+m)\left(\dfrac{a\theta+e}{\gamma}-1\right)z - bm\right]} + 1 > 1$ 时，$e -$

$g\beta^2\left[k(1+m)\left(\dfrac{a\theta+e}{\gamma}-1\right)z - bm\right] < 0$。

因为 $y \in [0,\ 1]$，所以，$y < \dfrac{a\theta - q - d}{e - g\beta^2\left[k(1+m)\left(\dfrac{a\theta+e}{\gamma}-1\right)z - bm\right]} + 1$ 恒

成立，此时只有 $x = 1$ 是稳定策略，表明与合理医疗相比，当患者初始知

识水平在 $\beta > \sqrt{\dfrac{e}{g\left[k(1+m)\left(\dfrac{a\theta+e}{\gamma}-1\right)z - bm\right]}}$ 范围内时，被过度医疗的患者采

取举报行为后存在净收益，能够通过举报获得的罚金来弥补自己被过度医疗的
损失，无论医生何种决策患者都会选择接受。

情形 2　当 $0 < \dfrac{a\theta - q - d}{e - g\beta^2\left[k(1+m)\left(\dfrac{a\theta+e}{\gamma}-1\right)z - bm\right]} + 1 < 1$ 时，$e - g\beta^2\ \cdot$

$\left[k(1+m)\left(\dfrac{a\theta+e}{\gamma}-1\right)z - bm\right] > q - a\theta + d$。此时 y 的取值有两种情况：$y >$

$\dfrac{a\theta - q - d}{e - g\beta^2\left[k(1+m)\left(\dfrac{a\theta+e}{\gamma}-1\right)z - bm\right]} + 1$ 或 $y < \dfrac{a\theta - q - d}{e - g\beta^2\left[k(1+m)\left(\dfrac{a\theta+e}{\gamma}-1\right)z - bm\right]} +$

1。当 $y > \dfrac{a\theta - q - d}{e - g\beta^2\left[k(1+m)\left(\dfrac{a\theta+e}{\gamma}-1\right)z - bm\right]} + 1$ 时，$x = 1$ 为稳定策略；当 $y <$

$$\dfrac{a\theta - q - d}{e - g\beta^2\left[k(1+m)\left(\dfrac{a\theta + e}{\gamma} - 1\right)z - bm\right]} + 1$$ 时，$x = 0$ 为稳定策略，表明与合理医

疗相比，此时被过度医疗的患者采取举报行为后的净损失仍较大，并且此类患

者初始知识水平 $\beta < \sqrt{\dfrac{p_n - q - d}{g\left[k(1+m)\left(\dfrac{a\theta + e}{\gamma} - 1\right)z - bm\right]}}$ 时，患者选择举报获得的

收益不能弥补被过度医疗的损失，此时患者的策略选择取决于医生的策略选

择：当选择合理医疗行为的医生比例较大时，患者为了治好病会普遍接受治

疗；当选择合理医疗行为的医生比例较小时，患者普遍会拒绝治疗。

情形 3　当 $\dfrac{a\theta - q - d}{e - g\beta^2\left[k(1+m)\left(\dfrac{a\theta + e}{\gamma} - 1\right)z - bm\right]} + 1 < 0$ 时，$0 < e -$

$g\beta^2\left[k(1+m)\left(\dfrac{a\theta + e}{\gamma} - 1\right)z - bm\right] < q - a\theta + d$。$y > \dfrac{a\theta - q - d}{e - g\beta^2\left[k(1+m)\left(\dfrac{a\theta + e}{\gamma} - 1\right)z - bm\right]} +$

1 恒成立，此时只有 $x = 1$ 是稳定策略，表明与合理医疗相比，被过度医疗的

患者采取举报行为后的净损失仍较大，并且此类患者初始知识水平在

$\sqrt{\dfrac{p_n - q - d}{g\left[k(1+m)\left(\dfrac{a\theta + e}{\gamma} - 1\right)z - bm\right]}} < \beta < \sqrt{\dfrac{e}{g\left[k(1+m)\left(\dfrac{a\theta + e}{\gamma} - 1\right)z - bm\right]}}$ 范围内

时，并不能通过举报行为弥补自己被过度医疗的损失，但无论医生何种选择患

者都会选择接受。

综上，患者基于其初始知识水平 β 分为以下三种情况：

（1）当 $\beta > \sqrt{\dfrac{e}{g\left[k(1+m)\left(\dfrac{a\theta + e}{\gamma} - 1\right)z - bm\right]}}$ 时，患者可以通过举报行为弥

补自己被过度医疗的损失，无论医生何种选择患者都会选择接受；

（2）当 $\sqrt{\dfrac{p_n - q - d}{g\left[k(1+m)\left(\dfrac{a\theta + e}{\gamma} - 1\right)z - bm\right]}} < \beta < \sqrt{\dfrac{e}{g\left[k(1+m)\left(\dfrac{a\theta + e}{\gamma} - 1\right)z - bm\right]}}$

时，患者并不能通过举报行为弥补自己被过度医疗的损失，但无论医生何种选

择患者都会选择接受；

（3）当 $\beta < \sqrt{\dfrac{p_n - q - d}{g\left[k(1+m)\left(\dfrac{a\theta + e}{\gamma} - 1\right)z - bm\right]}}$ 时，患者的策略选择取决于医

生的策略选择，当选择合理医疗行为的医生比例较大时，患者为了治好病会普遍接受治疗；当选择合理医疗行为的医生比例较小时，患者会普遍拒绝治疗。

图 6 – 23 为患者行为的演化规律。

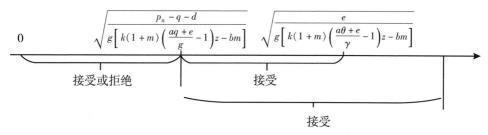

图 6 – 23　患者行为稳定策略

如图 6 – 23 所示，根据患者的初始值水平 β 不同，患者策略选择不断发生变化。此时存在阈值 $\beta^* = \sqrt{\dfrac{p_n - q - d}{g\left[k(1+m)\left(\dfrac{a\theta + e}{\gamma} - 1\right)z - bm\right]}}$。当 $\beta >$

$\sqrt{\dfrac{p_n - q - d}{g\left[k(1+m)\left(\dfrac{a\theta + e}{\gamma} - 1\right)z - bm\right]}}$ 时，无论患者是否能通过举报行为弥补自己

被过度医疗的损失，医生何种选择患者都会选择接受。当 $\beta <$

$\sqrt{\dfrac{p_n - q - d}{g\left[k(1+m)\left(\dfrac{a\theta + e}{\gamma} - 1\right)z - bm\right]}}$ 时，患者的策略选择取决于采用合理医疗行为

的医生比例。以 $y = \dfrac{a\theta - q - d}{e - g\beta^2\left[k(1+m)\left(\dfrac{a\theta + e}{\gamma} - 1\right)z - bm\right]} + 1$ 为临界点，当采用

合理医疗行为的医生比例大于该点时，患者为治好病会普遍接受治疗；当采用合理医疗行为的医生比例小于该点时，患者会普遍拒绝治疗。

利用雅克比矩阵的局部稳定性分析对医生与患者的复制动力系统［式（6 – 32）］进行分析，对微分方程组依次求关于 x 和 y 的偏导数，得出雅克比矩阵：

$$\begin{cases} F(x) = x(1-x)\left\{(y-1)\left\{e - g\beta^2\left[k(1+m)\left(\dfrac{a\theta + e}{\gamma} - 1\right)z - bm\right]\right\} + q - a\theta + d\right\} \\ F(y) = y(1-y)\left[c_3 - c_2 + x\left(c_1\alpha + gk\beta^2(1+m)\left(\dfrac{a\theta + e}{\gamma} - 1\right)z - e\delta + c_2 - c_3\right)\right] \end{cases}$$

$$\frac{\partial F(x)}{\partial x} = (1-2x)\left\{(y-1)\left\{e - g\beta^2\left[k(1+m)\left(\frac{a\theta+e}{\gamma}-1\right)z - bm\right]\right\} + q - a\theta + d\right\}$$

$$\frac{\partial F(x)}{\partial y} = x(1-x)\left\{e - g\beta^2\left[k(1+m)\left(\frac{a\theta+e}{\gamma}-1\right)z - bm\right]\right\}$$

$$\frac{\partial F(y)}{\partial y} = (1-2y)\left[c_3 - c_2 + x\left(c_1\alpha + gk\beta^2(1+m)\left(\frac{a\theta+e}{\gamma}-1\right)z - e\delta + c_2 - c_3\right)\right]$$

$$\frac{\partial F(y)}{\partial x} = y(1-y)\left[c_1\alpha + gk\beta^2(1+m)\left(\frac{a\theta+e}{\gamma}-1\right)z - e\delta + c_2 - c_3\right]$$

$$J = \begin{bmatrix} (1-2x)\begin{cases}(y-1)\left\{e - g\beta^2\left[\begin{matrix}k(1+m)\times\\\left(\frac{a\theta+e}{\gamma}-1\right)z - bm\end{matrix}\right]\right\}\\ + q - a\theta + d\end{cases} & x(1-x)\left\{e - g\beta^2\left[\begin{matrix}k(1+m)\times\\\left(\frac{a\theta+e}{\gamma}-1\right)z - bm\end{matrix}\right]\right\} \\ y(1-y)\left[\begin{matrix}c_1\alpha + gk\beta^2(1+m)\left(\frac{a\theta+e}{\gamma}-1\right)z\\ -e\delta + c_2 - c_3\end{matrix}\right] & (1-2y)\left[c_3 - c_2 + x\left(\begin{matrix}c_1\alpha + gk\beta^2(1+m)\times\\\left(\frac{a\theta+e}{\gamma}-1\right)z - e\delta + c_2 - c_3\end{matrix}\right)\right] \end{bmatrix}$$

矩阵 J 的行列式为：

$$\begin{aligned}detJ = &(1-2x)\left\{(y-1)\left\{e - g\beta^2\left[k(1+m)\left(\frac{a\theta+e}{\gamma}-1\right)z - bm\right]\right\} + q - a\theta + d\right\}\\ &\times(1-2y)\left[c_3 - c_2 + x\left(c_1\alpha + gk\beta^2(1+m)\left(\frac{a\theta+e}{\gamma}-1\right)z - e\delta + c_2 - c_3\right)\right]\\ &- x(1-x)\left\{e - g\beta^2\left[k(1+m)\left(\frac{a\theta+e}{\gamma}-1\right)z - bm\right]\right\}\\ &\times y(1-y)\left[c_1\alpha + gk\beta^2(1+m)\left(\frac{a\theta+e}{\gamma}-1\right)z - e\delta + c_2 - c_3\right]\end{aligned}$$

矩阵 J 的迹为：

$$\begin{aligned}trJ = &(1-2x)\left\{(y-1)\left\{e - g\beta^2\left[k(1+m)\left(\frac{a\theta+e}{\gamma}-1\right)z - bm\right]\right\} + q - a\theta + d\right\}\\ &+ (1-2y)\left[c_3 - c_2 + x(c_1\alpha + gk\beta^2(1+m)\left(\frac{a\theta+e}{\gamma}-1\right)z - e\delta + c_2 - c_3)\right]\end{aligned}$$

将均衡点 $(0, 0)$、$(1, 0)$、$(0, 1)$、$(1, 1)$、(x^*, y^*) 代入矩阵，整理后得到矩阵行列式和迹的表达式如表 6 - 10 所示。

表 6 - 10　　　　　　　系统中各个均衡点的矩阵行列式和迹表达式

均衡点 (x, y)	矩阵行列式和迹表达式
$(0, 0)$	$detJ = \left\{q - a\theta + d - \left\{e - g\beta^2\left[k(1+m)\left(\frac{a\theta+e}{\gamma}-1\right)z - bm\right]\right\}\right\}(c_3 - c_2)$
	$trJ = q - a\theta + d - \left\{e - g\beta^2\left[k(1+m)\left(\frac{a\theta+e}{\gamma}-1\right)z - bm\right]\right\} + c_3 - c_2$

续表

均衡点 (x, y)	矩阵行列式和迹表达式
$(1, 0)$	$detJ = -\left\{q - a\theta + d - \left\{e - g\beta^2\left[k(1+m)\left(\dfrac{a\theta+e}{\gamma}-1\right)z - bm\right]\right\}\right\}$ $\left[c_1\alpha + gk\beta^2(1+m)\left(\dfrac{a\theta+e}{\gamma}-1\right)z - e\delta\right]$
	$trJ = -\left\{q - a\theta + d - \left\{e - g\beta^2\left[k(1+m)\left(\dfrac{a\theta+e}{\gamma}-1\right)z - bm\right]\right\}\right\}$ $+\left[c_1\alpha + gk\beta^2(1+m)\left(\dfrac{a\theta+e}{\gamma}-1\right)z - e\delta\right]$
$(0, 1)$	$detJ = -(q - a\theta + d)(c_3 - c_2)$
	$trJ = q - a\theta + d - c_3 + c_2$
$(1, 1)$	$detJ = (q - a\theta + d)\left[c_1\alpha + gk\beta^2(1+m)\left(\dfrac{a\theta+e}{\gamma}-1\right)z - e\delta\right]$
	$trJ = -(q - a\theta + d) - \left[c_1\alpha + gk\beta^2(1+m)\left(\dfrac{a\theta+e}{\gamma}-1\right)z - e\delta\right]$
(x^*, y^*)	$detJ = (1-2x^*)\left\{(y^*-1)\left\{e - g\beta^2\left[k(1+m)\left(\dfrac{a\theta+e}{\gamma}-1\right)z - bm\right]\right\} + q - a\theta + d\right\}$ $(1-2y^*)\left[c_3 - c_2 + x^*\left(c_1\alpha + gk\beta^2(1+m)\left(\dfrac{a\theta+e}{\gamma}-1\right)z - e\delta + c_2 - c_3\right)\right]$ $-x^*(1-x^*)\left\{e - g\beta^2\left[k(1+m)\left(\dfrac{a\theta+e}{\gamma}-1\right)z - bm\right]\right\}$ $\times y^*(1-y^*)\left[c_1\alpha + gk\beta^2(1+m)\left(\dfrac{a\theta+e}{\gamma}-1\right)z - e\delta + c_2 - c_3\right]$ $trJ = 0$

依据演化博弈理论，当均衡点满足 $detJ > 0$，$trJ < 0$ 时，此时均衡点即为演化稳定点，可得到如下命题。

命题 10　在患者不总是拒绝医生的情况下，当 $\dfrac{c_1\alpha}{e} < \delta < \dfrac{(p_n - p_r)gk\beta^2(1+m)z + p_r c_1\alpha}{ep_r}$ 时，存在一阈值 $\gamma^* = \dfrac{p_n gk\beta^2(1+m)z}{e\delta - c_1\alpha + gk\beta^2(1+m)z}$。当监管机构制定的某类疾病费用上限低于该点时，医生一定会选择合理医疗，监管机构制定的某类疾病费用上限高于该点时，医生有可能会选择过度医疗。

证明：已知 $c_3 - c_2 > 0$，$q > a\theta$。求出均衡点 $(0, 0)$、$(1, 0)$、$(0, 1)$、$(1, 1)$ 满足 $detJ > 0$，$trJ < 0$ 两个条件时的参数取值范围，观察两种条件下参数取值范围是否有重合，然后判断该点是否为演化均衡点，如表 6-11 所示。

表 6-11 演化均衡点判定

均衡点 (x, y)	满足 $detJ > 0$ 的参数取值条件	满足 $trJ < 0$ 的参数取值条件	演化稳定点
$(0, 0)$	$q - a\theta + d - \left\{ e - g\beta^2 \times \left[k(1+m)\left(\frac{a\theta+e}{\gamma}-1\right)z - bm \right] \right\} > 0$	$q - a\theta + d - \left\{ e - g\beta^2 \left[k(1+m)\left(\frac{a\theta+e}{\gamma}-1\right)z - bm \right] \right\} < -(c_3 - c_2)$	否
$(1, 0)$	$q - a\theta + d - \left\{ e - g\beta^2 \times \left[k(1+m)\left(\frac{a\theta+e}{\gamma}-1\right)z - bm \right] \right\} > 0$ $c_1\alpha + gk\beta^2(1+m)\left(\frac{a\theta+e}{\gamma}-1\right)z - e\delta < 0$	$q - a\theta + d - \left\{ e - g\beta^2 \left[k(1+m)\left(\frac{a\theta+e}{\gamma}-1\right)z - bm \right] \right\} > 0$ $c_1\alpha + gk\beta^2(1+m)\left(\frac{a\theta+e}{\gamma}-1\right)z - e\delta < q - a\theta + d - \left\{ e - g\beta^2 \left[k(1+m)\left(\frac{a\theta+e}{\gamma}-1\right)z - bm \right] \right\}$	是
$(1, 0)$	$q - a\theta + d - \left\{ e - g\beta^2 \left[k(1+m)\left(\frac{a\theta+e}{\gamma}-1\right)z - bm \right] \right\} < 0$ $c_1\alpha + gk\beta^2(1+m)\left(\frac{a\theta+e}{\gamma}-1\right)z - e\delta > 0$	$q - a\theta + d - \left\{ e - g\beta^2 \left[k(1+m)\left(\frac{a\theta+e}{\gamma}-1\right)z - bm \right] \right\} < 0$ $c_1\alpha + gk\beta^2(1+m)\left(\frac{a\theta+e}{\gamma}-1\right)z - e\delta < q - a\theta + d - \left\{ e - g\beta^2 \left[k(1+m)\left(\frac{a\theta+e}{\gamma}-1\right)z - bm \right] \right\}$	否
$(0, 1)$	不存在	不存在	否
$(1, 1)$	$c_1\alpha + gk\beta^2(1+m)\left(\frac{a\theta+e}{\gamma}-1\right)z - e\delta > 0$	$c_1\alpha + gk\beta^2(1+m)\left(\frac{a\theta+e}{\gamma}-1\right)z - e\delta > -(q - a\theta)$	是

当 $\frac{c_1\alpha}{e} < \delta < \frac{(p_n - p_r)gk\beta^2(1+m)z + p_r c_1\alpha}{ep_r}$ 时，$p_r < \gamma < p_n$。

由命题 9 可知，当 $\beta > \sqrt{\dfrac{p_n - q - d}{g\left[k(1+m)\left(\frac{a\theta+e}{\gamma}-1\right)z - bm \right]}}$ 时，无论患者是否

能通过举报行为弥补自己被过度医疗的损失，医生何种选择患者都会选择接受，在此种条件下可得情形 1（a）和情形 1（b）。

情形 1（a）：当 $\gamma > \dfrac{p_n gk\beta^2(1+m)z}{e\delta - c_1\alpha + gk\beta^2(1+m)z}$ 时，依据演化博弈理论，此时 $(1, 0)$ 为演化稳定点；

情形 1（b）：当 $0 < \gamma < \dfrac{p_n g k \beta^2 (1+m) z}{e\delta - c_1 \alpha + g k \beta^2 (1+m) z}$ 时，依据演化博弈理论，此时（1,1）为演化稳定点。

由命题 2 可知，当 $\beta < \sqrt{\dfrac{p_n - q - d}{g\left[k(1+m)\left(\dfrac{a\theta + e}{\gamma} - 1\right) z - bm \right]}}$ 时，患者的策略选择取决于医生合理医疗行为出现频率，在此种条件下可得情形 2（a）和情形 2（b）。

情形 2（a）：当 $\gamma > \dfrac{p_n g k \beta^2 (1+m) z}{e\delta - c_1 \alpha + g k \beta^2 (1+m) z}$，依据演化博弈理论，此时没有演化稳定点。

情形 2（b）：当 $0 < \gamma < \dfrac{p_n g k \beta^2 (1+m) z}{e\delta - c_1 \alpha + g k \beta^2 (1+m) z}$ 时，依据演化博弈理论，此时（1,1）为演化稳定点。

综上，在患者不总是拒绝医生的情况下［情形 1（a）、情形 1（b）、情形 2（a）、情形 2（b）］：当 $\dfrac{c_1 \alpha}{e} < \delta < \dfrac{(p_n - p_r) g k \beta^2 (1+m) z + p_r c_1 \alpha}{e p_r}$ 且 $\gamma > \dfrac{p_n g k \beta^2 (1+m) z}{e\delta - c_1 \alpha + g k \beta^2 (1+m) z}$ 时，演化稳定点为（1,0）或者没有演化稳定点，此时医生可能会选择过度医疗政策；当 $\dfrac{c_1 \alpha}{e} < \delta < \dfrac{(p_n - p_r) g k \beta^2 (1+m) z + p_r c_1 \alpha}{e p_r}$ 且 $0 < \gamma < \dfrac{p_n g k \beta^2 (1+m) z}{e\delta - c_1 \alpha + g k \beta^2 (1+m) z}$ 时，唯一的演化稳定点为（1,1），此时医生会合理医疗。证毕。

6.3.4 医生行为影响因素分析

令 $w = e\delta - c_1 \alpha - g k \beta^2 (1+m)\left(\dfrac{a\theta + e}{\gamma} - 1\right) z$，$w$ 为患者选择接受时，相对于合理医疗，医生选择过度医疗策略时的净收益。w 越大，医生越倾向于选择过度医疗。

命题 11 当其他因素一定时，医疗总费用绩效系数 δ 越大，医生越倾向于选择过度医疗策略。

证明：对 $w = e\delta - c_1 \alpha - g k \beta^2 (1+m)\left(\dfrac{a\theta + e}{\gamma} - 1\right) z$ 中 δ 求导，$\dfrac{\partial w}{\partial \delta} = e > 0$。由

此可知，当医疗总费用绩效系数 δ 越大时，医生越倾向于选择过度医疗策略。

命题 12　当其他因素一定时，医生合理医疗成本 c_1 越小，医生越倾向于选择过度医疗策略。

证明：对 $w = e\delta - c_1\alpha - gk\beta^2(1+m)\left(\dfrac{a\theta+e}{\gamma}-1\right)z$ 中 c_1 求导，$\dfrac{\partial w}{\partial c_1} = -\alpha < 0$。由此可知，当医生合理医疗成本 c_1 越小时，医生越倾向于选择过度医疗策略。

命题 13　当其他因素一定时，疾病费用上限与实际疾病费用差值的相对值下对医生的单位罚金 z 越小，医生越倾向于选择过度医疗策略。

证明：对 $w = e\delta - c_1\alpha - gk\beta^2(1+m)\left(\dfrac{a\theta+e}{\gamma}-1\right)z$ 中 z 求导，$\dfrac{\partial w}{\partial z} = -gk\beta^2(1+m)\left(\dfrac{a\theta+e}{\gamma}-1\right) < 0$。由此可知，当单位疾病费用上限与实际疾病费用差值的相对值下对医生的罚金 z 越小时，医生越倾向于选择过度医疗策略。

命题 14　当其他因素一定时，患者初始知识水平 β 越小，医生越倾向于选择过度医疗策略。

证明：对 $w = e\delta - c_1\alpha - gk\beta^2(1+m)\left(\dfrac{a\theta+e}{\gamma}-1\right)z$ 中 β 求导，$\dfrac{\partial w}{\partial \beta} = -2gk\beta(1+m)\left(\dfrac{a\theta+e}{\gamma}-1\right) < 0$。由此可知，当患者初始知识水平 β 越小时，医生越倾向于选择过度医疗策略。

命题 15　当其他因素一定时，患者患病严重程度 θ 越小，医生越倾向于选择过度医疗策略。

证明：对 $w = e\delta - c_1\alpha - gk\beta^2(1+m)\left(\dfrac{a\theta+e}{\gamma}-1\right)z$ 中 θ 求导，$\dfrac{\partial w}{\partial \theta} = -gk\beta^2(1+m)z\dfrac{a}{\gamma} < 0$。由此可知，当患者患病严重程度 θ 越小时，医生越倾向于选择过度医疗策略。

6.3.5　分析讨论

本章从有限理性的角度出发，采用演化博弈的方法构建医患双方博弈模型，引入基于患者知识水平的激励惩罚机制。根据收益支付矩阵建立复制动态方程求出满足条件的均衡点，如命题 1 所示，五个演化均衡点分别是 $E_1(0, 0)$、$E_2(1, 0)$、$E_3(0, 1)$、$E_4(1, 1)$ 和 $E_5(x^*, y^*)$。

命题 2 对以上均衡点进行分析证明基于患者初始知识水平的激励约束机制对患者行为的影响，找出使患者行为变化的初始知识水平阈值 β^*，同时计算出可以通过举报获得罚金弥补过度医疗损失的患者所在的初始知识水平区间。

研究表明存在阈值 $\beta^* = \sqrt{\dfrac{p_n - q - d}{g\left[k(1+m)\left(\dfrac{a\theta + e}{\gamma} - 1\right)z - bm\right]}}$，当患者初始知识水

平 β 高于该点时，无论患者是否能通过举报行为弥补自己被过度医疗的损失，医生何种决策患者都会选择接受。当患者初始知识水平 β 低于该点时，患者的策略选择取决于医生合理医疗行为出现频率。特别地，初始知识水平

在 $\sqrt{\dfrac{p_n - q - d}{g\left[k(1+m)\left(\dfrac{a\theta + e}{\gamma} - 1\right)z - bm\right]}} < \beta < \sqrt{\dfrac{e}{g\left[k(1+m)\left(\dfrac{a\theta + e}{\gamma} - 1\right)z - bm\right]}}$ 范围

内时，即使患者普遍选择接受医生的方案，但是初始知识水平在此区间的患者并不能通过举报行为弥补自己被过度医疗的损失；当初始知识水平 $\beta >$

$\sqrt{\dfrac{e}{g\left[k(1+m)\left(\dfrac{a\theta + e}{\gamma} - 1\right)z - bm\right]}}$ 时，被过度医疗的患者在采取举报行为后会获

得净收益。由此可见，患者知识水平越高越容易接受医生的治疗方案，并且当知识水平到达一定程度时，成功举报医生过度医疗行为的患者可以通过接受医生的方案并且从罚金中获得净利润。这样的结论可能由于初始知识水平高的患者具有较高的收入水平，未来可将患者收入水平因素加入模型中进行分析，探究收入水平对患者行为选择的影响。

分析初始知识水平对患者行为的影响后，加入对医生行为选择的分析，对五个演化均衡点的稳定性进行探讨，当演化博弈的均衡点满足雅克比矩阵行列式 $detJ > 0$，迹 $trJ < 0$ 时，则判定该均衡点为演化稳定策略。令 $S_1 = q - a\theta + d - \left\{e - g\beta^2\left[k(1+m)\left(\dfrac{a\theta + e}{\gamma} - 1\right)z - bm\right]\right\}$，$S_2 = c_1\alpha + gk\beta^2(1+m)\left(\dfrac{a\theta + e}{\gamma} - 1\right)z - e\delta$，

$S_3 = e - g\beta^2\left[k(1+m)\left(\dfrac{a\theta + e}{\gamma} - 1\right)z - bm\right]$。其中 S_1 代表与拒绝医生过度治疗方案

相比，患者接受时的净收益，S_2 代表与采用过度医疗方案相比，医生选择合理医疗行为的净收益，S_3 代表患者接受治疗时，过度医疗较合理医疗增加的费用。根据雅可比矩阵分析五个均衡点在不同范围内的稳定性，结果如表 6 - 12 所示。表 6 - 12 中的每个条件又分成不同的子条件，具有相同均衡点稳定性分布的子条件下 x^* 和 y^* 的取值范围有所不同，如表 6 - 13 所示。因为 $E_5(x^*,$

y^*）作为均衡点存在时要满足 $-1 < \dfrac{a\theta - q - d}{e - g\beta^2\left[k(1+m)\left(\dfrac{a\theta+e}{\gamma}-1\right)z - bm\right]} < 0$，

$0 < \dfrac{c_2 - c_3}{c_1\alpha + gk\beta^2(1+m)\left(\dfrac{a\theta+e}{\gamma}-1\right)z - e\delta + c_2 - c_3} < 1$ 的条件，此时 $e -$

$g\beta^2\left[k(1+m)\left(\dfrac{a\theta+e}{\gamma}-1\right)z - bm\right] > q - a\theta + d$ 且 $c_1\alpha + gk\beta^2(1+m)\left(\dfrac{a\theta+e}{\gamma}-1\right)z -$

$e\delta + c_2 - c_3 < c_2 - c_3$，即 $S_1 < 0$ 且 $S_2 < 0$，所以 $E_5(x^*, y^*)$ 在前三种条件下没有落在平面 $H = \{(x, y) \mid 0 \leq x \leq 1, 0 \leq y \leq 1\}$ 内，故该均衡点不存在。在第四种条件下 $E_5(x^*, y^*)$ 存在，但此时 $\left.\dfrac{\partial F(x)}{\partial x}\right|_{x=x^*, y=y^*} = 0$ 且 $\left.\dfrac{\partial F(y)}{\partial y}\right|_{x=x^*, y=y^*} = 0$，意味着此时 $F(x)$、$F(y)$ 切线斜率都为零，则 $E_5(x^*, y^*)$ 为系统鞍点。除了 $E_5(x^*, y^*)$ 之外，分析剩余四个均衡点 $E_1(0, 0)$、$E_2(1, 0)$、$E_3(0, 1)$ 和 $E_4(1, 1)$ 的稳定性。

表 6 - 12　　　　　　　演化博弈模型均衡点的稳定性判定结果

条件序号	条件	均衡点	$detJ$（符号）	$trJ < 0$（符号）	均衡状态
1	$S_1 > 0$ $S_2 > 0$	$E_1(0, 0)$	+	+	不稳定
		$E_2(1, 0)$	−		鞍点
		$E_3(0, 1)$	−		鞍点
		$\mathbf{E_4(1, 1)}$	+	−	**ESS**
		$E_5(x^*, y^*)$			不存在
2	$S_1 > 0$ $S_2 < 0$	$E_1(0, 0)$	+	+	不稳定
		$\mathbf{E_2(1, 0)}$	+	−	**ESS**
		$E_3(0, 1)$	−		鞍点
		$E_4(1, 1)$	−		鞍点
		$E_5(x^*, y^*)$			不存在
3	$S_1 < 0$ $S_2 > 0$	$E_1(0, 0)$	−		鞍点
		$E_2(1, 0)$	+	+	不稳定
		$E_3(0, 1)$	−		鞍点
		$\mathbf{E_4(1, 1)}$	+	−	**ESS**
		$E_5(x^*, y^*)$			不存在

续表

条件序号	条件	均衡点	$detJ$（符号）	$trJ<0$（符号）	均衡状态
4	$S_1<0$ $S_2<0$	$E_1(0, 0)$	−		鞍点
		$E_2(1, 0)$	−		鞍点
		$E_3(0, 1)$	−		鞍点
		$E_4(1, 1)$	−		鞍点
		$E_5(x^*, y^*)$	+	0	鞍点

表 6-13　　　　　　　　　$E_5(x^*, y^*)$ 横纵坐标取值范围

序号	条件	子条件	x^* 取值范围	y^* 取值范围
1	$S_1>0$ $S_2>0$	$S_1>0,\ S_2>c_3-c_2,\ S_3>0$	$x^*<0$	$y^*<0$
		$S_1>0,\ S_2>c_3-c_2,\ S_3<0$	$x^*<0$	$y^*>1$
		$S_1>0,\ 0<S_2<c_3-c_2,\ S_3>0$	$x^*>1$	$y^*<0$
		$S_1>0,\ 0<S_2<c_3-c_2,\ S_3<0$	$x^*>1$	$y^*>1$
2	$S_1>0$ $S_2<0$	$S_1>0,\ S_2<0,\ S_3>0$	$0<x^*<1$	$y^*<0$
		$S_1>0,\ S_2<0,\ S_3<0$	$0<x^*<1$	$y^*>1$
3	$S_1<0$ $S_2>0$	$S_1<0,\ S_2>c_3-c_2,\ S_3>0$	$x^*<0$	$0<y^*<1$
		$S_1<0,\ S_2>c_3-c_2,\ S_3<0$	不存在	
		$S_1<0,\ 0<S_2<c_3-c_2,\ S_3>0$	$x^*>1$	$0<y^*<1$
		$S_1<0,\ 0<S_2<c_3-c_2,\ S_3<0$	不存在	
4	$S_1<0$ $S_2<0$	$S_1<0,\ S_2<0,\ S_3>0$	$0<x^*<1$	$0<y^*<1$
		$S_1<0,\ S_2<0,\ S_3<0$	不存在	

在第一种条件下的系统稳定性过程中，医患行为演化博弈的 4 个均衡点分布为一个稳定点、一个非稳定点以及两个鞍点。由此可知，当与拒绝医生过度治疗方案相比，患者接受时存在净收益，即 $S_1>0$，与采用合理医疗方案相比，医生选择过度医疗行为具有净收益，即 $S_2>0$，对于医患双方来说，患者选择接受、医生选择合理医疗是演化博弈系统最终必然会趋向的稳定状态，即演化稳定点为 $E_4(1, 1)$。本节采用图 6-24（a）所示的相轨迹示意图来描述第一种条件下的系统演化动态趋势。在第二种条件下，对于患者来说，与拒绝医生过度治疗方案相比，患者接受时具有净收益，即 $S_1>0$，然而与采用过度医疗方案相比，医生选择合理医疗行为会有相应的损失，即

$S_2 < 0$，与前者均衡点数量分布情况相同，但是此时稳定点为 $E_2(1, 0)$。与第一种条件对比可以看出，当医生选择合理医疗行为较选择过度医疗行为存在净损失时，患者选择接受；当医生选择过度医疗时，演化博弈系统最终必然会趋向的稳定状态。本节采用图6-24（b）所示的相轨迹示意图来描述第二种条件下的系统演化动态趋势。第三种条件下的均衡点稳定性分布与第一种条件下相同，但相轨迹图有所差异，如图6-24（c）所示。在第四种条件下，对于患者来说，与拒绝医生过度治疗方案相比，患者接受时具有净损失，即 $S_1 < 0$，而且与采用过度医疗方案相比，医生选择合理医疗行为也会有相应的损失，即 $S_2 < 0$，此时四个均衡点都是鞍点，其相轨迹图如图6-24（d）所示。

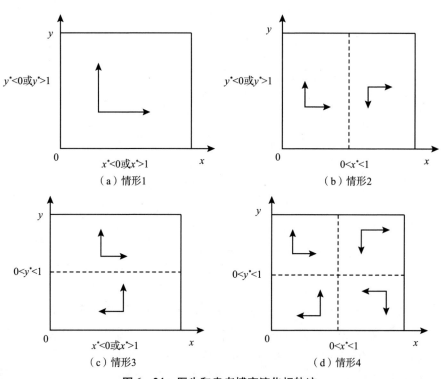

图6-24 医生和患者博弈演化相轨迹

从图6-24可以看出，对于患者而言，当 $y^* > 1$，即 $S_1 > 0$ 且 $S_3 < 0$，无论医生作何选择，患者的策略选择都会朝着"接受"的合作方向演化，如图6-24（a）和图6-24（b）所示，图中还可以看出当 $y^* < 0$，即 $S_1 > 0$ 且 $S_3 > 0$，患者都会逐渐选择"接受"的策略，而不依赖于初始状态及医生的决策。当 $y^* \in (0, 1]$，即 $S_1 < 0$ 且 $S_3 > 0$，患者的策略演化方向与医生的选择相关，当医生采取"合理医疗"策略的概率 $y > y^*$ 时，患者的策略选择会趋向于"接受"，当 $y < y^*$ 时，患者的策略选择会趋向"拒绝"，如图 6-24（c）和图 6-24（d）所示。

进一步分析患者的策略演化，S_1 代表与拒绝医生过度治疗方案相比，患者接受时的净收益，S_3 代表患者接受治疗时，过度医疗较合理医疗增加的费用，因此，S_1 实际表示医生对接受过度治疗患者的激励，S_3 表示患者接受过度医疗与合理医疗的收益差。因此，对于患者而言，若 S_1 为正，即接受过度治疗的收益超过拒绝过度治疗的基本收益，患者自然选择"接受"的策略，并且不依赖于医生的选择。当拒绝过度治疗的收益超过接受过度治疗的基本收益，但只要医生的合理医疗概率足够大（$y > y^*$），患者的最终选择也会趋向于"接受"，反之会向"拒绝"方向演化。

同理，对于医生而言，当 $x^* > 1$，即 $0 < S_2 < c_3 - c_2$ 时，无论患者如何选择，医生的策略选择都会朝着"合理医疗"的方向演化，如图 6-24（a）和图 6-24（c）所示，在以上两张图中，还可以看出当 $x^* < 0$，即 $S_2 > c_3 - c_2$，医生都会逐渐选择"合理医疗"的策略，而不依赖于初始状态及患者的选择。当 $x^* \in (0, 1]$，即 $S_2 < 0$，医生的策略演化方向与患者的选择相关，当患者采取"接受"策略的概率 $x > x^*$ 时，医生的策略选择会趋向于"合理医疗"，当 $x < x^*$ 时，医生的策略选择会趋向"过度医疗"，如图 6-24（b）和图 6-24（d）所示。

不难理解，S_2 代表与采用过度医疗方案相比，医生选择合理医疗行为的净收益，也就是对选择合理医疗行为的医生的激励力度。因此，对医生而言，当 S_2 为正时，即医生采取合理医疗行为的收益超过采取过度医疗行为的收益，医生自然选择"合理医疗"，并且不依赖于患者的选择。当医生采取过度医疗的收益超过采取合理医疗行为的收益，但只要病人"接受"治疗的概率足够大，医生的最终选择也会趋向于"合理医疗"，反之会向"过度医疗"方向演化。

分析医患博弈演化稳定的均衡解之后，进一步证明监管机构制定此项激励措施对医生医疗行为的影响，结合医生的绩效，找到使医生策略选择发生改变的某类疾病费用上限的阈值，同时计算规定的某类疾病费用上限诱发过度医疗的管制区间。命题 3 主要指出在患者不总是拒绝医生的情况下，当医生总费用绩效系数满足 $\dfrac{c_1 \alpha}{e} < \delta < \dfrac{(p_n - p_r) gk\beta^2 (1 + m) + p_r c_1 \alpha}{e p_r}$ 时，某类疾病费

用上限存在一阈值 $\gamma^* = \dfrac{p_n gk\beta^2(1+m)}{e\delta - c_1\alpha + gk\beta^2(1+m)}$。当监管机构制定的某类疾病费用上限低于该点时，医生一定会选择合理医疗，监管机构制定的某类疾病费用上限高于该点时，医生有可能会选择过度医疗。命题 3 说明监管机构制定的某类疾病费用上限越低，医生合理医疗的概率越大，超过 $\gamma^* = \dfrac{p_n gk\beta^2(1+m)}{e\delta - c_1\alpha + gk\beta^2(1+m)}$ 会诱发医生过度医疗，此阈值的确定具有现实意义，对制定按病种付费医保支付方式下的不同疾病诊断相关组的医疗服务成本具有指导价值。可见某类疾病费用上限越低对医生的管制强度越大，越可能抑制医生的过度医疗，从而减少患者的总医疗费用。因此，在保证服务质量的前提下合理的病种定价、在降低医疗服务成本的同时服务总额数量的科学制定显得至关重要。

在命题 3 的基础上，命题 4 进一步分析了与医生相关的参数对其策略选择的影响，医生合理医疗成本、单位疾病费用上限与实际疾病费用差值的相对值下对医生的罚金、患者的初始知识水平、患者患病的严重程度分别呈现下降趋势，医疗总费用绩效系数呈现上升趋势时，医生更倾向于采用过度医疗的策略。因此，可以从三个角度来促使医生合理医疗。从医院角度，控制医疗总费用绩效系数和医生的合理医疗成本等相关参数在一定范围内，有利于促使基于患者初始知识水平的激励约束机制发挥作用；反之，激励约束机制失效时，医生存在过度医疗的倾向，此时医生治疗方案选择受到患者决策的影响，患者的初始知识水平和患病严重程度等参数是决定医生是否过度医疗的关键，因此，患者应在看病前对自己的病情有初步的了解，提升对轻症诊疗方案的识别能力，增加区分医生诊疗行为的辨别能力，进而提升自己的初始知识水平来避免因医生过度医疗行为带来的财产损失和健康损害。相关医疗机构也应普及普通、多发疾病的诊疗知识，引导患者科学合理就医；同时，相关监管机构应制定对医生过度医疗行为的合理罚金，增加监管力度，着重预防轻症患者被过度治疗的情况，也应避免医生因规避过度医疗被惩罚的风险而诊疗不足、降低整体医疗质量的情况，因此，建立健全的疾病诊断相关组分类、确定准确的医疗服务成本定价是保障患者得到优质医疗服务的关键。

6.3.6　数值仿真

上节对演化博弈均衡点进行稳定性分析，找出基于患者初始知识水平激励约束机制下某类疾病费用上限对医生策略选择的影响，本节采用 Python 进行数值仿真来验证上述结论。

1. 医患动态演化博弈仿真

数值仿真命题三中的情形 1（a）、情形 1（b）、情形 2（a）、情形 2（b）。对于情形 1（a）、情形 1（b），此时 $\beta > \sqrt{\dfrac{p_n - q - d}{g\left[k(1+m)\left(\dfrac{a\theta + e}{\gamma} - 1\right)z - bm\right]}}$，仿真的参数设置为 $a = 4.6$、$\theta = 0.9$、$e = 1.8$、$q = 5$、$c_1 = 0.5$、$\alpha = 0.8$、$\delta = 0.9$、$c_2 = 2.4$、$c_3 = 3.4$、$\beta = 0.7$、$m = 0.6$、$b = 0.5$、$g = 0.9$、$k = 0.4$、$z = 10$、$d = 0.7$，分别令 $\gamma = 4.5$，$\gamma = 4$ 满足情形 1（a）、情形 1（b）的参数条件，仿真结果分别如图 6 - 25（a）和图 6 - 25（b）所示。从情形 1（a）的图中可以看出，随着演化时间的增加，最终演化稳定点趋向于（1，0），均衡策略表现为 {接受，过度医疗}。从情形 1（b）的图中可以看出，随着演化时间的增加，最终演化稳定点趋向于（1，1），均衡策略表现为 {接受，合理医疗}。由此可见，对于患者行为的演化结果来说，当患者的初始知识水平的取值能够使 $S_1 > 0$ 时，即与拒绝医生过度治疗方案相比，在患者接受时的期望净收益为正的条件下，无论医生提出何种治疗方案，患者都会接受；对于医生来说，当保持其他参数不变的情况下，随着监管机构规定的某类疾病费用上限的减小，医生的行为逐渐由过度医疗向合理医疗转变。这表明，当监管机构规定的某类疾病费用上限较大时，对医生的管制力度较小，医生存在通过过度手术与过度检查等途径提高医疗总费用的动机，即使有可能受到惩罚，过度医疗的收益期望值仍可能超过合理医疗的收益期望值，此时激励约束机制失效，因此相关监管机构应适当减小某类疾病的费用上限，即增大对医生的管制力度，此时合理医疗的收益期望值超过过度医疗的收益期望值，医生无过度医疗动机，会自动选择合理医疗策略。由于不同的患者初始知识水平有所差异，当患者的初始知识水平足够大，能够使患者在接受医生方案的时候存在期望净收益，患者会为了自己的利益听从医生的建议，若此时设定较大的疾病费用上限就不能有效约束医生的过度医疗行为，从而造成社会损失，监管机构制订合理的疾病费用上限才能有效约束医生的行为，促使医生合理医疗。

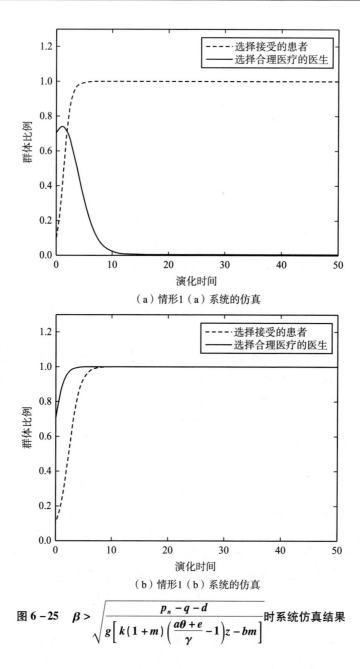

（a）情形1（a）系统的仿真

（b）情形1（b）系统的仿真

$$图6-25\quad \beta > \sqrt{\dfrac{p_n - q - d}{g\left[k(1+m)\left(\dfrac{a\theta + e}{\gamma} - 1\right)z - bm\right]}}\ 时系统仿真结果$$

对于情形 2 （a）、情形 2 （b），此时 $\beta < \sqrt{\dfrac{p_n - q - d}{g\left[k(1+m)\left(\dfrac{a\theta + e}{\gamma} - 1\right)z - bm\right]}}$，

仿真的参数设置为 $a = 4$、$\theta = 0.5$、$e = 2$、$q = 2.5$、$c_1 = 1$、$\alpha = 0.8$、$\delta = 0.8$、

$c_2 = 1.5$、$c_3 = 2$、$\beta = 0.5$、$m = 1$、$b = 1$、$g = 0.8$、$k = 0.5$、$z = 10$、$d = 0.7$，分别令 $\gamma = 3$，$\gamma = 2.7$ 满足情形 2（a）、情形 2（b）的参数条件，仿真结果分别如图 6-26（a）和图 6-26（b）所示。从情形 2（a）的图中可以看出，随着演化时间的增加，选择"合理医疗"策略的医生比例和选择"接受"策略的患者比例不断变化，呈现波形相似的演化趋势，此时医患博弈模型不存在演化稳定点。从情形 2（b）的图中可以看出，随着演化时间的增加，最终演化稳定点趋向于（1，1），均衡策略表现为 {接受，合理医疗}。由此可见，对于患者行为的演化结果来说，当患者的初始知识水平的取值能够使 $S_1 < 0$ 时，即与拒绝医生过度治疗方案相比，患者接受时会存在期望损失，此时患者的选择受到医生策略选择的影响，随着医生合理医疗比例的不同，选择"接受"策略的患者比例也在不断改变；对于医生来说，在保持其他参数不变的情况下，随着监管机构规定的某类疾病费用上限的减小，医生的行为逐渐由周期动荡状态向合理医疗转变。这表明，当监管机构规定的某类疾病费用上限较大的时候，对医生的管制力度较小，对于医生来说情况 2（a）与情况 1（a）相似，过度医疗的收益期望值仍超过合理医疗的收益期望值，激励约束机制失效，医生存在过度医疗的动机，但由于患者初始知识水平不高，当受到过度医疗时，初始知识水平低的患者举报不一定能成功，反而存在期望损失，所以患者在策略的选择上更加谨慎。如图 6-26（a）所示，在起始时刻，当选择"接受"策略的患者数量增加时，由于激励约束机制失效，选择"合理医疗"策略的医生比例开始下降，然而当拒绝治疗的患者数量增多时，医生逐渐意识到过度医疗行为不被患者接受，继续过度医疗会导致自己利益受到损害，选择"合理医疗"策略的医生比例又会上升。因此，当患者的初始知识水平较低，监管机构规定的某类疾病费用上限较大时，系统没有稳定策略。情形 2（b）与情形 1（b）相似，监管机构对医生的管制强度较大，医生合理医疗的收益期望值超过过度医疗的收益期望值，医生没有过度医疗的动机，会自动选择合理医疗，即使此时患者的初始知识水平较低，但患者观察到医生合理医疗的比例，患者也会选择接受医生的治疗。

对以上四种情形进行总结，首先，从患者角度，应该提高对常见病、多发疾病的常识，在遇到过度医疗时及时发现，并向相关监管机构进行举报以弥补自己的损失；其次，从医院角度，平时多向患者普及医疗方面的知识，提高患者的知识水平，秉承"以人为本"的理念为患者的健康提供更多保障；最后，对于监管机构来说，制定合理的疾病费用上限对医生的行为进行约束，在监督过程中患者也充当监管医生行为的角色，考虑患者的初始知识水平对疾病费用上限的影响，全方位保障患者权益。

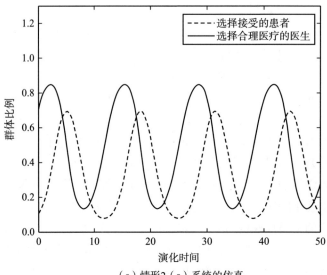

（a）情形2（a）系统的仿真

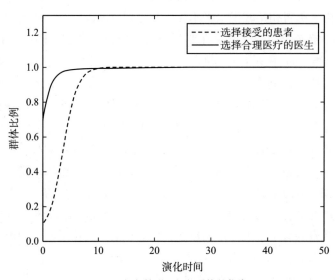

（b）情形2（b）系统的仿真

图6-26　$\beta < \sqrt{\dfrac{p_n - q - d}{g\left[k(1+m)\left(\dfrac{a\theta+e}{\gamma}-1\right)z - bm\right]}}$ 时系统仿真结果

2. 医生行为影响因素仿真

为了更好揭示与医生行为相关的参数对医生策略选择的影响，对医疗总费用绩效系数、医生合理医疗成本、单位疾病费用上限与实际疾病费用的差值对医生的罚金、患者的初始知识水平、患者患病严重程度进行仿真，验证第四部分的结论。

当 $\beta > \sqrt{\dfrac{p_n - q - d}{g\left[k(1+m)\left(\dfrac{a\theta+e}{\gamma}-1\right)z-bm\right]}}$ 时，图 6-27（a）验证了命题 4 的

结论，当医疗总费用绩效系数越大时，医生越倾向于选择过度医疗策略，这可能是由于医疗总费用绩效系数与医生的收入直接相关，相比于较小的绩效系数，系数较大对医生收入的影响越显著，医生采取过度医疗行为的激励强度更大，此时医生为了增加自己的收入，存在为患者提供过度检查、过度手术的动机。

分析图 6-27（b）可以看出，合理医疗成本越小，医生更倾向于选择过度医疗策略，此结果与命题 5 的结论一致。引发这种结果的原因可能是医生在采用过度医疗策略时，也需要支付超出合理医疗范围的医疗成本。假设患者总医疗费用由两部分组成，分别是合理医疗费用和过度医疗费用。当合理医疗成本越小时，医生在合理医疗上获得的收益更大，因为过度医疗成本也是基于合理医疗成本进行计算，因此过度医疗成本减少，医生过度医疗收益增加。合理医疗成本较小时，患者支付同样的医疗费用，医生所提出的过度检查、过度手术的方案费用更高或者种类更多，此时社会损失增加，医生更倾向于选择过度医疗行为。命题 6 的结论在图 6-27（c）中得到证明，单位疾病费用上限与实际疾病费用差值的相对值下对医生的罚金越小，医生更倾向于选择过度医疗策略。因为减小对医生的约束力度，采取过度医疗的医生即使被处以罚金，但是仍旧能获得比采用合理医疗行为更高的收益，此时即使被发现的风险较大，医生还是会选择过度医疗策略来增加自己的收益。

分析图 6-27（d）可知，患者的初始知识水平越低，医生越倾向于采用过度医疗策略，这验证了命题 7 的结论，原因是搜索知识后举报时的知识水平、搜索知识成本、对医生过度医疗行为举报概率、成功举报医生欺骗行为的概率都与初始知识水平相关，较低的初始知识水平对应较低的举报时的知识水平、知识搜索成本、对医生过度医疗行为的举报概率、成功举报医生欺骗性行为的概率，这意味着低初始知识水平的患者不一定可以正确识别出医生的过度

医疗行为，即使发现了医生的欺骗行为打算采取举报措施，这样的患者能捕获到的新知识也不足以成功举报医生的过度医疗行为，因此与较高初始知识水平的患者相比，医生认为对低初始知识水平的患者采用过度医疗方案的风险更低。此外，低初始知识水平的患者举报失败的概率较大，会导致额外的知识搜索成本，患者由于想避免自己被过度医疗就不一定会接受医生的治疗方案，其策略选择取决于医生合理医疗的概率，然而对于医生而言，当低初始知识水平的患者接受治疗的概率较小、人数较少时，医生更有可能对少数接受治疗的患者采取过度医疗行为以弥补收益的缺失，由此形成患者不接受治疗、医生过度医疗的恶性循环。图6-27（e）验证了命题8的结论，患者患病严重程度越小，医生越倾向于选择过度医疗的策略。这可能是由于，患者的患重病严重程度越小，当接受医生过度医疗方案时，患者的总医疗费用与某类疾病费用上限的相对值小，对采用欺骗行为的医生处以罚金是根据实际费用和规定的费用上限的相对值确定，即使患者成功举报了医生的过度医疗行为，对医生的处罚力度却不大，与合理医疗相比，医生过度医疗后期望收益仍较高。因此，较小的患者患病严重程度会使医生更倾向于选择过度医疗策略。

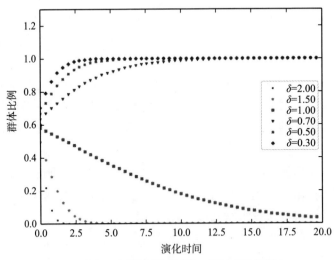

（a）医疗总费用绩效系数δ对医生行为的影响

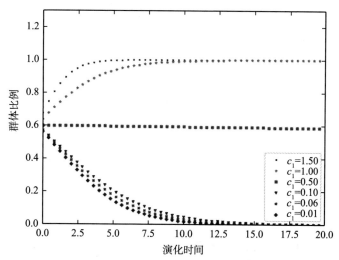

（b）医生合理医疗成本c_1对医生行为的影响

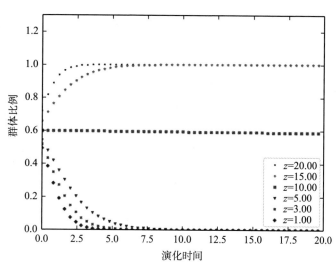

（c）单位疾病费用上限与实际疾病费用差值的相对值
下对医生的罚金z对医生行为的影响

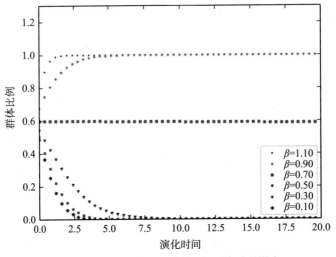

（d）患者初始知识水平β对医生行为的影响

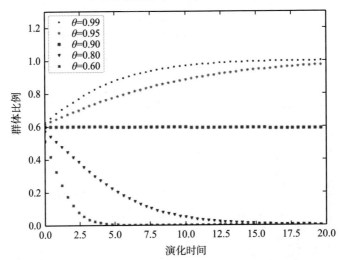

（e）患者患病严重程度θ对医生行为的影响

图6-27　$\beta > \sqrt{\dfrac{p_n - q - d}{g\left[k(1+m)\left(\dfrac{a\theta + e}{\gamma} - 1\right)z - bm\right]}}$下医生行为影响因素仿真

下面分析当$\beta < \sqrt{\dfrac{p_n - q - d}{g\left[k(1+m)\left(\dfrac{a\theta + e}{\gamma} - 1\right)z - bm\right]}}$时，医疗总费用绩效系

数、医生合理医疗成本、单位疾病费用上限与实际疾病费用差值的相对值下对

医生的罚金、患者的初始知识水平、患者患病严重程度对医生策略选择的影响。从图6-28中可知，当监管机构制定的某类疾病费用上限实际值低于特定阈值时，结论与命题4至命题8的结论相似，当医疗总费用绩效系数越大、医生合理医疗成本越小、单位疾病费用上限与实际疾病费用差值的相对值下对医生的罚金越少、患者的初始知识水平越低、患者患病严重程度越小时，医生倾向于选择过度医疗策略，得出这样结论的原因与前文所描述的相同。然而，当监管机构制定的某类疾病费用上限实际值高于特定阈值时，医生的策略选择取决于患者接受治疗的概率，此时系统没有演化稳定策略，当医疗总费用绩效系数越大、医生合理医疗成本越小、单位疾病费用上限与实际疾病费用差值的相对值下对医生的罚金越小、患者的初始知识水平越低时，医生的选择波动越大，对患者的策略选择依赖性越强。特别是在当患者患病严重程度的取值会导致疾病费用上限实际值高于特定阈值的前提下，患病严重程度越小，医生策略选择对患者策略选择的依赖性越弱，此时曲线趋近于平稳，医生更倾向于采取过度医疗策略。因此，由于某类疾病费用上限实际值不同，医生的选择存在变化。

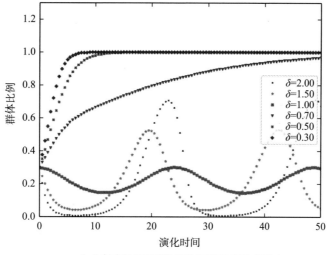

（a）医疗总费用绩效系数δ对医生行为的影响

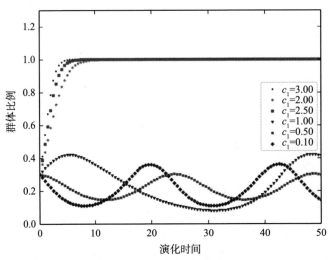

（b）医生合理医疗成本c_1对医生行为的影响

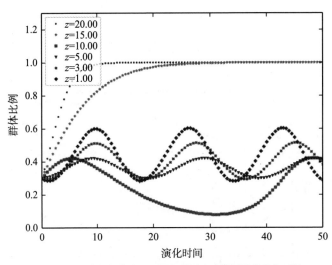

（c）单位疾病费用上限与实际疾病费用差值的相对值
下对医生的罚金z对医生行为的影响

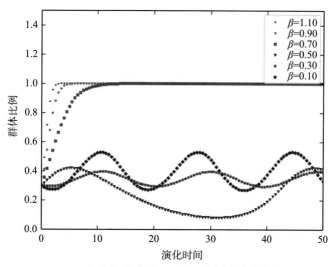

（d）患者初始知识水平 β 对医生行为的影响

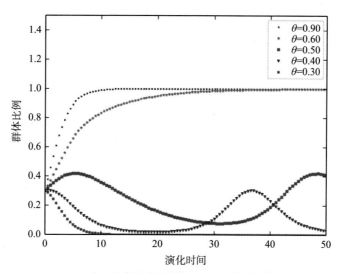

（e）患者患病严重程度 θ 对医生行为的影响

图 6-28　$\beta < \sqrt{\dfrac{p_n - q - d}{g\left[k(1+m)\left(\dfrac{a\theta+e}{\gamma}-1\right)z - bm\right]}}$ 下医生行为影响因素仿真

6.3.7　小结

基于医患之间信息的不对称性，本节建立医患演化博弈模型，探究基于患者初始知识水平的激励约束机制对医生策略选择的作用机理。通过复制动态方程均衡解，证明不同范围下患者的初始知识水平对患者行为的影响，分析患者的行为选择对均衡解的稳定性的影响，说明基于患者初始知识水平的激励约束机制对医生策略选择的影响，找到使医生策略变更的某类疾病费用上限的阈值和诱发医生过度医疗行为的变动区间。此外，在分析稳定点的基础上对与医生行为选择有关的其他参数进行分析，证明医疗总费用绩效系数、医生合理医疗成本、单位疾病费用上限与实际疾病费用差值的相对值下对医生的罚金、患者的初始知识水平、患者患病严重程度的变动趋势与医生策略选择倾向之间的关系。本节采用 Python 对医患博弈模型均衡点的稳定性仿真分析，证明医疗费用上限阈值的存在，且在阈值发挥作用的前提下，探究与医生有关的其他参数的变动对行为选择的影响趋势。

本节研究结果表明：（1）较低的某类疾病费用上限对医生的过度医疗行为存在约束作用，当费用上限超过某个阈值时，会导致医生有选择过度医疗行为的倾向；（2）当实际疾病费用上限对医生的约束失效时，医生可能会选择过度医疗，此时医生的行为选择与患者的决策相关，患者的初始知识水平对患者的行为选择起决定性作用，知识水平越高的患者无论是否能通过举报行为弥补自己遭受过度医疗的损失，都会选择接受医生的治疗方案，此时医生的收益存在保障，不存在实施过度医疗行为的动机，但是当初始知识水平低于某个阈值时，患者有拒绝医生的可能，此时医生和患者的选择存在周期相似的波动，由于接诊的患者减少，为了增加收益，医生对接受治疗的患者存在过度医疗的动机。可见当实际费用上限无法约束医生行为时，患者的初始知识水平就是保证患者得到合理治疗方案的关键；（3）对医生策略选择存在影响的参数进行分析，分别当总费用绩效系数越大、医生合理医疗成本越小、单位疾病费用上限与实际疾病费用差值的相对值下对医生的罚金越少、患者患病严重程度越小时医生越倾向于过度医疗，特别是当患者初始知识水平不高时，医生认为选择过度医疗行为被成功举报的风险较小，在利益驱使下医生存在选择欺骗行为的动机。

6.4　本章小结

本章从有限理性角度出发，运用演化博弈方法，针对过度医疗行为，建立药占比管制、医生声誉激励机制与患者知识水平激励下，医生与患者的演化博弈模型。分析演化稳定的均衡解，证明药占比管制政策对医生医疗行为的影响，找到使医生策略选择发生变化的药占比跃迁点，同时计算出药占比诱发过度医疗的管制区间。在此基础上分析合理治疗成本、过度医疗较合理医疗增加的成本比率、医疗总费用绩效系数以及患病严重程度等因素对医生策略选择的影响。最后，本章用数值仿真验证医生与患者的策略选择问题，证实药占比跃迁点的存在，验证了合理医疗成本、过度医疗较合理医疗增加的成本比率及患病严重程度等因素对医生行为的影响。在医生选择过度医疗策略的情境下，加入声誉惩罚机制，研究声誉惩罚机制下医生与患者的演化稳定策略，探讨声誉惩罚力度、患者知识水平与信息质量等因素对医生策略选择的影响，主要得出以下结论。

（1）药占比管制并不总是抑制过度医疗。存在一个药占比跃迁点，药占比参考值高于该点时，医生会合理医疗，药占比参考值低于该点时，医生可能会选择过度医疗。

（2）当药占比对医生过度医疗行为失效时，信息对称性与患者决策意识等因素是保证医疗服务质量的关键。

（3）合理医疗成本越高，过度医疗较合理医疗增加的成本比率越大，医疗总费用绩效系数越低，药占比奖惩力度越小，则医生选择合理医疗的概率越大。特别是在药占比管制下，患者的患病程度越严重，医生越倾向于选择合理医疗。

（4）医疗服务市场中声誉惩罚力度足够大可有效抑制过度医疗，同时通过增强患者知识水平及提高相关医疗信息质量等措施均能有效促进医生合理医疗。

本章运用创新性理念，将相关理论研究基础与方法运用到药占比管制下医生过度医疗行为研究中，从全新角度剖析药占比管制政策效用以及医生的行为选择，考察声誉惩罚机制对医生过度医疗行为的约束作用，试图从理论研究方法和实践应用中进行创新性思辨。本章的创新点包括以下两点。

（1）在研究内容上，本章从药占比管制政策的角度探讨医生过度医疗问题，创新性地研究药占比参考值在满足不同条件下医生的策略选择问题，找到使医生策略发生变化的药占比跃迁点，并分析药占比管制下影响医生行为的关键因素。

（2）在研究方法上，本章突破以往研究运用传统博弈的局限性，从有限理性的角度，结合医生与患者在诊疗过程中的特点和实践经验，创新性地运用演化博弈方法构建药占比管制下医患行为演化博弈模型及声誉惩罚机制下医患行为演化博弈模型，从理论上得到不同情境下的医生与患者演化稳定策略。

第7章 医患融合下典型病症使能技术实现

共享需求下移动医疗迅猛发展，使得患者对疾病的自我判定与自我管理成为可能。本章以老年人常见的房颤（atrial fibrillation，AF）这一典型心血管疾病与意外伤害中排在首位的跌倒为例，研究支持医患决策的病症特征提取与基于深度学习的智能检测算法，相关研究成果嵌入移动端可实现相关疾病早期检测，为医患角色融合下提升患者自我管理能力与节约优质医疗资源提供技术支持（Wu et al.，2020；Wu et al.，2021）。

7.1 面向移动端的房颤检测

7.1.1 实验数据

PhysioNet challenge 2017 为目前唯一可提供短时单导联 ECG 数据的权威数据库，其数据时长在 9~60 秒之间，采样频率为 300Hz 且已通过 AliveCor 设备进行了带通滤波（Teijeiro T et al.，2017）。数据集开放数据量为 8528 个，具体信息见表 7-1。所有数据均符合 Matlab V4 WFDB 格式（每个数据包括一个包含 ECG 的 . mat 文件和一个包含波形信息的 . hea 文件）。

表 7-1 PhysionNet challenge 2017 公开数据集

类型	记录	时间长度（秒）				
		平均值	标准差	最大值	中位数	最小值
正常	5050	31.9	10.0	61.0	30.0	9.0
房颤	738	31.6	12.5	60	30.0	10.0

续表

类型	记录	时间长度（秒）				
		平均值	标准差	最大值	中位数	最小值
其他	2456	34.1	11.8	60.9	30.0	9.1
噪音	284	27.1	9.0	60	30.0	10.2
总计	8528	32.5	10.9	61.0	30.0	9.0

表7-1中，"正常"类型为未患病的正常人的ECG数据，共包含5050个。"房颤"类型为患有房颤疾病的患者的ECG数据，共包含738个。"其他"为未确诊的非房颤及非正常人的ECG数据，共包含2456个。"噪音"表示该ECG数据包含大量噪音，无法对其进行判别，共有284个。此外，由上表还可看到，四类数据记录的平均值均在30秒左右，不存在较大差异，但不同类别之间的数据量大小存在较大差异，即数据量存在不均衡问题。选择该数据库，验证算法可有效检测早期房颤的同时，也可验证算法嵌入移动端检测早期房颤的可靠性。

通过分析该数据库中数据发现，不论何种类别数据，均存在较大基线漂移，因此在使用数据时，首先需排除基线干扰。此外，该数据库除包含常用的正常及房颤数据外，还包含了其他和噪音数据，无疑为我们开发基于移动端的房颤检测算法提供了可能。众所周知，基于移动端检测房颤极易受到噪音的干扰，进而降低房颤检测精确度，最终导致疾病的错误诊断，不利于患者进行自我管理。尽管目前已有很多针对移动端检测房颤的智能算法的研究，但这些研究更偏好于房颤与正常数据的辨别，忽略了移动医疗的特有属性，在实际应用时受到一定的限制。因此，本节基于给定的四类数据，开发了一种可排除移动检测易受噪音干扰，且同时排除患者患有其他疾病干扰的早期房颤检测算法。

7.1.2　传统机器学习检测房颤

1. 研究方法

本节算法流程共分为三部分，如图7-1所示。

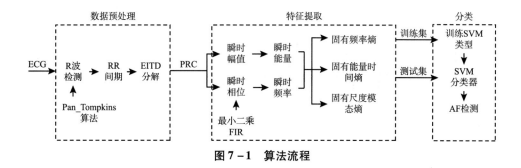

图 7 - 1　算法流程

（1）数据预处理。利用具有高 QRS 波群识别率的经典 Pan_tompkins 算法（Pan J et al. 1985），精确检测 R 峰，进而使用差分运算获得 RR 间期序列；运用可有效抑制边界飞翼的集成固有时间尺度分解算法（ensemble intrinsic time-scale decomposition，EITD）分解 RR 间期（Feri M G et al.，2006），以准确获取固有旋转分量（proper rotation component，PRC）。

（2）特征提取。依据 EITD 算法原理，准确提取 PRC 的瞬时幅值与瞬时相位信息。结合最小二乘 FIR 滤波器原理，设计提高求解瞬时频率抗噪性的五点瞬时相位微分法，代替现有 EITD 算法基于两点瞬时相位微分法，并依据瞬时幅值信息提取 PRC 的瞬时能量，从根本上提高了求解 RR 间期时频能量（time frequency energy，TFE）信息的准确性。基于 TFE 信息，结合 Shannon 熵与样本熵可量化时间序列复杂度的特性，定义了三个表征 RR 间期不规则性的固有熵特征，分别为固有频率熵、固有能量时间熵和固有尺度模态熵。

（3）将提取的三个固有熵特征组成特征向量，作为区分 AF 和正常窦性心律（sinus rhythm，SR）的依据。为提高算法可靠性，将 80% 数据作为训练集训练支持向量机（support vector machines，SVM）模型，剩余 20% 数据作为测试集，用以验证所提固有熵特征自动分类检测早期 AF 的有效性。

2. 数据预处理

准确检测 R 峰是提取 RR 间期的基础，本节运用 Pan_Tompkins 算法实现这一目标。该算法采用带通滤波器对 ECG 信号进行滤波，基于差分方程、平方运算、滑动窗口积分、阈值检测完成 QRS 波群定位，并设定不应期与回溯机制，使系统实时适应更强噪音，其准确检测 R 峰的概率高达 99.9%。因此，选用该算法检测 R 峰高度可靠。相邻 R 峰差分运算即获得 ECG 信号 RR 间期序列，如图 7 - 2 所示，AF 原始 ECG 信号相比 SR 信号更不规则，相应地，AF 信号的 RR 间期相比 SR 信号更复杂。

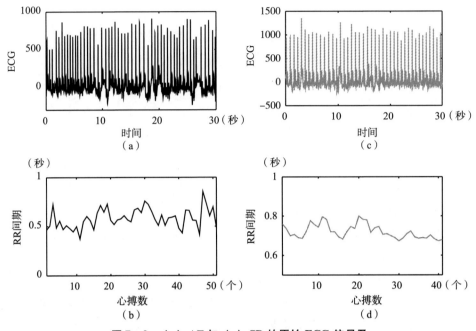

图 7 - 2　（a）AF 与（c）SR 的原始 ECG 信号及
对应（b）AF 和（d）SR 的 RR 间期

3. 特征提取

（1）EITD。EITD 在固有时间尺度分解（intrinsic time-scale decomposition，ITD）的基础上，利用三次样条插值法改进 ITD 线性变换方法提取基线信号，利用镜像延拓方法处理端点值，克服分解过程中的边界飞翼现象，提高求解固有旋转分量的准确性。该算法具备自适应频带划分性能，能够精确描述包含 ECG 信号在内的非平稳信号动态特性，弥补了小波变换因受小波母函数影响而无法精准表示时间和频率分辨率的不足，该算法同时具有较高时间和频率分辨率。

设 $\{\tau_k,\ k=1,\ 2,\ \cdots,\ M\}$ 表示时间序列 X_t 的极值时刻，$X_k = X(\tau_k)$ 表示相应 τ_k 时刻信号 X_t 的极值，提取信号 X_t 的全部极值点。定义 τ_{k+1} 时刻基线控制点为：

$$L_{k+1} = \alpha\left[X_t + \left(\frac{\tau_{k+1} - \tau_k}{\tau_{k+2} - \tau_k}\right)(X_{k+2} - X_k)\right] + (1-\alpha)X_{k+1} \quad k=1,\ 2,\ \cdots,\ M-2$$

$$(7-1)$$

其中，$\alpha \in (0,\ 1)$。由式（7-1）可知，L_k 的取值范围为 $[L_2,\ L_{M-1}]$，利用

镜像延拓法估计端点极值 $[\tau_0, X_0]$ 和 $[\tau_{M+1}, X_{M+1}]$，令 k 分别取值 0 和 $M-1$，根据式 (7-1) 求解 L_1 和 L_M 的值。然后利用三次样条插值法拟合所有 $L_k(k=1, 2, \cdots, M)$ 获得基线分量 L_t^1。将原始时间序列 X_t 减去基线分量 L_t^1，即获得分量 h_t^1。判断 h_t^1 是否满足固有旋转分量的条件，若满足，则获得第一个固有旋转分量，即 $h_t^1 = H_t^1$；若不满足，重复上述步骤，直到获得第一个固有旋转分量为止。最终原始时间序列 X_t 可分解为 N 个瞬时特征意义明确的固有旋转分量和一个单调分量，如式 (7-2) 所示。

$$X_t = H_t^1 + L_t^1 = H_t^1 + (H_t^2 + L_t^2) = \sum_{n=1}^{N} H_t^n + L_t^N \qquad (7-2)$$

为便于表示，令固有旋转分量 $H_t^n = H_n$，$n=1, 2, \cdots, N$。分别将图 7-2 (b) 中 AF 信号 RR 间期和图 7-2 (d) 中 SR 信号 RR 间期进行 EITD 分解，结果如图 7-3 所示，图 7-3 (a) 和图 7-3 (b) 分别为 AF 和 SR 的 RR 间期分解示意图。可见 EITD 可将 RR 间期精准分解为三个曲线平滑的固有旋转分量 H_1，H_2 和 H_3 以及一个单调分量 L，且有效抑制了分解分量的边界飞翼现象。

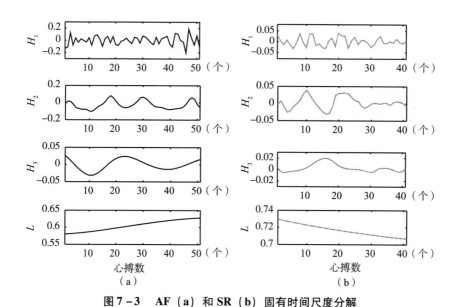

图 7-3　AF (a) 和 SR (b) 固有时间尺度分解

利用式 (7-3) 求解各固有旋转分量瞬时相位：

$$\theta_t = \begin{cases} \left(\dfrac{x_t}{A_1}\right)\dfrac{\pi}{2}, \ t \in [t_1, \ t_2) \\[2mm] \left(\dfrac{x_t}{A_1}\right)\dfrac{\pi}{2} + \left(1 - \dfrac{x_t}{A_1}\right), \ t \in [t_2, \ t_3) \\[2mm] \left(-\dfrac{x_t}{A_2}\right)\dfrac{3\pi}{2} + \left(1 + \dfrac{x_t}{A_2}\right)\pi, \ t \in [t_3, \ t_4) \\[2mm] \left(-\dfrac{x_t}{A_2}\right)\dfrac{3\pi}{2} + \left(1 + \dfrac{x_t}{A_2}\right)2\pi, \ t \in [t_4, \ t_5) \end{cases} \tag{7-3}$$

其中，$A_1 > 0$，$A_2 > 0$，分别表示两个上过零点 t_1 和 t_5 之间正半波和负半波的幅值。t_2 为正半波极大值点（A_1）对应时刻，t_3 为下过零点时刻，t_4 为负半波极小值点（$-A_2$）对应时刻。

目前，包含 EITD 在内的传统求解瞬时频率的方法为 $f_t = \dfrac{\theta_t - \theta_{t-1}}{2\pi\Delta t}$，但该方法只考虑了两个相位点，过度依赖于信号局部信息，忽略了周围相位点对瞬时频率的影响且放大了噪音干扰，造成瞬时频率求解不准确。

为克服这一缺陷，本节基于最小二乘 FIR 滤波器原理（Frei M G et al.，1999），设计多点瞬时相位微分法，求解瞬时频率。首先，对 θ_t 周围多个瞬时相位点进行多项式拟合，见式（7-4）。

$$\theta_{t_i} = \beta_0 + \beta_1 t_i + \cdots + \beta_m t_i^m = \sum_{j=0}^{m} \beta_j t_i^j \tag{7-4}$$

其中，$i = 1, 2, \cdots, d$，d 表示拟合的相位点个数，m 表示多项式的阶数。然后，利用最小二乘法估计该多项式的系数 β_j，并定义该多项式的一阶导数 β_1 为 $t_{\left|\frac{t_1 + t_d}{2}\right|}$ 时刻的瞬时频率，即中心相位点时刻的瞬时频率 $f_{\left|\frac{t_1 + t_d}{2}\right|}$。通过不断向前平移时间窗，可获得各时刻点的瞬时频率。经实验验证，选取 $d = 5$，$m = 3$，即拟合 θ_t 周围五个瞬时相位点为一个三阶多项式，通过求解该三阶多项式的一阶导，获得瞬时频率。

该方法求解瞬时频率考虑了周围五个瞬时相位点，可准确求解信号瞬时频率，且降低了周围噪音信号的干扰。利用该方法分别对图 7-3 中 AF 和 SR 信号的 RR 间期的固有旋转分量求解瞬时频率，结果如图 7-4 所示。其中，不同固有旋转分量代表了不同频率带，且随分解分量增加，频率依次降低。

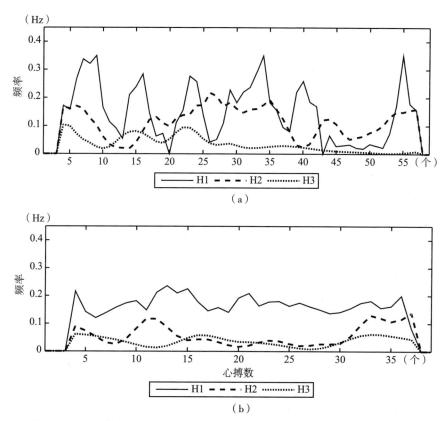

图7-4　AF信号（a）和SR信号（b）各固有旋转分量对应的瞬时频率

瞬时幅值计算如下：

$$A_t^1 = A_t^2 = \begin{cases} A_1, & t \in [t_1,\ t_3) \\ -A_2, & t \in [t_3,\ t_5) \end{cases} \qquad (7-5)$$

（2）固有熵特征提取，包括固有频率熵、固有能量时间熵和固有尺度模态熵。

固有频率熵。基于上述改进的 EITD，准确提取信号的 TFE 信息之后，结合 Shannon 熵，定义固有频率熵特征用于量化 RR 间期在频域的不规则性。

设时间序列 X_t 为长度为 T 的 RR 间期，经 EITD 分解为 N 个固有旋转分量 H_t 和一个单调分量 L_t，不同固有旋转分量包含了 RR 间期的不同频率带（见图7-4）。设在第 n 层分量中，第 t 点处信号对应的瞬时幅值为 $A_{n,t}$，则信号在该层中对应的能量大小为：

$$E_n = \sum_{t=1}^{T} A_{n,t}^2 \quad n \in [1,\ N] \qquad (7-6)$$

RR 间期经 EITD 分解，遵循能量守恒，总能量为：

$$E = \sum_{n=1}^{N} E_n \qquad (7-7)$$

归一化后的相对能量为：

$$P_n = \frac{E_n}{E} \qquad (7-8)$$

相对能量集 $\{P_1, P_2, \cdots, P_n\}$ 覆盖了 RR 间期的整个频带范围，每个子频带的 P_n 描述了该子频带能量占总能量的概率。计算该能量分布的 Shannon 熵，得到如下固有频率熵定义：

$$I_1 = -\sum_{n=1}^{N} P_n \log_2 P_n \qquad (7-9)$$

固有频率熵度量了 RR 间期在不同频率带的不规则程度。SR 信号的 RR 间期相对规则，经 EITD 分解后，能量集中于某一个频带，其他频带能量很小，甚至为零，因此将取得较小固有频率熵值。相反，AF 信号 RR 间期不规则，经 EITD 分解后，能量几乎均匀分布于各个频带，将取得较大熵值。

固有能量时间熵。上述固有频率熵通过分析 RR 间期在不同频带的能量分布情况，度量 RR 间期的不规则程度，计算了整个时间域。笔者为了研究 RR 间期随时间演变过程中的能量分布情况，定义了固有能量时间熵特征，用于度量 RR 间期在时域的不规则程度。

信号在任意点 t 处的瞬时能量：

$$E_t = \sum_{n=1}^{N} A_{n,t}^2 \qquad (7-10)$$

则 t 点的相对能量：

$$P_t = \frac{E_t}{\sum_{t=1}^{T} \sum_{n=1}^{N} A_{n,t}^2} \qquad (7-11)$$

因此，固有能量时间熵：

$$I_2 = -\sum_{t=1}^{T} P_t \log_2 P_t \qquad (7-12)$$

固有尺度模态熵。样本熵（Sample Entropy, SampEn）可用于估计生理信号时间序列的复杂性（Lake D E et al., 2002）。首先，将时间序列 $X_t = \{x(1), x(2), \cdots, x(T)\}$ 嵌入 m 维向量空间，其中 m 维向量定义为 $x_m(k) = (x(k), x(k+1), \cdots, x(k+m-1))$，$k = 1, 2, \cdots, T-m+1$。对任意 k，定义两向量之间距离为两者对应元素差值的最大值，并计算距离小于容差 r 的向量对的

数目，则两序列的匹配概率 $B^m(r)$ 被定义为满足该条件的向量对的平均数。类似地，$A^m(r)$ 定义在 $m+1$ 的嵌入维度。因此，样本熵定义为：

$$SampEn(T, m, r) = -\ln\left(\frac{A^m(r)}{B^m(r)}\right) \qquad (7-13)$$

目前，样本熵已成功应用于分析生理信号，但由于是单尺度测量，无法解释时间序列中固有的多尺度信息。EITD 是一种自适应分析非平稳信号的多尺度分析方法，本节将其与样本熵结合，定义固有尺度模态熵，从多尺度测量 RR 间期复杂性。

首先，定义如下固有旋转分量的累积和：

$$C_t^n = \sum_{n=1}^{N} H_t^n \qquad (7-14)$$

则固有尺度模态熵定义如下：

$$I_3 = SampEn(C_t^n, m, r), \ n = 1, 2, \cdots, N \qquad (7-15)$$

可见，影响固有尺度模态熵性能的共有三个参数，分别为 n、m 和 r。本节所选数据由于时长与复杂度均存在差异，因此分别令 $n=1, 2, 3$，令 $m=1, 2$ 及 $r=0.1, 0.15, 0.20, 0.25$，分别计算三个参数在不同取值组合中固有尺度模态熵的分类性能，结果显示当 $n=2$，$m=1$，$r=0.25$ 时，结果最好。

4. 实验结果

利用 Pan_Tompkins 算法提取 500 个 AF 信号和 500 个 SR 信号的 RR 间期序列。利用 EITD 对 RR 间期分解，由于 α 参数可在（0，1）区间内任意选择，本节经实验验证 $\alpha=0.8$ 时，能够满足大部分 SR 信号和 AF 信号同时进行高质量分解，准确提取出固有旋转分量。

对提取的固有旋转分量，分别利用式（7-9）、式（7-12）和式（7-15）计算固有频率熵、固有能量时间熵和固有尺度模态熵特征。并将三类固有熵值非线性特征输入 SVM 分类器以验证其对房颤的分类效果，随机选取训练集与测试集的比例为 8:2，计算 10 次，得到如表 7-2 所示的测试集的平均分类结果。

表 7-2　　　　　　　　　　　测试集分类结果

方法	准确度（%）	特异度（%）	灵敏度（%）
ITD	96.31 ± 0.60	97.53 ± 1.20	95.06 ± 1.53
WT	89.11 ± 1.21	93.33 ± 1.90	84.97 ± 2.48

为了比较基于 ITD 和 WT 的算法性能，首先利用 WT 分解 RR 间期，选择的小波母函数为 db6，小波分解层数为 3 层；其次提取小波频率熵、小波能量时间熵和小波尺度模态熵特征，最后按训练集与测试集的比例为 8∶2 输入 SVM 分类器，计算 10 次，得到如表 7 - 2 所示测试集的平均分类结果。由表 7 - 2 可知，基于 ITD 的算法明显优于 WT。

基于 ITD 算法的测试集的三个固有熵特征对房颤的分类结果三维图如图 7 - 5 所示。

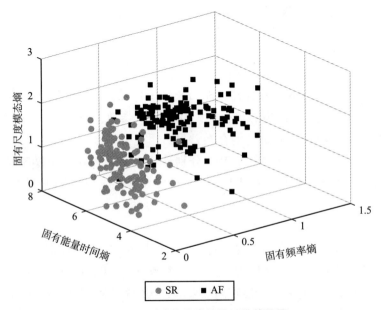

图 7 - 5   测试集分类结果三维效果图

从图 7 - 5 可看出，AF 信号和 SR 信号分别分布在图中不同区域，表明固有频率熵、固有能量时间熵和固有尺度模态熵可较好区分两者。此外，由于 AF 信号的 RR 间期比 SR 信号更不规则，将取得更大固有熵值，因此 AF 数据集中在图中右上角，SR 数据则集中在左下角。

三类固有熵值从不同角度度量了 RR 间期的不规则性，图 7 - 5 显示固有频率熵对 AF 和 SR 信号的区分效果最明显，其次为固有模态熵和固有能量时间熵，这说明 AF 信号的 RR 间期不规则性在频域中体现得更明显。

为了直观表征两种算法的分类性能差异，分别绘制了受试者工作特征曲线（receiver operating characteristic curve，ROC），如图 7 - 6 所示。基于 ITD 算法的 ROC 曲线更靠近左上角，算法性能相比 WT 更优。

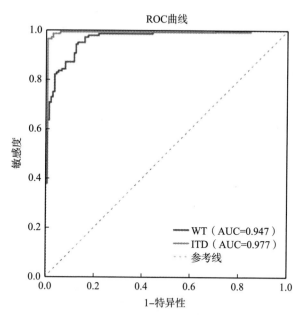

图 7 - 6　基于 ITD 和 Wavelet 算法的 ROC 曲线

7.1.3　深度学习检测房颤

1. 数据预处理

由于数据库中正常 ECG 信号与房颤 ECG 信号比例极不平衡，为避免对实验结果造成影响，笔者在进行正式实验前对数据进行了预处理。

首先对窦性心律数据进行 10 次随机采样实现数据平衡。每次随机采样使用 7 个大小为 0 ~ 200 的采样窗口，从窦性心律数据中随机选取 770 条信号，与 770 条房颤信号一起进行实验验证。以上降采样过程重复 10 次，每次采样位置皆随机选取，最终形成 10 个实验数据集，单个数据集中的数据分布如图 7 - 7 所示。为避免数据过少造成无法获得最优模型，通过随机加噪的方式对降采样后的数据集进行了数据增强处理。

在实际临床应用中，仪器佩戴方式、检测姿势以及数据传输过程等多方面因素都有可能产生噪音进而对 ECG 信号质量造成影响，而 PhysioNet/CinC Challenges 2017 数据库中的数据为实验室环境下收集且进行了降噪处理，无法完全还原实际临床环境，因此本文在保证原始 ECG 信号不失真的前提下对每条信号随机添加了两次 10 ~ 20dBW 的高斯白噪声。经过数据增强后，每个数据集扩展为 4620 条。加入噪音前后的 ECG 信号对比如图 7 - 8 所示。

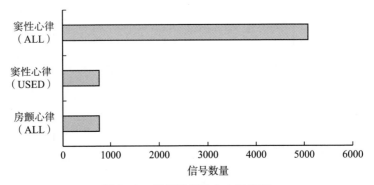

图 7 - 7   数据数量及分布示意图

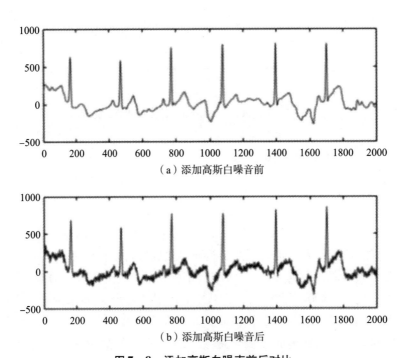

图 7 - 8   添加高斯白噪声前后对比

通过观察，数据库中长度为 9000 的 ECG 信号占绝对多数。为了充分考虑数据的维数特征和长度特征，并确保所有数据都可以得到有效处理，本章将所有 ECG 数据的长度裁切为 9000。其中，长度小于 9000 的信号通过复制前端数据补充，长度大于 9000 的数据冗余部分将被删除。此外，每个数据集以 9∶1 的比例分为训练集和测试集，其中测试集数据只在测试环节使用，以验证模型的泛化能力并保证测试结果的可靠性。

2. DCNN – LSTM 模型超参数择优实验

为确保提出模型能够获得最佳分类结果，本章进行了超参数择优实验。经过多次实验，确定了模型最优激活函数以及最佳模型结构。左右两通道的具体参数设置如表 7 – 3 所示。

表 7 – 3　　　　　　　　　　　超参数择优实验参数设置

单元名称	超参数名称	调整范围
卷积单元	卷积层层数	1, 2, 3, 4, 5
	卷积核数量	64, 128, 256, 512
	卷积窗口尺寸	10, 20, 30, 40, 50, 60, 70, 80, 90, 100
	激活函数	Sigmoid, Tanh, ReLU
LSTM 单元	LSTM 层层数	1, 2, 3
	输出维度	64, 128, 256, 512
	激活函数	Sigmoid, Tanh, ReLU
全连接层	全连接层层数	1, 2, 3
	输出维度	64, 128, 256, 512
	激活函数	Sigmoid, Tanh, ReLU

（1）卷积单元。左右通道的卷积单元分别用于挖掘 ECG 信号的多尺度结构性特征。波形紊乱等全局性结构特征长度约为 60 ± 10，P 波消失等局域性结构特征长度约为 20 ± 10，因此将两通道卷积窗口尺寸的实验范围设置为 $10 \sim 100$，使卷积核能够覆盖完整特征周期。每个 ECG 信号包括大约 20 个心跳周期，为确保特征学习的可靠性和全面性，将卷积核数量的最大值设为 512。此外，由于在经过卷积处理后 ECG 信号长度将缩短且信号长度有限，因此卷积层的最大层数设为 5。

（2）LSTM 单元。在通过卷积单元处理之后，ECG 数据中仍保留了大量时间序列信息。为充分挖掘这些信息，将 LSTM 单元的维度最大值设为数据长度的两倍，即 512。此外，实验表明，当 LSTM 层数超过 3 时，模型分类性能不会明显提升但训练时间会大大增加。因此，LSTM 单元的最大层数设为 3。

（3）全连接层。全连接层的主要目的是将卷积单元和 LSTM 单元学习到的特征融合并输出分类结果。因此，该层的尺寸设置与 LSTM 单元的尺寸设置相同，以确保完全接受来自前一层的特征输出。实验证明全连接层对特征学习的作用小于前两个单元，因此，将最大层数设为 3 以降低能耗。

（4）激活函数。激活函数用于激活神经元，使其能够自主学习信号特征并反映它们，这是使用神经网络模拟人类大脑功能和解决非线性问题的关键要素。常用激活函数有 Sigmoid、Tanh 和 ReLU 等，其数学表达式分别为：

$$\sigma(x) = \frac{1}{1 + e^{-x}} \qquad (7-16)$$

$$\tanh x = \frac{e^x - e^{-x}}{e^x + e^{-x}} \qquad (7-17)$$

$$(x) = \max(0, x) \qquad (7-18)$$

如图 7-9 所示，当输入远离坐标原点时，Sigmoid 函数的梯度将变得非常小，因此在神经网络反向传播过程中不能快速校正权重，从而引起梯度消失问题。而且 Sigmoid 函数输出不以零为中心，该特性将导致模型在梯度下降时产生较大波动并增加训练时间。Tanh 函数的效果优于 Sigmoid 函数，但它仍然存在梯度消失问题。ReLU 函数由于计算复杂度较低，不需要指数运算，避免了梯度消失问题，因此其泛化效应和收敛速度均优于 Sigmoid 函数或 Tanh 函数。

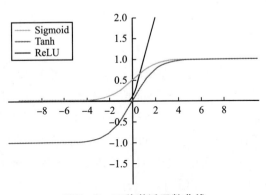

图 7-9　三种激活函数曲线

选择模型激活函数时，首先将 LSTM 单元的激活函数设置为默认值，在卷积层中尝试不同的激活函数，确定卷积层的激活函数后再对 LSTM 层进行实验。

3. 实验环境设置

DCNN-LSTM 模型使用基于 Python 3.6 的 Keras 框架实现。为避免梯度消失，加快权值更新速度，选择交叉熵函数作为模型的损失函数，并选择 Adam 函数作为优化函数。根据先前研究经验及实验测试，模型的学习率设定为 0.00001，β_1 值设为 0.9，β_2 值设为 0.999。四种机器学习算法通过 Scikit-learn 模块实现。本章所有实验都在一台配备 12 核 1.70GHz Intel（R）Xeon（R）E5-2603 CPU 和 64G RAM 的 INSPUR NF5270M4 服务器上完成。

4. 实验结果与分析

（1）超参数择优实验结果。DCNN-LSTM 模型的最优结构如表 7-4 所示。左右通道卷积层数量分别为 3 层和 5 层，其中，左通道最大卷积窗口为 50，利于学习全局性特征；右通道最大卷积窗口为 20，利于学习局域性特征。两个通道卷积单元后均接一层输出维度为 128 的 LSTM 层，用于挖掘时序性特征。特征学习完毕后，最终通过一层 256 维的全连接层将特征融合后输出最终检测结果。卷积单元与全连接层的激活函数均为 ReLU 函数，对于 LSTM 单元，尽管 Tanh 函数与 ReLU 函数相比具有一些缺点，但 Tanh 函数在该层的表现比其他组合取得的分类效果更优。此外，为了防止模型过拟合并提高模型训练效率，对每一隐藏层均进行了 50% 的随机失活。

表 7-4　　　　　　　　　　　模型结构主要参数

单元名称	超参数名称	参数取值
左通道（全局特征）		
卷积单元	卷积层层数	3
	卷积核数量	256
	卷积窗口尺寸	50，25，5
	激活函数	ReLU
LSTM 单元	LSTM 层层数	1
	输出维度	128
	激活函数	Tanh
全连接层	全连接层层数	2
	输出维度	256
	激活函数	ReLU

续表

单元名称	超参数名称	参数取值
右通道（局域特征）		
卷积单元	卷积层层数	4
	卷积核数量	256
	卷积窗口尺寸	20，10，5，2
	激活函数	ReLU
LSTM 单元	LSTM 层层数	1
	输出维度	128
	激活函数	Tanh
全连接层	全连接层层数	2
	输出维度	256
	激活函数	ReLU
输出层		
全连接层	全连接层层数	2
	输出维度	256，2
	激活函数	ReLU
	正则化	L2
其他参数		
随机失活率		50%

　　如表 7-5 所示，经过超参数择优实验，我们获得了基于 Scikit-learn 模块的四种机器学习算法最优参数值。其中，KNN 算法的最近邻数量为 6 个，叶节点规模为 30。DT 算法和 RF 的最大深度分别为 80 和 65。另外，实验结果表明当 SVM 算法的惩罚参数设为 15 时可取得最优结果。

表 7-5　　　　　　机器学习算法最优参数值（部分）

KNN		SVM	
最近邻数量	6	惩罚参数	15
叶节点规模	30	poly 函数维度	3
并行计算线程数	1	核函数参数	10
内部算法	Auto	停止训练误差值	0.001

续表

DT		RF	
最大深度	80	最大深度	65
最大特征数	20	最大特征数	Auto
分类策略	Best	决策树个数	100
衡量标准	Gini	衡量标准	Entropy

（2）DCNN-LSTM 模型分类性能分析。实验结果如表 7-6 所示，其中每项指标的最佳结果以粗体突出显示。总体而言，基于原始 ECG 信号的 DCNN-LSTM 模型具有最佳性能，分类准确率达到了 97.08%，灵敏度、AUC 和 F_1 值也分别达到了 98.68%、0.98 和 0.99。此外，约登指数 r 也达到了 0.93，表明模型发现真正的患者与非患者的能力较好，具有较大真实性。基于临床诊断特征（RR 间期）的 DCNN-LSTM 模型在分类实验中也取得了良好的效果，准确率达到 94.70%，AUC 值和 F_1 分数分别达到 0.98 和 0.95。大多数机器学习算法的性能低于 DCNN-LSTM 模型，只有 RF 取得了 90.39% 的分类准确率。图 7-10 为基于原始 ECG 信号的 DCNN-LSTM 模型在 10 次实验中的 ROC 曲线。

表 7-6　　　　　　　　　分类实验结果汇总

数据类别	算法	Acc（%）	Se（%）	Sp（%）	Pre（%）	AUC	F_1	r	运行时间		
									特征提取	训练	测试
ECG	DCNN-LSTM	98.90	98.68	99.12	99.12	0.98	0.99	0.98	—	28.42 小时	37 秒
临床诊断特征（RR 间期）	K-NN	67.22	60.08	100	100	0.80	0.75	0.60	26.43 秒	0.14 秒	0.03 秒
	DT	83.11	79.52	87.50	87.5	0.84	0.83	0.67	26.43 秒	**0.03 秒**	**0.01 秒**
	SVM	77.48	**95.51**	69.95	69.95	0.83	0.81	0.65	26.43 秒	0.83 秒	0.03 秒
	RF	90.39	88.46	92.47	92.47	0.90	0.90	0.81	26.43 秒	0.98 秒	0.02 秒
	DCNN-LSTM	**94.70**	93.33	**96.05**	**95.89**	**0.98**	**0.95**	**0.89**	26.43 秒	7.56 分钟	0.21 秒

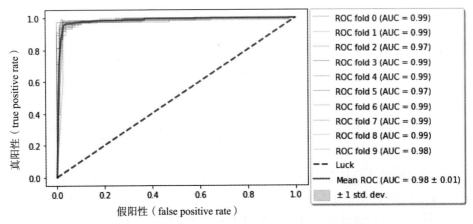

图 7 – 10　DCNN-LSTM 模型分类结果 ROC 曲线

DCNN-LSTM 模型可以同时学习 ECG 信号中的多尺度结构特征和时间序列特征。原始 ECG 信号包含两种特征，因此能够在分类实验中获得最佳性能。在提取 RR 间期数据后，丢失了诸如 P 波等结构性特征，剩余信息较原始 ECG 信号大幅减少，因此 DCNN-LSTM 模型在基于临床诊断特征的分类实验中分类性能有所下降，但仍取得了比其他机器学习方法更好的结果。运行时间方面，由于 DCNN-LSTM 模型参数数量巨大且模型深度较深，导致模型训练时间相对较长。这是深度学习算法普遍存在的问题。但 DCNN-LSTM 模型省略了特征选择所需的时间，并且在测试环节中每条信号的平均检测时间仅为 0.08 秒，达到临床应用标准。此外，我们发现提取临床诊断特征能够有效缩短 DCNN-LSTM 模型的训练过程。通过对 ECG 信号进行预处理，丢弃了其中的部分细节信息，为模型指定了学习方向并提高了学习效率。它最终将训练时间从 28.42 小时减少到 7.56 分钟，大大缩短了模型的训练时间。在实际应用场景中，模型预测结果的准确性通常需要用户做出判断，然后将判断结果作为新的训练集数据进行回收，以进一步训练模型，从而使模型能够学习到更多用户个性化信息，使预测结果更加准确。这对模型的训练时间提出了更高要求。可见，提取 ECG 信号的临床诊断特诊后，虽然分类准确率有一定下降，但大大缩短了算法训练时间，既节省了时间成本，也降低了对设备性能的要求，提高了算法在临床实践中的可用性。

图 7 – 11 （a）为 DCNN-LSTM 模型训练过程中损失函数和准确率的变化曲线。横坐标为训练迭代次数，纵坐标分别为损失函数值和分类准确率值。从中可以看出，本章提出的模型在迭代约 30 次时便达到稳定状态，说明模型具有

较快的收敛性。另外，损失函数曲线和训练准确度曲线基本上与验证集一致，证明训练过程中不存在过拟合现象，具有良好的泛化能力。

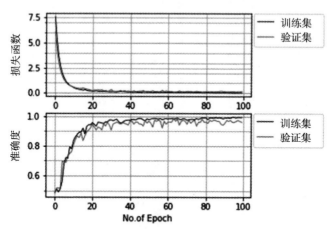

（a）DCNN-LSTM模型损失函数与训练准确率曲线

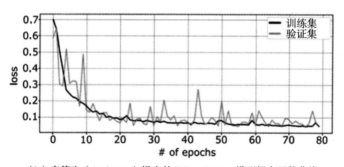

（b）安德生（Andersen）提出的CNN-BiLSTM模型损失函数曲线

图 7 - 11　模型损失函数与训练准确度函数曲线

（3）对比分析。机器学习算法对比实验的结果如图 7 - 12 所示。从图中可以看出，在将原始 ECG 数据换为临床诊断特征 RR 间期后，DCNN-LSTM 模型的灵敏度和准确率分别达到了 93.33% 和 94.70%。由于机器学习算法严重依赖有效的特征提取，无法从经过简单预处理的数据中进一步挖掘隐藏信息，因此造成传统机器学习算法中只有 SVM 算法的灵敏度达到 95.51%，且其他指标极度不均衡，而其他机器学习算法的分类准确率都远低于 DCNN-LSTM 模型。

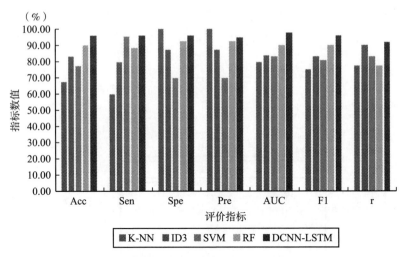

图 7 - 12　机器学习算法对比实验结果汇总

此外，为了验证 DCNN-LSTM 模型的泛化能力，本章从 MIT-BIH AF 数据库中截取了 1000 条窦性心律信号和 1000 条 AF 心率信号，长度同样为 30 秒。经过同样的加噪处理后使用 DCNN-LSTM 模型进行了分类实验，结果表明，检测结果的准确率、灵敏度和特异性分别为 98.49%、99.00% 和 97.98%，取得了与同类研究类似甚至更优的性能，进一步证明了 DCNN-LSTM 具有较强的泛化能力和可推广性。

7.1.4　小结

本节采用具有高时频分辨率的 EITD 算法，对 RR 间期从高频至低频依次分解，并结合 Shannon 熵、样本熵，提出三种区分 AF 和 SR 信号的非线性特征，从不同角度度量 RR 间期的不规则性。实验结果显示，该算法区分 AF 和 SR 信号取得了较高准确度、特异度和灵敏度，分别为 96.31 ± 0.60，97.53 ± 1.20，95.06 ± 1.53。实验数据由可穿戴设备 AliveCor 收集而来，证明该算法可有效分析基于移动端的单导联 ECG 数据，可率先实现基于移动端的早期房颤检测。

本节以长度短、信息量少的短时房颤信号为研究对象，依据其特有的多尺度结构性与时序性特征提出 DCNN-LSTM 模型，通过两个不同尺度的卷积通道同时学习全局性和局域性结构特征，并利用 LSTM 单元对时序性特征进行挖掘，进而实现快速高效检测房颤。通过参数择优实验，模型的分类结果准确率、灵敏性和特异性分别达到了 98.90%、98.68% 和 99.12%。提取短时房颤信号的临床诊断特诊后，大幅缩短了算法的训练时间和应用成本，提高了将其应用至临床实践的可能性。

7.2　面向移动端的跌倒检测

跌倒为造成老年人意外或非故意伤害的首要原因，可穿戴设备因成本低且方便携带成为用户实时监测身体行为的热门载体。因此开发一种可穿戴环境下自动跌倒检测（fall detection，FD）技术具有重要理论与实践价值。深度学习与传统机器学习模型相比，其不需经验知识、可自主学习的特征在跌倒检测领域备受关注。因此，本节针对卷积神经网络（convolutional neural network，CNN）全局依赖性差、长短期记忆网络（long short term network，LSTM）训练耗时，均无法应用于移动可穿戴设备准确检测跌倒的缺陷，提出一种可自主学习跌倒活动信号局部与全局特征且能够缩短时延的 FD-GRU 深度网络结构模型。同时，增强处理时间序列数据时间依赖性并考虑数据空间影响因素，保证模型复杂度较低情况下，提高其识别多种活动类别以及信号相似度较高活动的能力（成凌宇，2019）。

7.2.1　实验数据

跌倒活动数据使用公开数据集 MobiAct 评估深度学习模型性能。[①] 该数据集基于日常生活场景采集，包含 4 种不同类型跌倒和 9 种不同日常行为活动。共有 57 名测试者进行了超过 2500 次的模拟实验，这些数据全部由智能手机（型号为 Samsung Galaxy S3）记录。手机被放置在测试者的裤子口袋中，手机内置 3 种传感器，分别为三轴加速度传感器、陀螺仪传感器和位移传感器（Vavoulas G et al.，2016）。

7.2.2　基于 GRU 的跌倒检测模型

1. 数据预处理

由于 GRU 模型需要固定长度的时间序列作为输入，同时为了提高信号局

---

① 数据来源于 https：//bmi. teicrete. gr/en/the-mobifall-and-mobiact-datasets – 2/。

部特征利用性，全局时间依赖性和识别准确性，对每位受试者的 x、y、z 三轴数据均使用 300 个采样点长度的窗口（ws，约 4 秒，是一个完整跌倒活动发生时间）进行截取处理，同时为数据集中每个数据设置标签，以促进模型训练。算法 1 描述了基于三轴加速度传感器数据的预处理方法。输入为 $X = \{(x_1, x_2 \cdots x_n), (y_1, y_2 \cdots y_n), (z_1, z_2 \cdots z_n)\}$，其中，每个时刻数据 x、y、z 分别表示空间数据，n 为数据长度。该算法返回的结果是输入数据按照滑动时间窗口进行分割后的三维数据。

算法 1. 基于三轴加速度传感器数据的预处理

输入：$X = \{(x_1, x_2 \cdots x_n), (y_1, y_2 \cdots y_n), (z_1, z_2 \cdots z_n)\}$，$ws$，$step$；
滑动时将窗口 $ws = 300$
窗口重叠大小 $step = 1$
输出：所有分割好的数据对应标签 $List\ (X_s, Y_s, Z_s, L_s)$
$L = (0$：BSC, 1：CSI, 2：CSO, 3：FKL, 4：FOL, 5：JOG, 6：JUM, 7：SCH, 8：SDL, 9：STD, 10：STN, 11：STU, 12：WAL$)$.
1. 读取 CSV 文件
2. $X_{in} = Load(X, X_{column})$；　　　　　　　　//读取 x 轴所有数据
3. $Y_{in} = Load(Y, Y_{column})$；　　　　　　　　//读取 y 轴所有数据
4. $Z_{in} = Load(Z, Z_{column})$；　　　　　　　　//读取 z 轴所有数据
5. $label_{in} = Load(label, label_{column})$；　　　//读取标签所有列数据
6. **for** $each\ in(X_{in}, Y_{in}, Z_{in}, label_{in})$ **do**　//对每个输入按照滑动窗口大小进行划分
7. $(X_s, Y_s, Z_s, L_s) = $ Segment $(each, ws)$；
8. $L = $ OutputLabel(X, ws)；　　　　　　　　//输出窗口标签
9. Return $List(X_s, Y_s, Z_s, L_s)$；

---

2. 基于三轴加速度传感器数据的 FD-GRU 模型

GRU 网络为传统 RNN 网络模型的进化，结构类似于 LSTM 网络（Malhotra P et al., 2015）。GRU 不仅能解决 LSTM 深度网络梯度误差累积过多、梯度返回为零或变为无穷大，导致优化无法继续的问题，而且将输入门和遗忘门合成为单一更新门，降低了结构复杂度，因此减少了训练过程中矩阵乘法的计算。当训练数据数量很大时，使用 GRU 可以节省大量时间。本节提出的 FD-GRU 模型如图 7 - 13 所示。该模型增强对自然序列数据时间依赖性挖掘的同时考虑数据的空间影响因素。

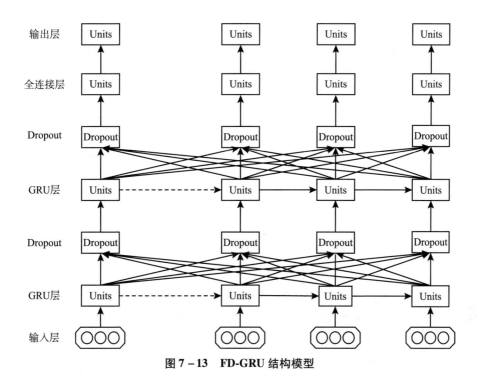

图 7 – 13　**FD-GRU 结构模型**

该 FD-GRU 模型包含输入层在内共 7 层。2 个 GRU 层的设置是为了学习信号深层次特征，并形成更丰富的特征表示，其中第一个 GRU 层学习信号中有效判别能力的特征。第二个 GRU 层拼接在前一层中学习到的特征，以形成用于分类的高级特征；2 个 dropout 层的设置是防止过拟合；1 个全连接层用于抽取更抽象的特征，实现特征的非线性组合；1 个输出层用于分类。

（1）输入层。输入值为加速度传感器的三轴数据，形如，输入值 = $[x,$ $y,z]$，进而利用滑动时间窗技术对数据预处理，获得输入维度为（300，3）。序列化分割处理后，每条数据截取得到包含 n 个采样点的数据输入值 $x_t =$

$$\left[\begin{bmatrix} x_0 & y_0 & z_0 \\ x_1 & y_1 & z_1 \\ & \cdots & \\ x_{299} & y_{299} & z_{299} \end{bmatrix} \cdots \begin{bmatrix} x_{n-299} & y_{n-299} & z_{n-299} \\ x_{n-298} & y_{n-298} & z_{n-298} \\ & \cdots & \\ x_n & y_n & z_n \end{bmatrix}\right]$$ 作为后续网络的输入，其中 x_t 表

示神经网络 t 时刻的输入，n 表示数据的长度，即滑动时间窗覆盖的采样点数。

（2）GRU 层。该层的计算主要由更新门 Z_t 和重置门 r_t 两个门控单元完成。构状态更新操作由更新门调节，用于控制前一时刻状态信息进入当前状态的程度。更新门计算值越大，表示引入前一时刻信息越多。重置门用于控制忽

略前一时刻状态信息的程度。重置门计算值越小，表明忽略信息越多。同时混合单元状态和隐藏状态以使该层结构更简单，降低模型复杂度。网络间各单元批次循环连接，增强时间依赖性。设置单层 GRU 模型隐藏单元数为 64，批量大小为 512（已通过实验验证该参数设置效果最佳）。在 GRU 层，基于 Z_t 和 r_t 的计算，对信息的遗忘和记忆做储备。

$$Z_t = \sigma(W_z \cdot [h_{t-1}, x_t]) \tag{7-19}$$

其中，x_t 表示该层的输入值，h_{t-1} 表示前一时刻状态，代入当前时刻的程度由权重 W_z 控制。σ 为 Sigmoid 函数，通过该函数将数据变换为 0～1 范围内的数值，充当门控信号，决定信息是否输出。

$$r_t = \sigma(W_r \cdot [h_{t-1}, x_t]) \tag{7-20}$$

其中，W_r 表示忽略前一时刻状态信息的程度。

$$\overline{h}_t = \tanh(W \cdot [r_t \cdot h_{t-1}, x_t]) \tag{7-21}$$

$$h_t = (1 - Z_t) \cdot h_{t-1} + Z_t \cdot \overline{h}_t \tag{7-22}$$

其中，W 表示该神经元的权重值，在模型训练过程中，其值会得到优化。h_t 代表当前状态输出。$\overline{h}_t$ 表示中间过渡状态。

通过 $Z_t \cdot \overline{h}_t$ 计算，隐藏状态选择性"遗忘"不重要维度信息，防止冗余，减少复杂度。通过 $(1 - Z_t) \cdot h_{t-1}$ 计算，保存包含当前节点输入 x_t 记忆信息，提高时间连续相关性。而且遗忘 Z_t 和记忆 $(1 - Z_t)$ 是联动的，以保持一种"恒定"状态。经式（7-21）和式（7-22）的计算，模型对输入数据 x_t 进行一系列非线性变换，学习数据有效表现特征，形成丰富特征表示。

同时在 GRU 层加入 Tanh 作为激活函数，引入更多非线性特征，更好地表达数据规律。激活函数选择同样会对模型训练产生影响，ReLU 函数虽广泛应用，但在 GRU 层中使用将导致模型训练过程不稳定，因此选择 Tanh 函数可以更好地避免梯度爆炸问题。

（3）Dropout 层。Dropout 的设置针对神经网络训练过程，包括输入通过网络正向传导，计算误差反向传播。计算方式为随机删除隐藏层部分单元（假设网络将 Dropout 率设置为 p，则一个神经元被保留的概率为 1 - p），节省整个过程的计算复杂度。同时减少参数的相互依赖性，防止模型训练时的过拟合问题，提升网络的精度与鲁棒性。Dropout 率通常设置为 0.3，只随机剔除一些神经元以确保模型有效性。

（4）全连接层。全连接层为对前一层处理数据进行特征抽象和非线性组合。在该层中，分类器使用 Sigmoid 和 Softmax 函数及其组合通常效果更好，由于 Sigmoid 函数常用于二分类且容易产生梯度消失问题，本节选择 Softmax 作为激活函数。

　　FD-GRU 模型计算过程中产生大量超参数，已通过对比实验测试正确配置数值以获得良好性能。模型内参数设置见表 7 - 7。

3. 模型训练

　　损失函数定义了拟合结果和真实结果之间的差异，作为优化目标直接关系模型训练的优劣。

　　模型的损失函数：

$$Loss = \frac{1}{N}\sum_{i=0}^{N-1}\left[y_{true}\log y_{pred} + (1 - y_{true}) \cdot \log(1 - y_{pred})\right] + \lambda\omega \qquad (7-23)$$

　　该函数由两部分组成，分别是训练样本误差项和正则化项。其中，y_{true} 为实际类别；y_{pred} 为模型预测类别；λ 为正则化项比例系数，也称作惩罚系数，若模型过于复杂，该项的次数就高，引发的惩罚值也更大；ω 表示模型内部权重，N 为模型测试数据个数。

　　（1）训练样本误差项。由于本文为多分类问题，故设置分类交叉熵用于计算实际标签和模型预测标签之间的差值。计算误差值越小，实际类别 y_{true} 与模型预测类别 y_{pred} 越相近，则模型预测能力越强。

　　（2）L2 正则化项。引入正则化可以防止模型训练过程中为了最小化损失函数而导致的过拟合，提高模型泛化能力。模型训练过程即不断地减小损失函数值、提高模型预测精度的过程。

4. 模型实现

　　算法 2 描述了基于 GRU 的跌倒检测模型训练过程：分别对每个输入数据进行两次 GRU 结构处理，学习有效特征并将特征映射拼接形成高层次特征，然后进行全连接层和输出层的操作，全连接层的输入为第 6 行处理之后的拼接特征向量。第 9 行包含对所有层反向传播计算，当参数变化小于阈值或者训练完全部数据时，可以得到该模型的参数。

算法 2. 基于 GRU 的跌倒检测模型训练

　　输入：$List((X_s, Y_s, Z_s), L_s, class)$；
　　分类类别数量 class = 13
　　输入维度 input dim = $(n, 300, 3)$
　　输出：训练好的模型 M
　　1. Initialize (w, b)；　　　　　　　　　//初始化权重和偏置

2. for each in **List**$((X_s, Y_s, Z_s), L_s)$	
3. FP（l = GRU_1）;	//对输入进行第一次特征学习
4. FP（l = Dropout_1）;	//随机删除神经元数量
5. FP（l = GRU_2）;	//再次进行特征学习，并形成高层次特征
6. FP（l = Dropout_2）;	//随机删除神经元数量
7. FP（l = Fully Connected）;	//全连接层
8. FP（l = Output）;	//输出层
9. BP（L）;	//反向传播计算损失值
10. if $\Delta A < \theta$	
11. break	
12. M = GetModel(w, b)	//得到训练模型

7.2.3　实验与分析

为验证所提 FD-GRU 模型可准确检测跌倒的有效性，首先将其应用于公开数据集并取得检测结果。其次，由于本章重点是验证 FD-GRU 模型对于特征学习和提取以及活动识别的有效性，因此，一方面将其与现有经典机器学习算法、KNN、J48、RF 与 Bagging 的结果进行比较；另一方面，还将其与 CNN、LSTM、CNN 与 LSTM 混合模型的结果进行对比，分类模型全部使用 Softmax 函数。

1. 实验设置

本章所有实验均在配备 2.50 GHz i5 - 4200M CPU 和 4G RAM 的 PC 上进行。使用带有 TensorFlow 后端的 Keras 构建和测试用于跌倒检测的 GRU、CNN 与 LSTM 模型。为避免梯度消散，使用分类交叉熵损失函数。此外，使用具有较强收敛性的 Adam 算法（Kingma D P et al., 2014）优化 FD-GRU 模型。并通过实验验证当 Adam 中参数设置为学习率 = 0.0025，一阶矩估计的指数衰减率 $\beta_1 = 0.9$、二阶矩估计的指数衰减率 $\beta_2 = 0.999$ 时可将 FD-GRU 模型训练到最优。

使用 WEKA 3.9 对机器学习模型进行分类测试（Hall M et al., 2009），利用属性评估器 CfsSubset Eval（weka-attributeSelection-CfsSubsetEval-P 1 - E 1）提取特征并基于 BestFirst（weka-attribute Selection-BestFirst-D 1 - N 5）原则选取有效特征。本节模型所用实验参数见表 7 - 7。

表 7 - 7　　　　　　　　　　　　　　　实验参数

网络层	输出维度	激活函数	参数个数
输入层	(300, 3)	—	0
GRU 层	(None, 300, 64)	Tanh	13056
Dropout 层	(None, 300, 64)	—	0
GRU 层	(None, 64)	Tanh	24768
Dropout 层	(None, 64)	—	0
全连接层	(None, 13)	Softmax	845
输出层	(None, 13)	—	0

参数总数：38, 669
已优化参数：38, 669
未优化参数：0
迭代次数：50

2. 实验结果分析

（1）算法性能比较。为验证模型有效性，试验并比较了 4 种机器学习模型的结果以及 2 层 CNN 模型，2 层 LSTM 模型和 CNN-LSTM 融合模型 3 种深度学习模型的结果，这些模型的参数均已优化且达到最优。表 7 - 8 总结了所有算法的平均计算结果。可明显看出，在使用的 8 种算法中，本节的 FD-GRU 模型具有最佳分类性能。

表 7 - 8　　　　　　　　　　　　算法相对性能　　　　　　　　　　单位：%

算法		正确率	召回率	特异性	精确度	F1
机器学习算法	KNN	93. 46	56. 55	96. 21	56. 57	56. 55
	J48	97. 31	43. 29	98. 02	50. 44	45. 15
	RF	97. 54	47. 47	98. 19	56. 96	50. 36
	Bagging	97. 63	48. 51	98. 20	61. 03	51. 38
深度学习算法	CNN	99. 14	66. 06	99. 52	67. 46	66. 57
	LSTM	99. 23	68. 16	99. 59	70. 30	68. 39
	CNN_LSTM	98. 96	58. 72	99. 44	63. 49	58. 18
	FD-GRU	**99. 53**	**83. 45**	**99. 76**	**82. 55**	**82. 04**

依据表 7-8 中的计算结果，我们从如下两方面展开比较。

一方面，总体来看，深度学习方法的 5 个分类指标均高于机器学习方法。

另一方面，比较 4 种深度学习方法，可明显看出本文所提 FD-GRU 模型在人体活动识别（包括跌倒活动和日常行为活动）中有最佳识别效果，正确率和特异性分别达到 99.53%、99.76%。召回率、精确度和 F1 值虽然稍低，但仍远高于其他 3 种方法。此外，对比 CNN 模型与 LSTM 模型的结果，可见 LSTM 模型因考虑了跌倒数据的全局时间依赖性，性能优于 CNN 模型。

为进一步展示 CNN 模型、LSTM 模型与 FD-GRU 模型分别识别各类活动的效果，本节计算结果如表 7-9 所示。

表 7-9　　　　　　　　　　算法相对性能　　　　　　　　单位：%

(a) FD-GRU 算法

活动	正确率	召回率	特异性	精确度	F1
BSC	99.32	58.47	99.85	83.13	68.66
CSI	99.61	74.63	99.79	72.46	**73.53**
CSO	99.59	89.86	99.66	66.67	**76.54**
FKL	99.20	53.90	99.90	89.41	67.26
FOL	99.09	74.59	99.42	63.19	68.42
JOG	99.56	95.11	99.78	95.75	**95.43**
JUM	99.57	96.19	99.75	95.38	**95.78**
SCH	99.13	77.33	99.30	47.54	58.88
SDL	99.34	74.19	99.68	76.03	**75.10**
STD	99.83	99.60	99.97	99.94	**99.77**
STN	99.84	94.55	99.90	92.04	**93.27**
STU	99.85	96.49	99.89	91.67	**94.02**
WAL	99.92	99.92	99.93	99.90	**99.91**

(b) LSTM 算法

活动	正确率	召回率	特异性	精确度	F1
BSC	98.75	40.68	99.50	51.06	*45.28*
CSI	99.32	29.85	99.83	55.56	*38.83*
CSO	99.41	56.52	99.73	60.94	58.65
FKL	98.60	75.00	98.96	52.50	61.76

续表

(b) LSTM 算法

活动	正确率	召回率	特异性	精确度	F1
FOL	98.60	27.87	99.54	44.74	*34.34*
JOG	99.51	99.56	99.51	91.24	**95.22**
JUM	99.53	90.68	100.00	100.00	**95.11**
SCH	99.04	33.33	99.58	39.06	*35.97*
SDL	98.40	62.99	98.90	44.20	51.95
STD	99.78	99.83	99.76	99.60	**99.72**
STN	99.60	80.36	99.84	85.71	**82.95**
STU	99.74	89.66	99.87	89.66	**89.66**
WAL	99.71	99.72	99.70	99.59	**99.65**

(c) CNN 算法

活动	正确率	召回率	特异性	精确度	F1
BSC	98.46	48.31	99.10	41.01	*44.36*
CSI	98.99	43.28	99.39	34.12	*38.16*
CSO	99.63	71.01	99.85	77.78	**74.24**
FKL	98.46	46.81	99.26	49.25	*48.00*
FOL	98.63	40.16	99.41	47.57	*43.56*
JOG	99.17	90.22	99.63	92.48	**91.34**
JUM	99.27	92.80	99.61	92.80	**92.80**
SCH	99.22	41.33	99.70	52.54	*46.27*
SDL	98.55	46.46	99.28	47.20	*46.83*
STD	99.81	99.89	99.76	99.60	**99.74**
STN	99.29	74.11	99.60	69.17	**71.55**
STU	99.28	64.66	99.72	74.26	69.12
WAL	99.54	99.69	99.42	99.21	**99.45**

注：如果 F1 分数高于 70%，则将活动标记为粗体；如果 F1 分数低于 50%，则标记为斜体；其他数值为正体。

由表 7-9 可看出：

FD-GRU 模型可成功检测侧向跌倒活动 SDL，并且可成功检测到 9 种日常行为活动中的 8 种。仅有一种日常活动 SCH 取得较低检测精度，但仍高于 CNN 模型与 LSTM 模型的结果。LSTM 模型和 CNN 模型均无法准确检测到所有 4 种跌倒类型。且 LSTM 模型仅能成功检测到 9 种 ADL 中的 6 种，即 JOG、JUM、STD、STN、STU 和 WAL，CNN 模型仅能检测到 5 种日常行为活动，即 CSO、JUM、STD、STN 和 WAL，均低于 FD-GRU 模型的 8 种。

（2）FD-GRU 模型结果深入分析。为更直观地分析 FD-GRU 模型的效果，绘制了模型训练和测试过程中的 ACC-LOSS 曲线，结果如图 7 - 14（a）所示，经过 38 次迭代后模型趋于稳定，准确度达到 98%，损失值迅速下降为 0.1 左右。

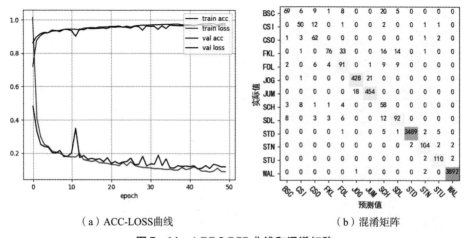

（a）ACC-LOSS 曲线　　　　　　（b）混淆矩阵

图 7 - 14　ACC-LOSS 曲线和混淆矩阵

为便于进一步分析，绘制基于测试数据集得到的混淆矩阵，结果如图 7 - 14（b）所示。可见所有活动，包括 4 种跌倒活动和 9 种日常行为，均取得了良好识别效果。从表 7 - 9 可看出，在跌倒活动中，FD-GRU 模型对 FOL 和 SDL 活动具有最好识别能力，正确率分别达到 99.09% 和 99.34%，特异性分别达到 99.42% 和 99.68%。而对于其他两种类型的跌倒漏检率较高，召回率分别仅 58.47% 和 53.90%，这是由于在识别 BSC 跌倒（试图坐椅子时跌倒）时，模型将大部分数据错误分类为 SCH（坐在一把椅子上）。虽然本节 FD-GRU 模型在识别信号相似度较高的活动时效果欠佳，但由表 7 - 9 的结果可知，相比其他如 CNN 与 LSTM 等深度学习模型，效果仍然有所提升。

（3）跌倒类别检测分析。进一步展示 8 种算法识别 4 种跌倒活动的效果并绘制检测结果可知，对于所有跌倒类型，FD-GRU 模型在所有五个性能指标中，除 BSC 的召回率、FKL 的召回率与 F1 值，以及 FOL 的精确度和 F1 值外，均优于其他 7 种算法。此外，FD-GRU 模型鲁棒性最强，对所有跌落类型的检测性能稳定。LSTM 和 KNN 是本节考虑推荐的其他方法，但其性能不如 GRU 模型好且不稳定。其他算法由于 F1 值很低，不建议用于进行跌倒检测。

7.2.4　小结

跌倒是全世界意外或无意伤害而导致死亡的首要原因。本节针对现有深度学习方法 CNN 学习特征的不足以及 LSTM 耗费大量训练时间的缺陷，提出一种新的深度学习模型 FD-GRU。该模型不仅能够利用信号时间依赖性，考虑三轴向数据空间影响因素，而且可降低传感器计算消耗并缩短时间延迟，进而保证跌倒检测的准确性与实时性。本节基于公开数据集 MobiAct 中的数据验证了模型能够成功检测 4 种跌倒和 9 种日常行为活动的有效性。此外，将本节模型分别与 4 种经典机器学习算法与 3 种深度学习架构的性能进行对比，结果显示，本节所提 FD-GRU 模型结果最优。

7.3　面向移动端的 app 设计

7.3.1　Qfall 数据收集

1. 设计范式

在设计收集数据的实验范式时，我们参考了 DLR、MobileAct、Farseeing、Graz、UMAFall、SisFall 等多个数据库的收集形式（Klenk J et al.，2016；Vavoulas G et al.，2014；Vavoulas G et al.，2016；Sucerquia A et al.，2017）。其中 DLR、Farseeing 和 SisFall 使用硬件传感器收集数据，而 MobileAct、Graz、UMAFall 是使用智能手机内置传感器收集数据，除了 MobileAct 数据库是将手机放置在裤子口袋之外，所有其他数据库在采集数据时都是将传感器固定在身上某个地方，这与人们日常生活习惯并不一致。即使是 MobileAct 数据库中的数据也和实际跌倒时手机采集的数据存在一定差异，因此，我们设计了自己的数据收集实验范式。

为了保证收集到的数据更贴合实际，我们选择将手机放在不同位置的口袋，不采取任何固定措施，也尽量让实验者在不同的着装下进行采集。在收集非跌倒动作时，我们并没有在同一个地点同一个时间一次采集完，而是几天内在不同地点多次进行采集。具体做法为：实验者按规定的方向和放置位置携带手机，开始按照个人生活习惯进行相应的行为，每次约收集 20 秒的数据，多次采集。在收集数据时，我们使用的手机型号为三星 S5 和华为 nova2，这两款手机分别可以代表老版本和新款的安卓手机。收集数据的传感器应用是我们自己编写名为"安卓示波器"的 app，这也是实时跌倒检测系统的一个嵌入模块。

由于每款手机的三轴加速度传感器感应元件不同，收集的加速度信号精确度也不同，取样频率也不同。为了解决这个问题，使跌倒实时检测系统有更大的普适性，我们设置 app 的采样频率为每秒 100 个点，这里并非是简单地按固定间隔每 10 毫秒记录一次数据。而是 app 通过将每 10 毫秒内的所有采样数据进行平均计算然后记录。因此 app 调用不同的传感器元件均会记录为每秒 100点，不同的手机采集加速度信号时取样频率也相同。而且因为进行了取平均运算，精度不同的传感器元件最终计算后得到的数据会非常接近，于是因手机硬件不同而造成的差异性被大幅降低。在实际使用时，三星 S5 和华为 nova2 收集的数据差异很小，手机型号差异基本可忽略不计。

在收集跌倒动作时，由于存在一定的危险性，没办法在既保证老年人安全又保证跌倒真实性的情况下收集数据，因此我们选择年龄在 20～30 岁之间身体健康的年轻人。具体操作如下：实验者在事先铺好床垫的位置跌倒，床垫包括两层软床垫和一层瑜伽垫，由于跌倒的姿势各种各样，我们并未对跌倒动作的标准作出严格规定，只要符合大众对跌倒的认知即可。但是跌倒也会有不同的方向，为了保证数据的全面性，我们规定实验者每组跌倒动作都要包括向前、向后、向左侧、向右侧四个方向。具体做法：首先实验者按规定的手机方向和放置位置携带手机，然后在准备摔倒前实验者需站立静止 8 秒，随后在指定方向上进行跌倒动作，最后保持跌倒后的状态 8 秒。静止是为了方便处理数据时观察跌倒的起始与结束。我们共采集了 7 名实验者的数据，4 名男性，3名女性。动作类型包括四个方向的跌倒以及静坐和行走两种不同的常规活动数据。最终采集到数据共 181600 点，其中，跌倒数据共 176 条，每条 500 点，共 88000 点。

2. 数据预处理

由于跌倒信号无规律性，常规活动信号存在一定规律性，噪声信号的存在并不能对分类准确性造成太大影响，反而因为去噪步骤的存在，可能会使跌倒信号丢失特征。根据前人经验，用三轴加速度信号进行跌倒分类不用进行额外去噪处理，三轴加速度传感器自带 2Hz 巴特沃兹高通滤波器。因此在数据预处理阶段即通过滑动时间窗技术将连续的三轴加速度数据按一定窗口和重合率进行切割，然后输入模型。

滑动时间窗技术是根据指定的单位长度窗口来框住时间序列，从而计算框内的统计指标。相当于一个长度指定的滑块在刻度尺上面滑动，每滑动一个单位即可反馈滑块内的数据。例如我们现在一条跌倒数据长度为 n，形状是 $n \times 3$。指定窗口大小为 m，重合率为 s，则经过滑动时间窗切割后可以得到 $[(n-m)/(m-s)]$ 个 $m \times 3$ 的窗口。滑动窗口的大小和重合率的大小对模型性能的好坏有很大的影响，在之后的实验阶段我们进行了比较验证，最终得出 GRU 模型在 Qfall 数据库上训练时最合适的窗口大小为 100，重合率为 50%。图 7 – 15 为滑动时间窗切割数据示意图。

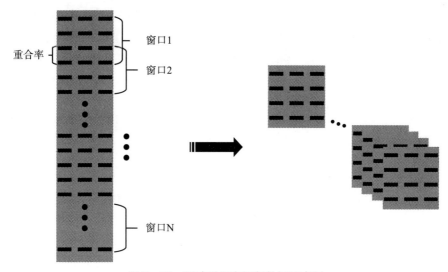

图 7 – 15　滑动时间窗切割数据示意图

7.3.2　检测系统设计

1. 超参数设置

为确保所提模型能够获得最佳分类结果，本节通过超参数网格搜索方法在设定的搜索范围内寻求超参数最优组合。经过多次实验，确定了模型的最优激活函数以及最佳模型结构。实验具体超参数设置如表 7 – 10 所示。

表 7 – 10　　　　　　　　　　　　超参数择优实验

单元名称	超参数名称	调整范围
GRU 隐藏层	GRU 层层数	1, 2, 3
	输出维度	64, 128, 256, 512
	激活函数	Sigmoid, Tanh, ReLU
全连接层	全连接层层数	1, 2, 3
	输出维度	64, 128, 256, 512
	激活函数	Sigmoid, Tanh, ReLU

为充分挖掘输入数据的信息，我们将 GRU 隐藏层维度的最大值设置为 512，是正常跌倒数据长度的将近 4 倍。另外，实验表明当 GRU 层数超过 3 时，模型分类性能不会明显提升但训练时间却会大大增加。因此，GRU 隐藏层的最大层数设为 3。全连接层的主要目的是将 GRU 隐藏层学习到的特征融合并输出分类结果。因此，该层的尺寸设置与 GRU 隐藏层的尺寸设置相同，以确保完全接受来自前一层的特征输出。由于全连接层对特征的学习作用小于 GRU 隐藏层，因此，最大层数设为 3 以降低能耗。

2. 评价指标

在对模型的性能进行评估时，需要使用一些评价指标。从模型分类的准确性方面考虑我们选择了四个指标：准确率（Acc）、精确率（Pre）、召回率（Rec）、F_1 值。在对一个样本标签进行判断时，会存在以下四种情况。（1）TP（true positive）：跌倒发生且系统成功检测到，属正确判断；（2）TN（true negative）：未发生跌倒且系统未检测到跌倒，属正确判断；（3）FP（false positive）：未发生跌倒但系统仍然检测到，属误判；（4）FN（false negative）：跌倒发生但系统未检测到，属漏判。

准确率（A_{cc}）表示算法分类的跌倒数和非跌倒数与数据集中样本的类标相比的总准确率：

$$A_{CC} = \frac{TP + TN}{TP + TN + FP + FN} \tag{7-24}$$

精确率（P_{re}）表示算法分类得到的正确跌倒数和算法分类得到的总跌倒数之间的比例：

$$P_{re} = \frac{TP}{TP + FP} \tag{7-25}$$

召回率（R_{ec}）表示算法分类得到的正确跌倒数和数据集中的总跌倒数之间的比例：

$$R_{ec} = \frac{TP}{TP + FN} \tag{7-26}$$

F_1 值表示准确率和召回率之间的均衡，通常用 F_1 值作为评估算法性能的综合指标：

$$F_1 = \frac{2TP}{2TP + FP + FN} \tag{7-27}$$

为了使模型耗能尽可能小，稳定性更高，我们在对模型评价时还设立了模型运行时间和模型大小两个指标。本节的实时跌倒检测系统是基于移动端的，除了考虑模型的分类能力，还需要考虑模型的耗能及稳定性。app 在实际使用时会很频繁地调用模型，如果模型耗能太大，对手机的电量消耗会很大，这会成为一个十分严重的问题。如果模型不够稳定，极容易造成系统崩溃，这也是一个很致命的问题。模型运行时间指的是模型预测需要的时间，模型预测需要的时间越短，系统的耗能就越小。由于模型的训练是线下完成的，实际使用时模型不需要重新训练，因此模型训练时间和耗能关系不大。模型大小指的是模型训练完成后形成的 pb 文件的大小，文件越小，说明模型结构越简单，稳定性也就越高。

3. 过程设计

滑动时间窗的窗口和重合率对模型性能的影响很大。窗口越大，模型处理的单位数据长度就越长，单位数据的信息量就越大，数据之间的连贯特征就越多，模型的判断就会越准确。但数据的无关特征太多容易造成模型过拟合，也易忽略关键特征，而且在实时跌倒检测系统中，从数据的采集到模型给出判断结果，其时间长短基本取决于数据窗口大小，窗口越大，系统的延迟就越高。重合率即窗口间隔，影响的是系统的灵敏性。重合率越大，系统越可以及时地检测到跌倒，但是模型需要运算的次数也会随之增多，这样会导致 app 耗能很大；重合率太小，容易丢失数据之间的连贯特征，造成误判。

由于跌倒动作时间很短，基本在 2 秒以内结束，最长不超过 3 秒，因此窗口大小应该设置在 300 点以内，窗口太小则丢失的特征太多容易导致模型准确率降低，经过实验，发现窗口大小在 100 点以上时能保证模型的准确率。窗口大小的取值共三个水平：100 点、200 点、300 点；重合率比例有三个水平：25%重合、50%重合、75%重合，用 GRU 模型和 LSTM 模型分别在 Qfall 和 MobileAct 数据库上进行实验，实验组合设计如表 7 – 11 所示。

表 7 –11   不同窗口和重合率的实验设计

重合率	25%	50%	75%
100 点	A1	B1	C1
200 点	A2	B2	C2
300 点	A3	B3	C3

分别选择 Qfall 数据库和 MobileAct 数据库中跌倒数据 500 条和常规动作 500 条进行实验，在 PC 端进行跌倒动作与常规动作的 2 分类实验，实验结果显示：在 MobileAct 数据库中，无论是 LSTM 模型还是 GRU 模型，窗口大小 300，重合率75%时分类效果最佳；而在 Qfall 数据库中，LSTM 模型和 GRU 模型都是选择窗口大小300，重合率50%时分类效果最佳。因此最佳窗口大小就是 300，而重合率的选择则和数据库的不同有关。

不同数据库和不同模型的组合最后在 PC 端的表现都很好。验证集一共 200 组数据，从误判次数上来看，误判最多的一组为 12 次，最少为 0 次。具体实验结果数据如表 7 – 12 所示。

表 7 –12   GRU 和 LSTM 分别在两个数据库上的运行结果

模型	准确率 (Acc)	精确率 (Pre)	召回率 (Rec)	F_1 值	运行时间 (秒)	模型大小 (kb)
MobileActandLSTM	0.995	0.995	0.995	0.995	0.173	3128
MobileActandGRU	1.000	1.000	1.000	1.000	0.160	2228
QfallandLSTM	0.945	0.945	0.945	0.945	0.171	3117
QfallandGRU	0.965	0.965	0.965	0.965	0.144	2131

由表 7 – 12 数据可知，在 PC 端进行实验时，在数据库相同的情况下，GRU 模型的表现普遍比 LSTM 模型要好。在准确率方面，GRU 模型在 Qfall 数据库上为96.5%，在 MobileAct 数据库上为100%，均高于 LSTM 模型。同时，

GRU 模型的运行时间也都小于 LSTM 模型，在 Qfall 和 MobileAct 数据库上分别为 0.160 秒和 0.144 秒，LSTM 模型运行时间都在 0.17 秒以上。因此 GRU 模型的耗能要低于 LSTM 模型。最终形成的模型文件 GRU 模型也都比 LSTM 模型小，GRU 模型文件都在 2200kb 作业，而 LSTM 的模型文件在 3100kb 左右。这说明 GRU 模型相对 LSTM 模型更加简单，因此也会更加稳定。模型相同的情况下，在 MobileAct 数据库上和在 Qfall 数据库上运行时间基本差不多，最终形成的文件大小也差距很小。因为数据类型相同，所以最终训练出的模型性能相似。但是无论是 GRU 模型还是 LSTM 模型，在 MobileAct 数据库上比在 Qfall 数据库上分类都更准确。尤其是 GRU 模型在 MobileAct 数据库上的分类准确率达到了 100%，说明 MobileAct 数据库中的跌倒数据与常规动作数据差异十分明显，数据噪音很小，通过一个合适的模型可以完全将跌倒动作与常规动作区分开。而 Qfall 数据库中跌倒动作和常规动作数据差异较小，数据噪音较大。因此存在部分跌倒数据与常规动作数据相似性高的问题。然而模型在 PC 端表现得好并不意味着在移动端实际测试时效果也会好，因此，我们需要在移动端嵌入模型，验证模型的实际性能。

4. 系统展示

图 7 - 16 为实时跌倒检测系统的界面。首先是个人信息设置界面，用户可以创建自己的账号，在此界面可以填写自己的详细信息，使用过程中产生的数据可以通过个人账号进行查看。第二张是 app 运行时的界面图，在系统判断此时刻用户为非跌倒动作时，app 保持后台运行状态，没有反应。第三张是系统

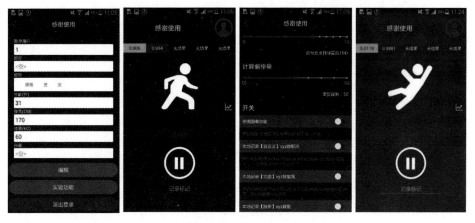

图 7 - 16　app 界面

设置界面，用户可以在此界面下进行自定义设置报警铃声的持续时间，选择是否本地保存数据等等相关操作。最后是跌倒报警界面，app 检测到跌倒后会响铃报警，同时发送求救信息给紧急联系人。

　　软件工作的流程如图 7 – 17 所示，使用者携带装有此 app 的手机，打开 app 并将手机放置在身上合适的位置，app 将持续采集使用者的动作数据，当发生跌倒动作时，app 内嵌的跌倒检测模型将检测到跌倒动作的数据，进入分析阶段，通过多阶段联合报警机制分析跌倒动作是否无误，确定跌倒动作确实发生后，手机进行跌倒报警。

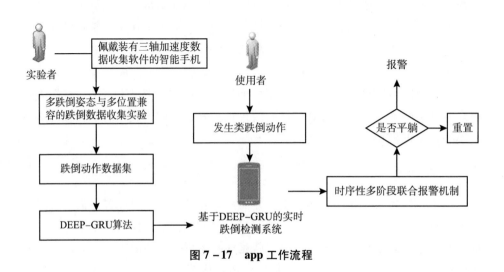

图 7 – 17　app 工作流程

7.3.3　应用效果评估

1. 移动端验证

　　我们选择在 PC 端表现较好的 GRU 模型作为实验对象，将在 MobileAct 数据库上训练的 GRU 模型（模型一）和在 Qfall 数据库上训练的 GRU 模型（模型二）分别嵌入 app 进行移动端验证。由于 MobileAct 数据库是将手机放置在裤子口袋中收集数据的，实际验证时我们规定实验者只能将手机放置在裤子口袋。实验者共进行 50 组动作，单个动作 30 组，其中 15 组为非跌倒动作，15 组为跌倒动作；连续动作共 20 组，其中 10 组为持续非跌倒组合动作，10 组为非跌倒加跌倒组合动作。实验结果如表 7 – 13 所示。

表 7 - 13　　　　　　　　　　　移动端模型验证结果

动作组	模型一		模型二	
	判断为非跌倒	判断为跌倒	判断为非跌倒	判断为跌倒
单个非跌倒动作（15）	8	7	11	4
单个跌倒动作（15）	4	11	0	15
持续非跌倒组合动作（10）	6	4	7	3
非跌倒加跌倒组合动作（10）	3	7	0	10

由表 7 - 13 中的数据可知，模型一在移动端实际检验时，跌倒动作和常规动作的分类准确率都很低，模型二在实际验证时分类效果更好。随后我们发现模型二对跌倒动作的判断准确率为 100%，但是对非跌倒动作判断时存在很严重的误判情况，25 次非跌倒动作中有 7 次误判为跌倒。经过分析我们发现造成这一现象的原因是跌倒数据的后半段为倒地后的静止数据，而将滑动时间窗窗口大小设置为 300 时跌倒数据中的后半段都会包括部分的倒地静止数据。模型在训练时会将静止部分的数据特征视为跌倒，因此实际检验时会发生误判。

2. 不同窗口择优实验

我们基于 Qfall 数据库对 GRU 模型重新进行了滑动时间窗窗口的选择实验。由于跌倒动作从开始到结束基本在 150 点左右。为了保证跌倒数据在切割后不会包括太多静止部分的数据，我们将窗口大小从 60 点到 160 点，每间隔 20 点取值一次进行实验，共进行 6 次实验。

由于重合率对模型的影响只与数据库类别有关，并不是造成模型误判的原因，因此参考之前的最优实验参数值将重合率设置为 50%。经过 PC 端的实验我们发现在模型种类确定时，不同滑动时间窗窗口对最终训练完成的模型大小和运行时间的影响很小，但是对模型准确率影响较大，因此我们以移动端的实际测试准确率作为评价标准，重新进行移动端测试实验。实验实施方案同移动端模型验证实验相同，共进行 50 组动作，此处不再赘述，不同的地方在于本次实验不与 MobileAct 数据库做比较。为充分检测出模型的性能，本次测试时实验者根据自身喜好将手机以任意方向放置于任意口袋。在不同窗口大小下进行对比实验后，实验结果如表 7 - 14 所示。

表 7 - 14 不同窗口对比实验结果

动作组	误判次数					
	窗口 60	窗口 80	窗口 100	窗口 120	窗口 140	窗口 160
单个非跌倒动作（15）	6	4	0	2	1	5
单个跌倒动作（15）	3	2	0	1	1	2
持续非跌倒组合动作（10）	4	4	1	3	3	6
非跌倒加跌倒组合动作（10）	5	4	2	1	2	2

7.4 本章小结

本章从提高患者自我管理能力角度出发，借助人工智能技术，贯彻"互联网＋医疗"运营模式，以常见慢性心血管疾病房颤与跌倒活动为例，坚持预防为主的原则，提倡在疾病发作早期就及时发现并有效干预，一方面避免患者更严重并发症的发生，另一方面减少病情恶化对我国优质医疗资源的消耗，具体内容包含如下三方面。

（1）针对房颤患者 ECG 信号的特性，开发传统机器学习算法与深度学习算法实现早期房颤检测。弥补基于移动端的房颤检测算法无法准确识别早期房颤的缺陷，为医患融合下的基层医疗运营模式提供理论支持。

（2）针对老年人中经常发生的跌倒活动，开发一种基于 GRU 模型的深度学习跌倒检测模型，及时识别老年人跌倒活动并采取相应措施，避免更严重后果的发生。

（3）以跌倒检测为例，本节设计了一款可嵌入手机等移动端的 app。通过 app 将传感器、模型、报警机制进行集成，设计了一个移动端的实时跌倒检测系统，从跌倒动作的发生到 app 检测到跌倒仅需 2 秒，为患者进行自我管理提供了保障。

第8章 医患融合下共享医疗服务系统资源优化

医疗资源短缺是全球性问题，在发展中国家尤为突出。共享医疗作为医疗服务供给端改革的新途径，是保证诊疗连续性与提升医疗服务质量的关键。本章以优质医疗资源极为短缺的急诊环节为例，针对其常见滞留问题，实际调研四川华西医院、上海瑞金与第一人民医院、天津医科大学总医院等多家知名三甲医院，发现医疗系统相邻阶段间的共享服务特征。基于此，从医疗服务中最为典型的医院急诊与住院部滞留问题入手，采用排队论、仿真、非线性规划等多种方法，在考虑医疗服务共享交互特征的基础上优化床位配置，降低患者滞留率，提高诊疗连续性（吴晓丹等，2018；Wu et al.，2019）。

通常医院诊治阶段，患者会依据治疗计划或病情变化在不同科室间转移。然而，受到医疗资源与空间限制，患者常会滞留在当前阶段，不能进行下一阶段治疗。例如，患者不得不停留在观察室，直到下一阶段科室有空闲床位。因此，医院任何科室空间与床位短缺都可能造成滞留，延误患者治疗，造成患者病情恶化甚至死亡。因此，估算并降低滞留对保证诊疗连续性是至关重要的。然而，在实际中由于科室医疗负荷差异，常出现部分科室拥挤，部分科室床位空闲。根据科室医疗负荷调整床位配置不仅能有效降低滞留，而且可提升医疗资源利用率和患者满意度。科室滞留程度是衡量医院系统效率的重要指标，从滞留角度对研究医疗系统的资源配置具有重要意义。实证分析表明，各科室间越来越复杂的交互作用造成了更高的滞留率（Armony et al.，2015，Shi et al.，2015），因此，有必要将滞留研究从单一阶段（Bachouch et al.，2012；Green et al.，2006；Huang et al.，2015；Luscombe and Kozan，2016；Zayas-Caban et al.，2014）拓展至多阶段医疗系统（Andersen et al.，2017；Burdett and Kozan，2018；Dai and Shi，2017；Osorio and Bierlaire，2009）。

已有研究通过床位再配置（Cochran and Bharti，2006；Bruin et al.，2005；Mathews and Long，2015），根据患者优先权设计排程规则（Batt and Terwiesch，

2015；Cochran and Roche，2009；Huang et al.，2015；Lin et al.，2014；Luscombe and Kozan，2016），通过优化患者出院策略（Chan et al.，2016；Dai and Shi，2017；Shi et al.，2015）和激励员工（Mandelbaum et al.，2012；Yankovic and Green，2011）等措施降低滞留。随着对诊疗连续性关注增加，需更准确地衡量滞留。服务速率（Bretthauer et al.，2011；Hillier and Boling，1967；Hunt，1956；Koizumi et al.，2005）、患者等待时间（Koizumi et al.，2005）和排队长度（Bretthauer et al.，2011）等指标用来计算滞留可能性。然而，与医院其他科室（如门诊）相比，急诊患者的到达率存在每日、每周、每月和季节性变化，不能提前对患者排程（Armony et al.，2015；Dai and Shi，2017；Green et al.，2006；Shi et al.，2015）。此外，急诊患者所需服务时间不确定，造成急诊滞留的高度随机性。因此，准确估计急诊滞留可能性是保证及时医疗服务的关键，也是优化医疗系统其他环节的重要参考。

已有关于滞留的研究多假设患者滞留期间不会接受服务，实际上，患者在滞留期间常会接受下一阶段服务（Armony et al.，2015；Crane and Noon，2011；Wu et al.，2019）。这可以缩短服务时间并降低滞留。此外，调研发现，患者在医院间转移过程中也存在类似情况。大量患者在当前医院完成治疗后，由于待转移医院的空间或医疗资源限制，患者不能及时转移至目标医院，尤其当患者病情较严重时，患者会在当前医院继续接受服务。因此，若假设患者在滞留期间不接受服务，就低估了各科室及各医院间的交互作用，不能有效地配置医疗任务与医疗资源。

8.1　医疗系统滞留模型构建

本章主要关注串联排队模型中第一阶段滞留可能性估算。在第五章进一步将模型拓展至一般情况，即多阶段医疗系统中，任一阶段床位滞留可能性估算模型。

8.1.1　多阶段服务交互共享排队模型（MQSI）

图8-1为多阶段医疗系统患者就诊流程。其中s_i为第i阶段床位数量，L_i为滞留患者占用$i-1$阶段床位数量，L_{n+1}表示最后阶段滞留患者，即已经完成医疗系统内所有服务可出院或转至下级医院，但仍未出院、继续占用床位的患

者数量。本模型假设患者按顺序接受服务。

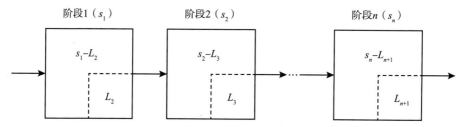

图 8-1　多阶段医疗系统患者就诊流程

通过量化医疗系统满负荷概率，估计患者滞留对医疗系统患者流的影响。当医院第一阶段无空闲床位时，患者将被直接转移至其他医院，因此，第一阶段排队模型为损失制排队模型 M/M/s/s。第一阶段滞留可能性可通过式（8-1）得到（Vassilacopoulos，1985）。

$$\pi(\lambda, \mu, s) = \frac{(\lambda/\mu)^s/s!}{\sum_{j=0}^{s} (\lambda/\mu)^j/j!} \tag{8-1}$$

式（8-1）中，λ 为患者到达率，μ 为每个服务者的服务效率，s 为服务者数量。医疗系统中其他阶段患者到达率可通过式（8-2）进行估计。

$$F_{i-1,i} = F_{i,i+1} \, for \, i = 1, \cdots, n \tag{8-2}$$

式（8-2）中，$F_{i,i+1}$ 为稳定状态下从 i 阶段转至阶段 $i+1$ 的患者到达率，$F_{0,1}$ 表示患者从第一阶段进入医疗系统的到达率。第一阶段患者到达率可通过式（8-3）估计。

$$F_{0,1} = \lambda_0(1-\pi_1) \tag{8-3}$$

式（8-3）中，患者进入医疗系统的到达率为 $\lambda_0(1-\pi_1)$，其中 π_1 表示第一阶段发生滞留的可能性。

本章假设在医疗系统的相邻阶段无等待空间，若患者完成当前阶段服务，但下一阶段无可用床位，患者会在当前阶段继续接受下一阶段治疗。这种情况在中国和发达国家医疗服务中很常见（Armony et al.，2015；Wu et al.，2019），尤其在急诊部门，患者常因下一阶段无可用床位而滞留在当前阶段接受服务。此外，研究假设医疗系统中其他阶段为等待制排队模型（M/M/s）。s 表示下一阶段床位数量，μ 表示下一阶段服务率，λ 表示患者到达率。等待进入下一阶段的患者数可通过式（8-4）表示。

$$L_i(\lambda_i, \mu_i, s_i) = \frac{{s_i}^{s_i}\left(\dfrac{\lambda_i}{s_i\mu_i}\right)^{s_i+1}}{s_i!\left(1-\dfrac{\lambda_i}{s_i\mu_i}\right)^2}\left[\sum_{j=0}^{s_i-1}\frac{\left(\dfrac{\lambda_i}{\mu_i}\right)^j}{j!} + \frac{\left(\dfrac{\lambda_i}{\mu_i}\right)^{s_i}}{s_i!\left(1-\dfrac{\lambda_i}{s_i\mu_i}\right)}\right]^{-1} \quad (8-4)$$

滞留对第 i 阶段的影响可通过第 i 阶段的有效服务率（μ_i^*）和有效床位数（s_i^*）来量化，即有效服务率表示滞留对服务速率的影响，有效床位数表示由于滞留造成的床位资源的浪费。

医疗系统中相邻阶段的服务交互共享作用（r_i）可通过式（8-5）表示。

$$r_i = \frac{t_{i+1,nb} - t_{i+1,b}}{t_{i+1,nb}} \quad (8-5)$$

其中，$t_{i+1,nb}$ 表示在 $i+1$ 阶段的非滞留患者接受 $i+1$ 阶段服务的时间，$t_{i+1,b}$ 表示在 $i+1$ 阶段的滞留患者接受 $i+1$ 阶段服务的时间。在计算有效服务率与有效床位数时，考虑滞留患者在当前阶段接受下一阶段服务的情况。当滞留患者在当前阶段接受下一阶段服务时，该床位提供下一阶段服务，当前阶段床位临时计入下一阶段床位数量。因此，阶段 i 的有效床位数量（s_i^*）为当前阶段正常服务的床位数量 s_i 减去滞留在当前阶段等待下一阶段服务的床位数量 L_{i+1} 并加上滞留在 $i-1$ 阶段在接受阶段 i 服务的床位数量 $r_i L_i$，见式（8-6）。

$$s_i^* = [s_i - L_{i+1}]^+ + r_i L_i \quad (8-6)$$

滞留对阶段 i 服务率的影响可用 p_i 表示，见式（8-7）。

$$p_i = 1 - a\frac{L_{i+1}}{s_i} \quad (8-7)$$

系统第 i 阶段的有效服务率可通过式（8-8）得到。

$$\mu_i^* = \left[\frac{s_i^* - r_i L_i}{s_i + r_i L_i}\frac{1}{p_i\mu_i} + \frac{s_i - s_i^* + r_i L_i}{s_i + r_i L_i}\frac{1}{s_{i+1}\mu_{i+1}} - \frac{L_i}{s_i + r_i L_i}\frac{r_i}{\mu_i}\right]^{-1} \quad (8-8)$$

式（8-8）中，有效服务率的计算主要包含三部分：第一部分为在阶段 i 进行阶段 i 服务床位的服务时间，第二部分为完成阶段 i 服务等待进入 $i+1$ 阶段的患者的等待时间（滞留时间），第三部分为完成阶段 $i-1$ 服务，在 $i-1$ 阶段接受 i 阶段服务的时间。值得注意的是，第一部分与第三部分之和是患者接受 i 阶段服务的时间。

8.1.2　启发式算法设计

本章研究的主要目标是评估滞留对外来患者接收率的影响。因此，研究需衡量两个指标，一是医疗系统的滞留可能性，通过计算第一阶段无可用床位的概率量化；二是滞留对医疗系统其他阶段的影响，计算医疗系统各阶段的有效床位数量和有效服务率。算法 1 描述了获得这些参数的具体过程。

算法 1　MQSI 启发式算法

初始化：$m=0$，$\pi_1^0=0$，$\mu_i^0=\mu_i$，$s_i^0=s_i$，$i=1$，$\cdots$，n；
重复以下步骤直到 $|\pi_1^m-\pi_1^{m-1}|<\sigma$
（1）$m=m+1$；
（2）用式（8-2）和式（8-3）更新 $F^m=\lambda(1-\pi_1^{m-1})$；
（3）针对所有阶段用式（8-4）、式（8-5）和式（8-6）调整对应的有效床位数
$s_i^m=[s_i-L(F^m,u_{i+1}^{m-1},s_{i+1}^{m-1})]^++r_iL(F^m,u_i^{m-1},s_i^{m-1})$；
（4）针对所求阶段，用式（8-4）至式（8-8）调整对应的有效服务率
$$\mu_i^m=\left[\frac{s_i^m-r_iL(F^m,u_i^{m-1},s_i^{m-1})}{s_i+r_iL(F^m,u_i^{m-1},s_i^{m-1})}\frac{1}{p_i\mu_i}+\frac{s_i+r_iL(F^m,u_i^{m-1},s_i^{m-1})-s_i^m}{s_i+r_iL(F^m,u_i^{m-1},s_i^{m-1})}\frac{1}{s_{i+1}\mu_{i+1}}\right.$$
$$\left.-\frac{L(F^m,u_i^{m-1},s_i^{m-1})}{s_i+r_iL(F^m,u_i^{m-1},s_i^{m-1})}\frac{r_i}{\mu_i}\right]^{-1};$$
（5）用式（8-1）更新第一阶段的滞留可能性
$$\pi_1^m=\frac{m-1}{m}\pi_1^{m-1}+\frac{1}{m}\pi(F^m,\mu_1^m,s_1^m)。$$

在初始化阶段，将第一阶段滞留可能性设置为 0，各阶段有效服务率等于正常服务率，各阶段有效床位数等于各阶段实际床位数。重复步骤（1）至步骤（5）直到系统达到稳定状态，若 $|\pi_1^m-\pi_1^{m-1}|<\sigma$，停止迭代，否则重复上述步骤。

8.2　模型验证与绩效评估

8.2.1　数据

本章收集我国一家三甲医院留观室和神经科室数据作为参数估计、模型验证和绩效评估样本数据，其包含了 384 条由留观室转至神经住院科室的患者登记信息。根据医院急救一体化规则，患者在留观室停留时间不应超过 48 小时。因此，研究中将在留观室停留时间超过 48 小时的患者作为滞留患者，超过 48 小时的时间作为滞留时间，患者在此期间会接受下一阶段服务。滞留患者在住院科室的实际停留时间为患者在住院科室的时间与患者在留观室滞留时间之和。在剔除不完整的数据后，得到 355 条有效数据。

模型中对应参数值通过 Flexsim HC 软件得到，如表 8 - 1 所示，患者到达率服从参数为 2.1641 的泊松分布，留观室与住院科室的服务率分别服从参数为 1.4229 和 0.2631 的指数分布。

表 8 - 1   两阶段医疗系统参数设置

参数	参数值
患者到达率（λ_0）	2.1641
留观室服务速率（μ_1）	1.4229
神经科住院科室服务速率（μ_2）	0.2631
留观室床位数量（s_1）	3
神经科住院科室床位数量（s_2）	10

图 8 - 2 为滞留患者与非滞留患者的服务时间分布。其中，$t_{i,nb}$ 为滞留患者与非滞留患者接受阶段 i 的服务时间，$t_{i,b}$ 为滞留患者在阶段 i 接受 $i+1$ 阶段服务的时间，即滞留时间，$t_{i+1,nb}$ 为非滞留患者在 $i+1$ 阶段接受 $i+1$ 阶段服务的时间，$t_{i+1,b}$ 为滞留患者在 $i+1$ 阶段接受 $i+1$ 阶段服务的时间，$t_{i,b} + t_{i+1,b}$ 为滞留患者接受住院服务的时间。在本研究中，留观室为第 i 阶段，神经科住院科室为 $i+1$ 阶段。

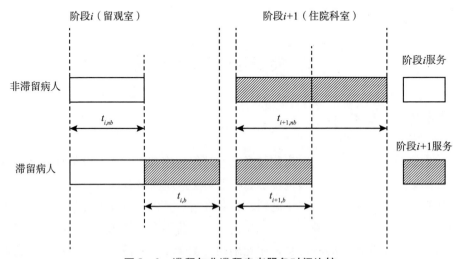

图 8 - 2　滞留与非滞留患者服务时间比较

8.2.2　服务交互验证

Wilcoxon 秩和检验用来验证当前阶段滞留是否会对下一阶段服务时间产生显著影响。检验主要分为两部分：（1）验证 $t_{i+1,b}$ 与 $t_{i+1,nb}$ 间是否存在显著差异；（2）验证 $t_{i,b} + t_{i+1,b}$ 与 $t_{i+1,nb}$ 是否存在显著差异。若秩和检验结果显示滞留患者住院时长 $t_{i+1,b}$ 与非滞留患者住院时长 $t_{i+1,nb}$ 无显著差异，证明患者在第一阶段滞留期间接受服务不会影响患者在第二阶段接受服务的时长；若秩和检验结果显示滞留患者住院时长 $t_{i+1,nb}$ 与非滞留患者住院时长 $t_{i+1,nb}$ 存在显著差异，且滞留患者接受住院服务时间 $t_{i,b} + t_{i+1,b}$ 与非滞留患者住院时长 $t_{i+1,nb}$ 无显著性差异，则证明滞留患者与非滞留患者在住院科室接受服务的时长差异是由滞留患者在滞留期间接受服务引起的。患者第一阶段滞留期间接受的服务在患者进入第二阶段之后并未抵消，进而减少了滞留患者在第二阶段接受服务的时间，进而证明患者在第一阶段滞留期间接受服务会影响患者在第二阶段接受服务的时长。

通过表 8-2 的秩和检验结果可知，滞留患者住院时长 $t_{i+1,b}$ 与非滞留患者住院时长 $t_{i+1,nb}$ 间存在显著差异（p 值小于 0.05），而滞留患者接受住院服务时间 $t_{i,b} + t_{i+1,b}$ 与非滞留患者住院时长 $t_{i+1,nb}$ 间无显著差异（p 值大于 0.05），证明患者滞留时长与下一阶段住院时长间存在相关性，因此在建模设计算法时考虑多阶段服务系统中服务时间的相关性有意义。

表 8-2　　　　　　　　　　住院时长秩和检验结果

变量	住院时长	实际住院时长
Mann-Whitney U 统计资料	1042.500	1678.000
Wilcoxon W	1822.500	2458.000
Z 值	-3.740	-0.398
P 值	**0.000**	**0.690**

8.2.3　启发式算法验证

为验证新建算法的有效性，根据医院实际运行情况，考虑医疗服务中滞留患者在当前阶段接受下一阶段服务情况（Armony et al., 2015；Wu et al., 2019），用 Flexsim HC 软件建立仿真模型。随机生成 30 组符合条件的参数，分别代入到仿真软件与各算法中，以仿真结果为基准，统计分析各算法结果与仿真结果间的差异，结果见表 8 - 3。

表 8 - 3　　　　　　　　　各算法结果秩和检验

算法来源	Bretthauer et al. （2011）	Koizumi et al. （2005）	新算法
Mann-Whitney U 统计资料	99. 000	151. 500	339. 000
Wilcoxon W	477. 000	529. 500	717. 000
Z 值	-4. 593	-3. 685	-0. 441
P 值	**0. 000**	**0. 000**	**0. 659**

由表 8 - 3 可知，Bretthauer et al. （2011） 与 Koizumi et al. （2005） 算法结果与仿真结果间均存在显著差异 （P 值均小于 0. 05），而新建算法与仿真结果间不存在显著差异 （P 值为 0. 659，大于 0. 05）。表明相比于其他两种算法，新建算法结果更接近仿真结果，具有较高的准确性。

8.2.4　绩效评估

为验证新建算法的实际有效性，将其应用于背景医院留观室到神经科室的二阶段串联系统中，随机产生 30 组数据计算滞留可能性，比较本章算法与布雷肖等 （Bretthauer et al.，2011） 和小泉等 （Koizumi et al.，2005） 算法结果。如表 8 - 4 所示，不同模型误差率分别为 1. 55%，3. 38% 和 1. 12%。本章的算法表现出更高的准确性。三种算法的标准偏差分别为 1. 08、1. 17 和 0. 54。本章的算法具有更高的鲁棒性。因此，本章的算法在计算多阶段服务交互共享医疗系统滞留可能性方面具有更高的准确性和稳定性。

表 8 - 4　　　　　　　　　滞留率误差统计

项目	仿真结果	算法误差 （%）		
		[17]	[18]	MQSI
最小值	12. 22	1. 04	0. 02	0. 09
均值	14. 56	3. 38	1. 55	**1. 12**
最大值	16. 45	5. 27	3. 86	2. 70
标准差	1. 17	1. 17	1. 08	**0. 54**

8.3　模型拓展

在医疗系统中，当患者完成当前阶段治疗后，会根据治疗计划或病情在不同科室间转移。例如，患者在完成急诊治疗后，根据诊断结果，可能会被转移至神经内科或手术室，或者根据其病情转移至 ICU、sub-ICU 或普通病床。同样，患者根据病情需在医院间转移完成治疗。本节将服务交互共享模型和对应算法拓展至更一般的情况，即考虑排队模型内任意阶段可出现患者进入或离开情况。

本章所采用符号与本书第 3 章相同。此外，需新增部分符号：π_i 表示阶段 i 滞留可能性，$v_{i,j}$ 表示在阶段 i 完成服务并准备转移至阶段 j 的患者比例，$v_{0,i}$ 表示外部患者从阶段 i 进入医疗系统的比例，$v_{i,0}$ 表示从阶段 i 离开医疗系统的患者比例，"0" 表示医疗系统之外的环境。

阶段 i 的患者流由三部分组成：（1）由其他阶段进入阶段 i 的患者，（2）由外部进入阶段 i 的患者，（3）由阶段 i 离开医疗系统的患者。其计算公式为式（8-9）和式（8-10）。

$$\sum_{k=0}^{n} F_{k,i} = \sum_{k=0}^{n} F_{i,k} \ for \ i = 1, 2, \cdots, n; \qquad (8-9)$$

$$F_{0,i} = \lambda v_{0,i}(1 - \pi_i) for \ i = 1, 2, \cdots, n \qquad (8-10)$$

$v_{i,j}$ 表示患者在医疗系统中流动可能性，如式（5-3）所示。

$$\frac{F_{i,k}}{F_{i,j}} = \frac{v_{i,k}}{v_{i,j}} for \ i = 1, 2, \cdots, n; \ j, k = 0, 1, 2, \cdots, n. \qquad (8-11)$$

假设患者进入医疗系统时已根据其病情确定治疗计划，因此，一旦患者进入医疗系统，其会完成所有治疗计划后才离开，患者流动路线不受滞留影响。

$L(\sum_{k=0}^{n} F_{k,j}, \mu_j, s_j)$ 为等待进入阶段 j 接受服务的患者数量。从阶段 i 等待进入阶段 j 接受服务的患者数量可用式（8-12）表示。

$$L_{i,j}(\mathbf{F}, \boldsymbol{\mu}, \mathbf{s}) = \frac{F_{i,j}}{\sum_{k=0}^{n} F_{k,j}} L(\sum_{k=0}^{n} F_{k,j}, \mu_j, s_j) \qquad (8-12)$$

服务交互系数和滞留影响系数分别用式（8-13）和式（8-14）得到：

$$r_{k,i} = \frac{t_{k,i,nb} - t_{k,i,b}}{t_{k,i,nb}} \qquad (8-13)$$

$$p_i = 1 - a \frac{\sum_{j=1}^{n} L_{i,j}(F, \mu, s)}{s_i} \quad (8-14)$$

阶段 i 的有效床位数量和有效服务率分别通过式（8-15）和式（8-16）得到。

$$s_i^*(\mathbf{F}, \boldsymbol{\mu}, \mathbf{s}) = \left[s_i - \sum_{j=1}^{n} L_{i,j}(\mathbf{F}, \boldsymbol{\mu}, \mathbf{s}) \right]^+ + \sum_{k=1}^{n} r_{k,i} L_{k,i}(\mathbf{F}, \boldsymbol{\mu}, \mathbf{s})$$

$$(8-15)$$

$$\mu_i^*(\mathbf{F}, \boldsymbol{\mu}, \mathbf{s}) = \left[\frac{s_i^* - \sum_{k=1}^{n} r_{k,i} L_{k,i}}{s_i + \sum_{k=1}^{n} r_{k,i} L_{k,i}} \frac{1}{p_i \mu_i} + \sum_{j=1}^{n} \left(\frac{L_{i,j}}{s_i + \sum_{k=1}^{n} r_{k,i} L_{k,i}} \frac{1}{\left(\frac{F_{i,j}}{\sum_{k=1}^{n} F_{k,j}} \right) s_j \mu_j} \right) \right.$$

$$\left. - \frac{\sum_{k=1}^{n} r_{k,i} L_{k,i}}{s_i + \sum_{k=1}^{n} r_{k,i} L_{k,i}} \frac{1}{\mu_i} \right]^{-1} \quad (8-16)$$

考虑到患者从医疗系统各阶段进入系统，式（8-15）包含三部分：（1）阶段 i 提供正常服务的床位数量；（2）被滞留患者占用等待转至下一阶段的床位数量；（3）在上一阶段滞留患者等待进入阶段 i 的患者占用床位数量。一旦阶段 i 无可用床位，外来患者将被直接拒绝，因此在有效床位数的计算中，不包含由外部环境进入的患者。对应地，式（8-16）包含三部分：（1）阶段 i 的有效服务时间；（2）滞留在阶段 i 患者的等待时间；（3）等待进入阶段 i 的患者接受阶段 i 服务的时间。在医疗系统中，滞留不仅发生在医疗系统的入口，也发生在医疗系统的各个阶段。本章假设当外部患者到达相应阶段无可用床位时，将直接拒绝患者，因此，医疗系统的入口阶段的可视为损失制排队模型 M/M/s/s，可通过式（8-1）计算滞留可能性。医疗系统内部各阶段可视为等待制排队模型（M/M/s），可通过式（8-17）计算滞留可能性（朱华波等，2014）。

$$\pi_i^{\mu c}(\lambda_i, \mu_i, s_i) = \frac{\frac{s_i^{s_i}}{s_i!} \left(\frac{\lambda_i}{s_i \mu_i} \right)^{s_i}}{1 - \frac{\lambda_i}{s_i \mu_i}} \left[\sum_{j=0}^{s_i-1} \frac{\left(\frac{\lambda_i}{\mu_i} \right)^j}{j!} + \frac{\frac{s_i^{s_i}}{s_i!} \left(\frac{\lambda_i}{s_i \mu_i} \right)^{s_i}}{1 - \frac{\lambda_i}{s_i \mu_i}} \right]^{-1} \quad (8-17)$$

阶段 i 的滞留由两类患者引起：一是外部进入阶段 i 的患者，二是从其他阶段转至阶段 i 的患者。阶段 i 的滞留可能性可通过式（8-18）计算。

$$\pi_i(\lambda, \mu, s) = \frac{F_{0,i}}{\sum\limits_{k=0}^{n} F_{k,i}} \pi^c(\lambda, \mu, s) + \frac{\sum\limits_{k=1}^{n} F_{k,i}}{\sum\limits_{k=0}^{n} F_{k,i}} \pi^{\mu c}(\lambda, \mu, s) \qquad (8-18)$$

考虑到医疗系统患者流动的一般性，本节研究的启发式算法 1 可进一步拓展至算法 2。算法 2 的初始化与算法 1 相同，其迭代过程如下。

算法 2　MQSI 算法拓展

初始化：$m = 0$，$\pi_i^0 = 0$，$\mu_i^0 = \mu_i$，$s_i^0 = s_i$，$i = 1, \cdots, n$；

重复以下步骤直到 $\sum\limits_{i=1}^{n} |\pi_i^m - \pi_i^{m-1}| < \sigma$：

（1）$m = m + 1$；

（2）用 π^{m-1} 和式（5-1）、式（5-2）和式（5-3）调整 F^m；

（3）针对所有阶段，用式（5-4）、式（5-5）和式（5-7）调整对应的有效床位数，$s_i^m = s_i^*(F^m, \mu^{m-1}, s^{m-1})$；

（4）针对所有阶段，用式（5-4）、式（5-5）、式（5-6）、式（5-7）式（5-8）调整对应的有效服务率，$\mu_i^m = \mu_i^*(F^m, \mu^{m-1}, s^{m-1})$；

（5）用式（3-1）、式（5-9）和式（5-10）调整对应滞留率，$\pi_i^m = \pi_i(F^m, \mu^m, s^m)$。

8.4　床位配置应用

排队理论已成功应用至医疗系统决策的各个方面（Fomundam and Herrmann，2007），包括床位配置（Li et al.，2009）。本节采用 MQSI 模型获得两阶段医疗系统的重要特征，进而采用双目标规划模型优化床位配置。

8.4.1　床位配置模型

床位配置模型主要包含两个目标：（1）最小化由于床位短缺拒绝患者造成的损失；（2）最小化由于床位空闲成本。

目标函数：

$$\min_s \sum_{i=1}^{n} c_i^{\beta_1} \lambda_0 v_{0,i} \pi_i(s), \qquad (8-19)$$

$$\min_s \sum_{i=1}^{n} c_i^{\beta_2} \{ s_i - (\lambda_0 v_{0,i}/\mu_i)[1 - \pi_i(s)] \}$$

使满足

$$s_i \geqslant \frac{\lambda_0 v_{0,i}}{\mu_i} \text{and integer} \qquad (8-20)$$

$$\pi_i(s) \leqslant \pi_0 \qquad (8-21)$$

式（8-19）包含两部分目标函数，$\sum_{i=1}^{n} c_i^{\beta_1} \lambda_0 v_{0,i} \pi_i(s)$ 表示拒绝患者的成本，$\sum_{i=1}^{n} c_i^{\beta_2} \{s_i - (\lambda_0 v_{0,i}/\mu_i)[1 - \pi_i(s)]\}$ 表示床位空闲的成本。在式（8-20）中，限制床位数量大于 $\frac{\lambda_i}{\mu_i}$ 以避免由于队列超过系统容量造成滞留率错误估算。式（8-21）为保证诊疗连续性，规定滞留率不超过阈值（π_0）。

NSGA-II 算法是一种基于进化计算结构求解多目标模型的有效方法。该算法已被广泛用于解决制造、工程和服务系统中具有多个目标和约束的复杂问题（Bu et al.，2018；Chaube et al.，2012；Deb et al.，2002；Jiang et al.，2014；Schwartz et al.，2016）。相比其他多目标优化方法，NSGA-II 的优势包括降低计算复杂性，使用非优势排序和拥挤比较方法来选择解决方案（Deb et al.，2002；Chaube et al.，2012）。因此，本节使用 NSGA-II 求解床位分配模型。本节参照并修改塞沙德里（Seshadri，2004）贡献的 MATLAB 版本的 NSGA-II 用于解决所提出的双标准床分配模型，主要修改步骤如下。

步骤1：对初始个体和后代进行四舍五入，以确保变量的整数解。

步骤2：输入目标数量、决策变量、每个变量的最小值和最大值。因为在研究的模型中未设置床位数量上限，所以最初将两个阶段的最大床位数量设置为（50，50），然后逐渐减小该值以减少运行时间。最终发现（20，30）可以作为 NSGA-II 运算中，床位数量的最大值。

步骤3：根据床位分配模型修改目标函数。

步骤4：调整种群和子代值以减少运行时间。最初将人口和子代分别设置为 100 和 50。将人口总数设置为 60，将子代设置为 30，也可以获得相同的解决方案。

除上述修改外，其他步骤与塞沙德里（2004）发布的步骤相同。也就是说，使用相关研究设计的快速排序算法（Deb et al.，2002），通过非控制对初始化种群进行排序，通过计算每个人的欧式距离获得拥挤距离，使用非优势等级和拥挤距离进行选择，模拟二进制交叉（SBX）和多项式变异用于实数编码 GA 中以生成后代。

8.4.2　实验设计

本节共设计四个实验：（1）评估当前床位分配策略的效果；（2）提供床位分配准则；（3）分析服务交互共享对滞留的影响；（4）验证结果鲁棒性，为患者到达率波动下的床位配置提供可行建议。

用于参数估计和模型验证的数据也可用于仿真和分析结果。除了用于执行先前模型验证的参数之外，另外从医院管理部门获得以下数据。在两阶段系统中，观察室中的大多数患者在完成治疗后都被转移到住院单元。因此，仿真实验中，设置 $v_{0,i} = 1$。根据《医疗服务项目规章》（2018 年），将拒绝患者的损失设置为（$c_1^{\beta 1}$，$c_2^{\beta 1}$）=（20，22），其中包含观察室和住院部的诊断费。每个状态下的闲置床位的成本为（$c_1^{\beta 2}$，$c_2^{\beta 2}$）=（42，42），包括在占用床位和使用设备（例如空调）的费用，但由于每个患者病症不同，治疗存在差异，因此不包括药物、检查和手术的费用。根据等式 1，两个阶段的最小床位数为 2 和 9。此外，根据布鲁因等（Bruin et al.，2005）的研究，设置滞留率的阈值为 $\pi_0 = 5\%$。为了进行比较，将当前床位数量（3，10）作为比较基线。为了确保系统达到稳定状态，将计算滞留率的启发式算法的收敛标准设置为 0.0001。此外，根据我们的试点测试，NSGA-II 中的人口总数设置为 60，而子代数量设置为 30。

8.4.3　结果与分析

将服务交互率 r 设置为 0 或 0.227，其中 0.227 为医院当前服务交互率。表 8 – 5 为不同服务交互率与床位数量设置下滞留率与成本费用。当前的床位分配下，两个服务交互率（0 和 0.227）的滞留率分别为 16.45% 和 12.75%，此时滞留率都超过了设定阈值 5%，因此，当前的床位配置方案不能满足患者和医院管理者的需求。因此，选择从 NSGA-II 算法中获得的总体结果的平均值作为基准，在服务交互率为 0 与 0.227 时，最佳床位分配方案分别为（6，10）和（5，10）。此时滞留率分别为 2.98% 和 3.66%，小于阈值 5%。此外，两种建议床位配置方案的总成本分别为 277.55 和 238.95，远低于均值成本 500.78 和 473.28，分别降低了 44.58% 和 49.51%。由于研究已验证医疗服务实际中存在服务交互，因此本节选择（5，10）作为最佳床设置，其服务交互率为 0.227。

表 8 – 5   床位配置方案

服务交互率 (r)	方案	阶段 s_1	阶段 s_2	滞留率 (%)	拒绝患者成本	床位空闲成本	总成本
0	当前	3	10	16.45 *	14.95	204.00	218.95
	均值	10.34	11.27	0.002	0.46	500.33	500.78
	推荐	6	10	2.98	2.71	274.84	277.55
0.227	当前	3	10	12.75 *	11.59	188.84	200.42
	均值	9.77	11.18	0.002	0.56	472.72	473.28
	推荐	5	10	3.66	3.32	235.62	238.95

注：* 表示由于当前床位配置方案得到的滞留率大于阈值 5%，因此当前床位配置方案不能满足服务需求。

为了验证两个目标之间的单调性，如图 8 – 3（a）和图 8 – 3（b）为 NS-GA-II 在 50 代后 100 个种群的所有解决方案，表明这两个目标满足单调性要求。

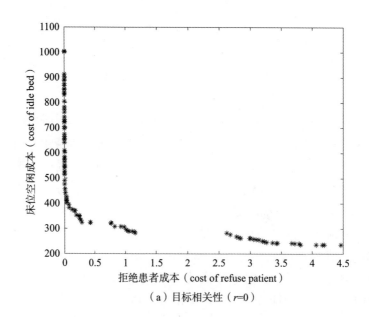

（a）目标相关性（r=0）

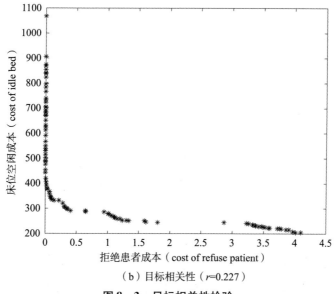

（b）目标相关性（$r=0.227$）

图 8 - 3　目标相关性检验

8.4.4　有限空间对床位配置影响

考虑到医院空间限制，医院床位配置往往不能按照最优床位配置方案实施。因此，有必要考虑在有限空间下设置床位配置方案。为进一步研究两个阶段有限空间下床位配置对滞留可能性的影响，设计另外两组实验：（1）固定第二阶段床位数，调整第一阶段床位数，以分析第一阶段床位数变化对滞留率的影响；（2）固定第一阶段床位数，调整第二阶段床位数，以分析第二阶段床位数变化对滞留率的影响。结果如图 8 - 4 所示，当增加单一阶段床位数量时，医疗系统的滞留可能性都有所降低，但当增加第一阶段床位数量时，医疗系统滞留可能性降低更加明显。表明在有限的空间内，增加第一阶段床位数量更能有效降低滞留。传统滞留研究认为滞留是由于第二阶段服务能力不足导致患者不能及时转至相应阶段，所以应增加第二阶段床位，与本节研究结果相悖。究其原因，传统床位配置认知假设医院具有无限空间，可根据需要增加床位，因此认为滞留由第二阶段床位不足造成。而实际上，医院空间有限，无法根据需要无限扩充床位，在此情况下，增加第一阶段床位数量更能缓解滞留。

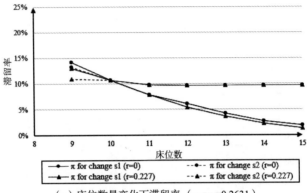

（a）床位数量变化下滞留率（$\mu_1=\mu_2=0.2631$）

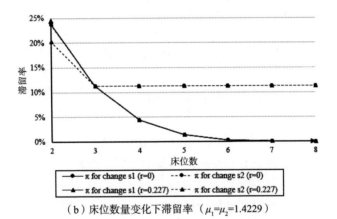

（b）床位数量变化下滞留率（$\mu_1=\mu_2=1.4229$）

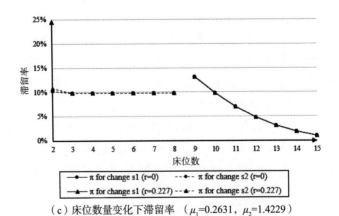

（c）床位数量变化下滞留率（$\mu_1=0.2631$，$\mu_2=1.4229$）

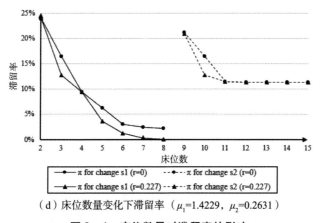

（d）床位数量变化下滞留率（μ_1=1.4229，μ_2=0.2631）

图 8－4　床位数量对滞留率的影响

8.4.5　服务交互性对床位配置影响

为了进一步验证服务交互性（r）对医疗系统床位配置的影响，实验分别得到服务交互系数 r 变化情况下（0、0.1、0.2、0.3、0.4、0.5、0.6、0.7、0.8、0.9、1.0）和滞留对服务率影响系数（滞留因子）a 变化情况下（0、0.2、0.4、0.6、0.8、1.0）的最优床位配置方案。为了进一步探讨效果，我们选择床分配规则（2，9）（3，9）（4，9）（5，9）（6，9）（7，9）和（8，9）。如表 8－6 所示，滞留率首先随着服务交互率而降低，但是当服务交互率增加到一个点（例如0.3、0.4）时，滞留率开始增加。此外，服务交互速率的转折点随着第一阶段床位数的增加而降低。这是因为患者无法在当前阶段本身接受所有后续阶段的服务，这进一步表明患者只有在被转移到后续阶段以完成其服务之前才能离开系统。当患者接受完服务后，他们将无法转移到下一阶段，而是滞留在当前阶段。此时，服务交互率越高，下一阶段的工作负荷越重，越容易造成滞留。因此，尽管服务交互可以有效地减少滞留，但是不能无限地增加服务交互。

同时，如表 8－6 所示，多数总成本和床位数随滞留因子 a 的增加而增加。这是由于滞留因子降低了当前阶段的服务速率，造成滞留增加。然而，当服务交互率固定为 0.4 时，滞留因子从 0 变为 0.2，床位的总数从 15 减少到 14。为了进一步探究其效果，以（5，9）为例，得到随滞留因子而变化的滞留率。如图 8－5 所示，当服务交互速率较小时（例如 0 和 0.2），滞留率随滞留因子

表 8-6　参数变化下（a 与 r）最优床位配置方案

滞留因子(a)	服务交互率 (r)										
	0	0.1	0.2	0.3	0.4	0.5	0.6	0.7	0.8	0.9	1.0
0	(6, 10) 277.55	(5, 10) 239.12	(5, 10) 238.95	**(5, 9) 200.49**	(6, 9) 237.99	(5, 10) 237.79	(5, 10) 236.83	(5, 10) 233.33	(4, 10) 203.19	(5, 10) 233.33	(5, 10) 234.30
0.2	(5, 11) 281.19	(5, 10) 241.60	(5, 10) 240.82	(5, 9) 202.78	**(5, 9) 202.44**	(5, 10) 239.87	(5, 10) 238.58	(5, 10) 237.37	(5, 10) 234.24	(5, 10) 234.43	(5, 10) 234.54
0.4	(5, 11) 282.93	(5, 11) 282.29	(5, 10) 243.64	(5, 10) 242.49	(5, 10) 241.97	(6, 9) 239.80	(5, 10) 241.14	(6, 9) 240.62	(5, 10) 237.92	**(5, 10) 235.29**	(5, 10) 235.68
0.6	(5, 11) 285.45	(5, 11) 284.08	(5, 11) 283.11	(5, 10) 245.32	(5, 10) 244.12	(5, 10) 243.36	(5, 10) 242.66	(5, 10) 242.09	(5, 10) 240.42	(5, 10) 242.72	**(5, 10) 236.46**
0.8	(5, 12) 313.49	(5, 11) 286.60	(5, 11) 285.12	(5, 11) 284.03	(6, 10) 272.95	(6, 9) 244.49	(6, 9) 243.92	(5, 10) 243.97	(5, 10) 243.29	(5, 10) 241.24	**(5, 10) 238.39**
1.0	(7, 10) 310.45	(5, 12) 313.90	(5, 11) 287.52	(5, 11) 285.68	(6, 10) 278.57	(6, 10) 273.91	(6, 10) 272.88	**(6, 9) 236.07**	(5, 10) 245.27	(5, 10) 244.54	(5, 10) 242.44

注：加粗的数字表示床位数量与成本结果为固定滞留因子在的最优床位配置方案。

而增加。但是，当服务交互速率较大时（从 0.4 到 1.0），滞留率随着滞留因子的增加而降低。另外，滞留因子的转折点随着服务交互速率的增加而增加。当服务交互速率较大时，滞留因子可降低滞留率，原因是较大的服务交互会增加相邻阶段之间服务能力的差异，从而增加滞留的可能性。但是，滞留因子会减小相邻级之间的差异，因此，滞留率随着滞留因子的增加而降低（见图 8－6）。

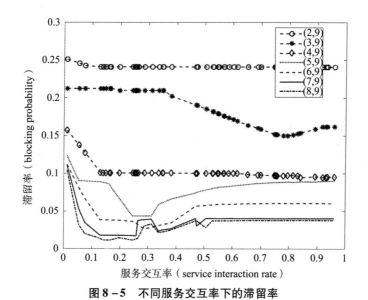

图 8－5　不同服务交互率下的滞留率

因此，在分配床位时，必须考虑相邻阶段之间的服务交互以及阻塞对服务费率的影响。当床位分配难以改变时，服务交互速率和阻塞因子可以成为平衡服务能力的一种方法。

8.4.6　患者到达率对床位配置影响

本节将通过修改患者到达率并固定其余参数来分析床位配置方案的鲁棒性，并为患者到达率的变化时优化床位配置提供建议。如表 8－7 所示，随着患者到达率的增加，第一阶段的床位数从 4 变为 6，而第二阶段的床位数从 8 变为 12，表明第二阶段的床位数对患者到达率的变化更敏感。这是因为第二阶段的服务能力比第一阶段的服务能力小得多（10×0.2631 与 3×1.4229）。因此，第二阶段被视为系统的瓶颈。如果患者到达率增加，则第二阶段对床的需求增加。

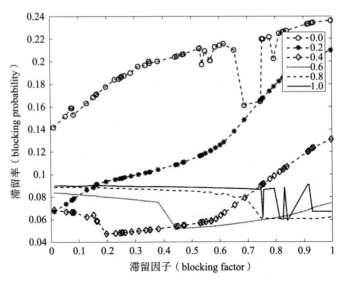

图 8 - 6　滞留因子变化下的滞留率

表 8 - 7　　　　　　　　　不同患者到达率下床位配置方案

到达率 $\lambda_0(\Delta\lambda)$	服务交互率（r）										
	0	0.1	0.2	0.3	0.4	0.5	0.6	0.7	0.8	0.9	1.0
-20%	(5, 9) 268.72	(5, 8) 228.32	(5, 8) 227.62	(5, 8) 227.62	(5, 8) 227.06	(5, 8) 226.95	(5, 8) 226.95	**(4, 8) 195.65**	**(4, 8) 195.65**	**(4, 8) 195.65**	**(4, 8) 195.65**
-10%	(5, 10) 273.83	(5, 9) 232.93	(5, 9) 232.76	(5, 9) 232.76	(5, 9) 232.54	(5, 9) 231.48	**(5, 9) 228.39**	**(5, 9) 228.39**	(5, 9) 231.44	(5, 9) 233.12	(5, 9) 235.03
0%	(6, 10) 277.55	(5, 10) 239.12	(5, 10) 238.95	**(5, 9) 200.49**	(6, 9) 237.99	(5, 10) 237.79	(5, 10) 236.83	(5, 10) 233.33	(4, 10) 203.19	(5, 10) 233.33	(5, 10) 234.30
10%	(6, 11) 283.54	(6, 10) 246.04	(6, 10) 245.33	**(6, 10) 234.66**	(5, 11) 246.18	(6, 10) 240.32	(6, 10) 242.69	(5, 11) 243.16	(5, 11) 239.25	(5, 11) 239.25	(5, 11) 239.25
20%	(6, 12) 290.39	(6, 12) 276.87	(6, 11) 251.00	**(6, 11) 239.32**	(6, 11) 247.05	(6, 11) 252.16	(5, 12) 252.51	(5, 12) 251.63	(6, 11) 248.71	(5, 12) 246.21	(5, 12) 246.21

注：加粗的数字表示床位数量与成本结果为固定患者到达率下的最优床位配置方案。

　　为了验证服务交互率对患者到达率变化的敏感性，使用不同的服务交互率来计算最佳床位分配方案，如表 8 - 7 所示，将滞留因子（a）设置为 0，并观察到最佳服务交互率随患者到达率的增加而降低。因为第二阶段的服务能力是系统的瓶颈，患者到达率越低，第二阶段的负担就越少。因此，第二阶段的服

务能力可以支持更高的服务交互。但当患者到达率增加时，较低的服务交互率
会更好。

8.5　本章小结

本章研究实际调研医疗系统中的滞留问题，并评估了滞留与服务交互性对
患者流的影响。

第一，本章研究证明医疗系统中滞留时间与下一阶段服务时间具有显著相
关性。因此，在估算多阶段医疗系统滞留可能性时，有必要考虑相邻阶段服务
的交互作用。此外，数值实验证明服务交互性可降低滞留可能性，尤其在医疗
系统存在有限空间限制时。该结论在考虑滞留在服务率影响的情况下依然
成立。

第二，基于医疗服务中滞留患者会在当前阶段接受下一阶段服务，建立考
虑服务交互的多阶段排队模型并设计相应启发式算法。通过与已有算法比较，
本章的算法在绩效评估上更优，并且本章算法结果与仿真实验结果无显著性
差异。

第三，本章建立的模型与算法可用于评估医疗系统绩效。以床位资源配置
为例，表明在不考虑服务交互性的情况下，以急诊与神经住院科室组成的医疗
系统内配置16张床位（急诊配置6张，神经科室配置10张）可满足医院与患
者需求。在考虑服务交互性时（$r=0.227$），医疗系统配置15张床位（急诊配
置5张，神经住院科室配置10张）可满足患者与医院需求。此外，在有限的
空间限制下，增加急诊床位数量更能有效降低滞留。

第四，服务交互可减少滞留可能性，从而减少床位需求。但系统的总成本
和总床数不会一直随着服务交互的增加而减少。最优服务交互率取决于滞留对
服务速率的影响（滞留因子）。如果滞留因子较小（如0或0.2），则最优服务
交互率相对较小（如0.4或0.5）。若滞留因子很大（如0.8或1.0），则最优
服务交互率很大（如0.8或1.0）。因此，最优服务交互率随滞留因子而增加，
调整每个阶段间的服务交互率与滞留因子有助于降低滞留。

虽然在数值实验部分采用两阶段医疗系统，但本章的模型与算法同样适用
于多阶段医疗系统。本章推荐模型可用于评估各类医院运营绩效和滞留可能性
与床位配置关系。此外，在考虑有限医疗资源情况下，本章的算法可评估在不
同医疗资源配置规则下滞留可能性，识别保证滞留可能性满足要求情况下识别

最优床位配置方案。

　　本章研究仍有部分因素未考虑，例如患者中途退出或中途死亡问题，这些因素可能会影响医疗系统服务效率，需要在未来研究中进一步考虑。此外，本章设计的算法计算较耗费时间，未来研究中需进一步精简算法，提升运算效率，但随着计算机计算能力加强，这可能不是主要研究障碍。

第9章 医患融合下共享医疗系统服务政策建议

自医疗改革实施以来，"强基层"一直作为并仍将作为推动分级诊疗的关键。国家陆续出台医生多点执业、医联体、家庭医生签约服务与差异化医保政策，提高基层医疗服务能力，并引导患者基层首诊。在互联网技术推动下，"互联网＋医疗"成为深化医疗改革、提高基层医疗服务质量的新途径。基于此背景，新兴的医患社交平台、移动智能医疗设备与远程问诊等医疗服务模式的兴起，促使医患呈现新特征。医患交互便利性与及时性，促进共享医疗的发展，缓解了区域间医疗资源分布差异造成的医疗资源短缺与医疗资源浪费并存的矛盾，为优化基层医疗服务模式，解决基层医生短缺、区域诊疗水平差异等问题提供新思路；此外，医患交互平台与移动智能医疗设备的发展激发了患者诊疗意识，提高了患者诊疗能力，降低医患间信息不对称，使我国患者遵医嘱率低的特征转化为患者自诊意识与能力，由单一患者角色逐渐向医患双重角色融合，成为新兴医疗资源，使基层医疗资源供需函数、基层医疗服务模式发生重大转变。深化基层医疗改革，需关注共享医疗与医患角色融合新特征对基层医疗的影响，并基于此设计医疗系统服务、转诊、医患签约、医院共享协作等模式，以保证医疗服务满足患者需求。

本书结合共享医疗与医患角色融合新特征，考虑患者将医疗服务质量作为择诊关键因素，建立博弈模型，分析区域间社区医院提供同质或异质医疗服务时，社区医院间合作模式、患者签约方式及差异化医保支付政策，以优化区域间内基层医疗服务与共享协作模式，为优化基层医疗资源配置、设计基层医疗共享协作模式提供可行建议。此外，本书基于基层医生短缺问题，建立排队模型，计算共享医疗服务模式与医患角色融合特征对基层医生服务承载力的影响，发现共享医疗与患者自诊可在不增加医疗成本的基础上增强医生的服务承载力，为提高基层医生服务能力提供了新思路。医患融合特征在提高基层医生服务承载力、缓解基层医生短缺问题的同时，也对基层医生服务质量提出了更高的要求。医患角色融合特征下，患者不仅关注诊疗水平，也偏好参与诊疗过程，关注医生服务态度、诊疗连续性等服务质量，进而提高对基层医生服务要求。基于此，本书考虑医生在提高诊疗水平与密切医患关系两项任务上的非对称交互性，分析外界环境波动下有效的激励方式，以充分调动基层医生的工作积极性。在考虑患者医疗认知水平对医生行为影响的基础上，建立医患演化博弈模型，分析我国医疗系统中较为严重的过度医疗问题。讨论在药占比管制、声誉惩罚机制与患者知识水平激励机制下，影响医生过度医疗行为的关键因素，发现患者病情越轻，医生越倾向于过度医疗，即轻症患者到上级医院就医，其被过度医疗的风险增加。

本书基于医患角色融合新特征与移动智能发展为患者自我管理与诊疗提供的新机遇，设计了满足实时监测需求的心血管病症与跌倒检测算法，并设计满足患者及家属需求的移动 app，在增加患者自我管理与诊疗能力的同时，提高诊疗连续性与及时性。本书还将研究进一步拓展及上级医疗服务系统，以优质医疗资源极为短缺的典型急诊滞留问题为代表，分析诊疗服务交互共享对医疗服务连续性的影响，进而优化多阶段医疗系统床位配置，为提升医疗服务质量提供支持。

综合本书研究内容，本章从医院、医疗服务者、患者与政策制定者四方面提供相关政策建议。

9.1　医院

9.1.1　基层医院

1. 推进基层共享医疗服务模式

目前家庭医生签约服务医疗系统成员包含家庭医生、预防保健人员与护士，医联体上级医院专科团队作为技术支撑，患者在签约医院就诊可享受最高医保支付标准及报销比例。但现实中，由于基层医疗服务质量不高，医疗价格优惠并不能有效吸引患者基层首诊；或由于基层医院间针对特定病症的医疗服务质量差异与患者群体病症区域特征差异，患者不愿前往签约医院就诊，而选择其他基层医疗机构就医，造成"签而不约"问题，浪费医疗资源。

2018 年，《关于印发医疗联合体综合绩效考核工作方案（试行）的通知》提出加快推进医联体建设，助力构建分级诊疗制度。如今我国已形成城市医疗集团、医疗共同体、专科联盟、远程医疗协作网四种较为成熟的医联体模式，但以上四种模式均重点在于促进上级医院带动下级医院提高医疗服务能力，较少考虑同级医院间构建医疗共享模式，缺少对基层医院主动提高服务品质的激励。因此，推行家庭医生签约服务的同时应鼓励区域内社区医院构建基层医联体，形成基层共享医疗服务模式，签约患者在医联体中任何一家社区医院就诊均可享受医疗费用报销比例提高等相同待遇，以此加强社区医院间的竞争与合作，促进区域间基层医院构建共享医疗服务模式。

2. 促进区域间社区医院差异化发展

国务院办公厅印发《深化医药卫生体制改革 2019 年重点工作任务》中提出鼓励包括社会办医医疗机构在内的各级各类医疗机构平等参与和适度竞争，促进优质医疗资源下沉，避免大医院"跑马圈地""虹吸患者"等问题。各地政府也积极推进"强基层"医改，鼓励上级医院专家医师下沉至基层医院坐诊，以此带动基层医疗的发展。但优质医疗资源下沉中较少关注优化基层医疗资源配置，较少通过促进社区医院差异化发展激励社区医院提高服务品质。实际上，我国基层医院不仅在整体诊疗水平上存在显著差异，在特定病症的诊断上诊疗水平也参差不齐。诊疗水平作为影响患者择诊的首要因素，随着互联网技术与医患社交平台的发展，患者获取医院针对特定病症的诊疗水平的意识与能力增加，使患者更倾向于针对自身病症选择社区医院。

本书在基层共享医疗签约策略优化的研究中发现，促进社区医院根据自身诊疗水平差异化发展，并基于此构建基层共享医疗服务模式、设计差异化医保政策可最大化基层医疗系统效益与患者效益。因此，在通过上级医院带动基层医院提高诊疗水平的同时，鼓励社区医院发展各自擅长诊治疾病有利于激励社区医院自发提高服务品质。政府应鼓励优质资源下沉至不同社区医院，政府可根据优质医疗资源下沉时两家社区医院的医疗资源配比，确定两家社区医院提供异质医疗服务时服务差异的程度，引导医院间合理竞争，协调医院与患者受益情况，激励社区医院自发提高服务品质。

3. 丰富医疗团队构成

基层医疗服务对全面性、连续性与便捷性具有更高的要求。这就要求基层医疗服务者不仅需提高诊疗技术，同时应关注与患者沟通、患者随访和患者健康状态等一系列问题，以保证基层医疗服务与患者的密切联系。然而，我国基层医生数量短缺与医疗服务水平不足，导致基层医生承担巨大医疗诊疗压力，造成工作倦怠，不能满足患者需求，降低患者满意度。

共享医疗的发展不仅使上下级医院医生诊疗知识共享成为可能，同时带动护士、药师等医护人员参与，增加了医生与其他医护人员共享服务的协调性。此外，格林等（Green et al.，2013）提出可医生共享医疗模式与其他医护人员的参与是提高基层医疗服务能力的有效方式。本书研究发现，当基层医生专注于一项任务时，其努力程度更高，进一步为丰富医疗团队构成提供理论支持。医患角色融合降低了部分轻病患者的医疗需求，为通过护士、药师等医护人员代替部分基层医生工作提供可能。此外，医院调整团队构成、推动服务模式由医生个体向团队服务转化，不仅有助于团队协作，降低医生的工作负荷，便于医生专注于提高诊疗水平，提升医生服务率，扩大医生可服务人群，均衡医疗供需配比，而且根据基层医疗者的诊疗技术差异，可为患者提供更为全面的医疗服务，提高患者的满意度。

4. 科学设计医生激励机制

医疗服务复杂性易使患者模糊医生诊疗水平与医疗服务态度的关系。认为医疗服务态度好的医生诊疗水平就高。而本书在基层医生激励研究中发现，医疗服务态度好的医生诊疗水平不一定高。而患者对医生的不准确评价易使医生偏离提高诊疗水平的核心任务与医院治病救人目标。共享医疗与医患角色融合增加了医疗服务团队协作性，同时，设计有效的激励策略保证医疗团队服务者的努力与医院目标的一致性成为提高基层医疗服务质量的关键。本书的基层医生激励策略研究发现提高诊疗水平与密切医患关系间的非对称交互，需多样化激励医生及团队成员。提高诊疗水平作为医生核心任务，可采用个体激励方式；密切医患关系可通过团队协作完成，同时培训医生及其他医护人员的沟通技能，增强医护人员同理心，提升患者满意度。由于任务的交互性，尽管医生专注于核心任务，针对医患关系的团队激励仍需考虑医生的贡献，以调动医生在提高诊疗水平上的积极性。

9.1.2 上级医院

1. 完善信息实时公开机制

随着差异化医保政策与基层医疗服务能力的提升，基层医院就诊患者增加，缓解了上级医院医疗服务压力。然而，据2019年《中国卫生统计年鉴》数据，三级医院诊疗人次为185478.7万人次，是一级医院诊疗人次的8倍。

可见，采用差异性医保政策等经济手段不足以引导患者理性就医，仍需探索非经济手段的辅助作用。共享医疗与医患角色融合的医疗服务新特征，使医院间信息共享成为可能的同时，进一步激发患者理性诊疗意识。在此基础上，上级医院可通过共享医疗服务价格、等待时间与病症诊疗信息等患者关注信息，设计实时信息公开策略，保证医疗系统整体效益最大化同时引导患者理性就医。

过度医疗作为上级医院尤其是三甲医院面临的重要问题，医院管理中除采用经济手段与惩罚机制约束医生过度医疗行为外，还需关注非经济手段在抑制医生过度医疗中的重要作用。本书医患角色融合下过度医疗行为研究发现总费用绩效系数、医生合理医疗成本、单位疾病费用上限与实际疾病费用的差值下对医生的惩罚力度、患者患病严重程度等因素会影响医生过度医疗行为。因此，可利用相关的医疗数据平台对医疗收费信息实现透明化，在保证医生收益的基础上增加对医生的约束、保障患者权益、减少社会损失。

2. 完善医生激励与约束机制

针对当前上级医院医生诊疗任务大、工作负荷高、医生工作倦怠与医患矛盾升级等问题，设计合理医生激励机制是提升上级医院医生工作积极性的重要环节。本书医生激励研究中发现，当医生承担提高诊疗水平与密切医患关系两项任务时，激励医生提高诊疗水平的核心任务更有助于提高医院整体效益，使医生努力方向与医院治病救人目标相一致。同时，由于诊疗水平作为患者择诊的核心因素，提高诊疗水平可增加患者对医生的满意度，密切医患关系。因此，在以诊疗水平作为医生核心激励中，应充分考虑诊疗水平提高对医患关系的影响，提高医生在提高诊疗水平上的效用，以激励医生在提高诊疗水平上的努力。而以医疗服务态度为代表的医患关系任务中，应充分发挥护士服务、医院流程优化的重要作用，提高患者的体验。

对于上级医院面临的过度医疗问题，本书研究发现当疾病费用上限对医生缺乏约束力时，患者初始知识水平越小，医生更倾向于选择过度医疗。因此，医院和监管机构应向患者多普及有关疾病的常识，向其推广相关医疗政策，社会和医疗相关机构也要加强对合理医疗的宣传力度，引导患者具有正确的消费观念，提升患者对于普通、多发疾病的认识和理解，使患者在看病前具有适度知识水平的同时避免患者基于自身知识水平主动要求医生对其进行过度治疗与过度检查，由于初始知识水平与成功举报医生过度医疗行为的概率直接相关，提升初始知识水平可以增加成功举报医生过度医疗行为的概率，患者可以弥补自己被过度医疗的损失，维护自己的合法权益。

9.2 患者

本书基于医患角色融合与共享医疗对患者签约、基层医疗共享服务模式、基层医生激励、过度医疗行为与实时转诊推荐策略研究发现，医患角色融合下患者自诊能力的提升可有效提高基层医生服务能力与承载力，为缓解基层医生短缺提供新思路。互联网技术与移动智能医疗设备的发展进一步为患者自诊提供保障。在优质医疗资源短缺的背景下，为提高诊疗连续性与及时性，患者可充分利用共享医疗为患者病症自我诊疗与管理带来的便利。然而，由于医疗信息壁垒，患者不能全面掌握自身病症相关医疗知识，因此，需保证医疗信息资源获取的准确性，同时应与医生保持联系，及时更新健康状态，保证医疗服务工作者对患者健康状态的监管和对患者诊疗能力的针对性辅导。

本书研究发现患者诊疗意识对患者签约、医疗服务模式、医生激励及患者转诊具有重要影响。因此，分级诊疗深入推进过程中应充分考虑患者的重要作用。首先，基层医生签约服务中应考虑患者病症特征、医疗需求、经济状况等因素，设计满足患者需求的签约服务；其次，基于区域内基层诊疗技术差异，分析患者病症特征与诊疗偏好，设计合理的共享医疗服务模式，为提高基层医疗服务能力与个体基层医院诊疗特色与竞争力提供支持；此外，医生承担提高诊疗水平与密切医患关系两项任务时，激励策略会影响医生有限精力在诊疗水平与医患关系上的分布，特别是在高工作负荷下，医生精力有限时，会限制其关注医疗服务态度、患者沟通等改善医患关系的努力。因此，患者就诊与择诊应多关注医生的核心诊疗水平，并从医院服务流程、医疗团队服务等方面关注医院在密切医患关系上的努力。最后，本书研究发现在药占比管制下，患者患病程度越轻，医生越倾向于过度医疗；在药占比管制失效下，由于医生存在过度医疗倾向，医生治疗决策受患者决策影响，此时患者决策是医疗服务质量的关键。因此，患者应增加普通、多发的轻疾诊疗知识，关注医生的诊疗行为，有效提升对轻症诊疗方案的识别能力。

9.3　管理机构

9.3.1　医疗资源优化配置

基于基层医院诊疗水平与诊疗技术差异，本书研究发现推动基层医院差异化发展、培养基层医院特色诊疗优势是深入落实基层医疗签约服务、提高基层医疗资源利用率与患者满足度的有效方式。因此，各地政府在引导优质医疗资源下沉时，应考虑基层医院服务能力现状，区域内患者需求及基层医疗发展规划，以针对性配置医疗资源。

进一步关注医患比、医护比与医助比。调整护士、助产与药师等医护人员比例是培养优质医生、丰富医疗团队构成与标准化医疗服务，进而提升医疗系统整体服务质量的关键。我国每千人口医生数量基本与发达国家持平，但护士、助产及药师等医护人员远低于发达国家，这成为我国医疗系统发展的瓶颈（李蕾等，2017；叶江峰等，2019）。因此，政府应进一步关注并调整医护人员比例在推动高质量医疗服务中的重要作用，优化资源配置。

9.3.2　差异化医保支付方式

按病种付费的医保支付方式已经逐渐在我国推广采用，但是对不同疾病诊断相关的医疗服务成本和数量的确定目前还存在困难。基于中国目前后付制为主的支付方式，本书提出的有关某类疾病费用上限的激励约束机制对未来预付制下的疾病相关服务成本的确定具有指导作用。某类疾病费用上限越低，对医生的管制强度越大，越可能抑制医生的过度医疗，从而减少患者的总医疗费用。因此，有必要在保证服务质量的前提下，设置合理的疾病费用上限来约束医生行为，在为医生收入提供保障的同时采用合理检查、合理用药、合理手术来为患者提供高效的医疗服务。

9.3.3　完善医院激励与约束机制

1. 设计医院奖惩机制

国外尤其是发达国家的医保制度均在一定程度上激励基层医疗卫生机构提高医疗服务品质，如美国可信赖依赖服务组织（Accountable Care Organizations，ACOs）制度（贾利利等，2018；McConnell et al.，2017）。ACOs 制度下，保险受益人定期向社保机构缴纳定额医疗保险，患病程度较轻时直接在签约的基层医院就诊，费用全部由基层医院承担，需转诊时由基层医院向上级医院支付转诊费用（乔姣琪等，2018）。因此，转诊增加基层医院所负担的医疗成本，促使医院主动提高医疗服务质量（Wu et al.，2017），如图 9 – 1 （a）所示。而中国医疗保险为定比支付，患者定期向社保机构缴纳定额医疗保险，社保机构根据患者实际发生费用向医院支付一定比例费用，患者支付其余费用。患者的转诊费用仍由社保机构与患者按比例支付，患者转诊对基层医院无影响，因此对基层医院提高医疗服务质量无激励作用，如图 9 – 1 （b）所示。因此，本书建议根据签约患者就诊率建立社区医院奖惩机制。虽然两家社区医院形成医联体，患者在任何一家社区医院就诊医保报销比例相同，但患者只能选择一家社区医院机构签约。根据患者分别在签约医院与医联体其他医院的就诊率对社区医院进行奖惩，即奖励签约就诊率高的医院，惩罚签约患者在其他医院就诊率高的医院，以促进社区医院提高医疗服务质量。

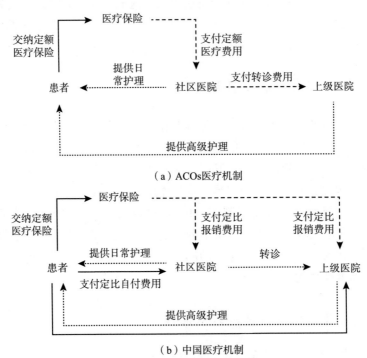

（a）ACOs医疗机制

（b）中国医疗机制

图 9 – 1　ACOs 与中国医疗机制对比

2. 丰富抑制过度医疗的手段

药占比是当前抑制医生过度医疗的重要手段，本书研究发现，药占比越小即管制强度越大，越有可能诱导过度检查需求，从而增加患者经济负担。因此，合理调整药占比的设置范围、高低级医院药占比差异至关重要。同时，对于辐射范围大、服务水平高的高级医院，需要进一步探索药占比之外兼顾医疗质量与安全、技术水平与效率的绩效指标。

针对医生过度医疗问题，本书研究发现，声誉惩罚、患者知识水平与医疗信息质量等因素会影响医生行为，因此，需增强医疗服务市场的声誉机制建立，加强对过度医疗行为惩罚力度，同时应广泛宣传医疗知识，从而提高患者医疗知识水平，另外，还应杜绝医疗虚假广告等信息传播以提高医疗信息质量。

9.3.4　继续深化分级诊疗

在药占比管制下，患者患病程度越轻，医生越倾向于过度医疗。因此，各监管部门应针对疾病程度，差异化划分过度医疗监管力度，重点监管轻疾患者的过度医疗问题。另外，与高级别医院相比，低级别医院药占比管制强度相对较低，因此轻疾患者去高级别医院就诊通常更易引发过度医疗，由此看来，继续深化分级诊疗制度是避免过度医疗的关键。所以政府应构建紧密型医联体，由不同级别的医疗机构承担不同疾病的治疗，同时通过建立智能临床决策知识系统等方式来增强基层医生能力水平，提高患者对基层医院的信心，引导患者合理就医。

患者决策、患病程度与治疗成本等因素会影响医生行为，因此政府可完善信息披露机制，借助现有医保平台适时公布疾病的治疗收费等信息，不仅有利于疾病相关诊断分组，还可促进治疗与收费的关联关系发掘和智能医疗产业发展。患者查阅和参考中改善其信息不对称地位，引导患者科学决策合理就医，同时提高各级医院的整体诊疗质量，实现标准化医疗服务。

9.4　本章小结

本书基于共享医疗与医患角色融合新特征对医疗服务系统的影响，针对基层医生短缺、基层诊疗水平差异、患者"签而不约"、医生工作倦怠、过度医疗等我国医疗改革中面临的典型问题，采用实地调研、排队论、博弈论等方法进行分析，并给出针对性策略。同时，进一步考虑移动智能设备发展对共享医疗与医患角色融合的重要作用，以典型心血管病症与跌倒为代表，设计满足实时检测需求的算法，并设计 app，为提升患者诊疗连续性、便利性提供支持。本书将研究有基层医疗进一步拓展至上级医疗服务系统，分析诊疗交互行为对医疗服务连续性的影响，优化多阶段医疗系统床位配置，为提升医疗服务质量提供支持。本书研究成果从基层医院、上级医院、患者与管理者等多个角度，在医疗运营、资源配置、患者引导及医生激励多个维度提出针对性建议，力求助力我国医疗改革。

参 考 文 献

[1] 布莱克. 无效的医疗: 手术刀下的谎言和药瓶里的欺骗 [M]. 北京: 北京师范大学出版社, 2007: 50 - 51.

[2] 蔡小红, 邹瑞, 金肖云, 夏薇, 王晨, 潘洁. 高血压患者治疗措施依从性及健康教育后疗效 [J]. 中国老年学杂志, 2017 (2): 468 - 470.

[3] 陈超, 邵爽, 金光辉, 等. 我国内地社区卫生服务管理研究现状 [J]. 中国全科医学, 2016, 19 (13): 1489 - 1492.

[4] 陈刚. 药占比管制能控制医疗费用吗? ——基于县级医院的理论与实证分析 [J]. 财经论丛, 2014, 184 (8): 87 - 96.

[5] 陈通, 李志方. 区域品牌农产品质量维护合作机制的演化博弈分析 [J]. 系统工程, 2014, 16 (5): 133 - 137.

[6] 陈妍, 周文慧, 华中生, 等. 面向延时敏感患者的转诊系统定价与能力规划 [J]. 管理科学学报, 2015, 18 (4): 73 - 83.

[7] 陈真玲, 王文举. 环境税制下政府与污染企业演化博弈分析 [J]. 管理评论, 2017, 29 (5): 226 - 236.

[8] 成凌宇. 老年人健康管理中跌倒检测算法研究 [D]. 天津: 河北工业大学, 2019.

[9] 崔树起, 杨文秀. 社区卫生服务管理 [M]. 北京: 人民卫生出版社, 2006: 5 - 51.

[10] 邓鋆, 覃佳佳, 黄淑贤, 等. 降低药占比对我院医疗服务体系运行状况及患者医疗费用的影响 [J]. 中国药房, 2018, 29 (6): 731 - 734.

[11] 丁绒, 孙延明, 叶广宇. 增强惩罚的企业联盟合作规范机制: 自组织演化视角 [J]. 管理科学, 2014, 27 (1): 11 - 20.

[12] 董倩楠, 靳岩鹏, 张小丽, 汪凤兰, 邢凤梅. 不同文化程度、日常生活活动能力的老年人对社区居家养老服务的需求 [J]. 中国老年学杂志, 2016, 36 (13): 3297 - 3299.

[13] 杜创. 动态激励与最优医保支付方式 [J]. 经济研究, 2017, 11 (3): 16.

[14] 杜创. 价格管制与过度医疗 [J]. 世界经济, 2013 (1): 116 - 140.

[15] 杜治政. 过度医疗, 适度医疗与诊疗最优化 [J]. 医学与哲学, 2005, 26 (7): 1 - 4.

[16] 付秋芳, 忻莉燕, 马士华. 惩罚机制下供应链企业碳减排投入的演化博弈 [J]. 管理科学学报, 2016, 19 (4): 56 - 70.

[17] 甘筱青, 尤铭祥, 胡凯. 医保报销比例差距、患者行为选择与医疗费用的关系研究——基于三阶段动态博弈模型的分析 [J]. 系统工程理论与实践, 2014, 34 (11): 2974 - 2983.

[18] 高长安, 张锦英, 张洪江. 资本与道德: 从医疗双重标准透视过度医疗本质 [J]. 医学与哲学: 人文社会医学版, 2016, 37 (3): 16 - 19.

[19] 高和荣. 健康治理与中国分级诊疗制度 [J]. 公共管理学报, 2017, 14 (2): 139 - 144, 159.

[20] 顾昕. 中国新医改的政治经济学 [J]. 广东社会科学, 2017, 13 (5): 31.

[21] 顾泳. 网络预约就诊期待更"守约" [N]. 解放日报, 2012 - 10 - 20 (001).

[22] 郭科, 顾昕. 过度医疗的解决之道: 管制价格, 强化竞争还是改革付费? [J]. 广东社会科学, 2017 (5): 176 - 185.

[23] 国家卫生部统计信息中心. 2017 年我国卫生事业发展统计公报 [EB/OL]. http://www.nhfpc.gov.cn/guihuaxxs/s10743/201806/44e3cdfe11fa4c7f928c879d435b6a18.shtml.

[24] 国家卫生部统计信息中心. 2007 年我国卫生事业发展统计公报 [EB/OL]. http://www.nhfpc.gov.cn/guihuaxxs/s10741/200804/0e93857a409a4e58aa8c41130d490152.shtml.

[25] 国家卫生和计划生育委员会. 全国医疗卫生机构医疗服务量 [EB/OL]. http://www.nhfpc.gov.cn.

[26] 国家卫生健康委员会, 国家中医药管理局. 关于坚持以人民健康为中心推动医疗服务高质量发展的意见 [EB/OL]. http://www.gov.cn/xinwen/2018 - 08/19/content_5314911.htm.

[27] 国务院办公厅. 国务院办公厅关于推进分级诊疗制度建设的指导意见 [EB/OL]. http://www.gov.cn/zhengce/content/201509/11/content_10158.htm.

[28] 何佳霖. 社区卫生服务中心工作优化研究 [D]. 天津: 河北工业大

学，2018：1-59.

[29] 何选森. 随机过程与排队论 [M]. 长沙：湖南大学出版社，2010.

[30] 贺雯，员秀，陈昕，赵欢欢. 患者信任、对医外显态度与内隐态度的关系 [J]. 中国临床心理学杂志，2019，27（4）：777-781.

[31] 胡宏伟，高敏，赵英丽，等. 过度医疗行为研究述评 [J]. 社会保障研究，2013（1）：46-53.

[32] 黄辉华，余昌胤，喻田，刘仕方，张年，陈玲丽. 医生视角下医师多点执业问题及对策研究——基于扎根理论 [J]. 中国卫生政策研究，2018，11（1）：42-47.

[33] 黄建华. 政府双重干预下基于渠道商价格欺诈的农产品交易演化博弈模型 [J]. 中国管理科学，2016，24（11）：66-72.

[34] 黄涛，颜涛. 医疗信任商品的信号博弈分析 [J]. 经济研究，2009，8（5）：125-134.

[35] 基层卫生健康司. 关于做好2019年基层医生签约服务工作的通知 [EB/OL]. http：//www. xxswjw. gov. cn/page165? article_id = 14225&pagenum = all.

[36] 贾利利，薛秦香，李琴琴. 国内外家庭医生制度基本情况比较分析 [J]. 价值工程，2018，37（22）：36-37.

[37] 贾薇，杜亚平，范敏华. 社区居民签约家庭医生行为的影响因素模型构建研究 [J]. 中国全科医学，2019，22（1）：15-19.

[38] 江泳. 浦东新区社区卫生服务中心门诊诊疗问题研究 [D]. 上海：复旦大学，2010.

[39] 焦建玲，陈洁，李兰兰，等. 碳减排奖惩机制下地方政府和企业行为演化博弈分析 [J]. 中国管理科学，2017，12（10）：140-150.

[40] 孔峰，刘鸿雁. 经理声誉考虑、任务关联性和长期报酬激励的效果研究 [J]. 南开管理评论，2009，12（1）：124-129，160.

[41] 孔璇，李晶华，王平平，王竞，张秀敏. 长春市居民求医行为及影响因素分析 [J]. 医学与社会，2016，（10）：63-65，74.

[42] 雷振之. 过度医疗之我见 [J]. 医学与哲学，2003，24（9）：30.

[43] 李静，宗诚. Logistic 回归在预约挂号失约行为预测的应用 [J]. 南京中医药大学学报（社会科学版），2017，18（2）：126-128.

[44] 李军山，江可申，陈和利. 社会医疗保险付费方式的博弈分析 [J]. 系统工程理论与实践，2008，28（11）：36-42.

[45] 李军山，江可申. 医疗保险付费方式研究综述 [J]. 中国卫生经济，2007，26（10）：17 - 20.

[46] 李蕾，李靖宇，刘兵，等. 医疗卫生服务模式与资源配置的国际比较 [J]. 管理评论，2017，29（3）：186 - 196.

[47] 李朴，欧文斌，叶苓，等. 基于排队论模型的口腔科门诊医师配置量化分析 [J]. 医学研究生学报，2014，27（8）：863 - 865.

[48] 李燕凌，丁莹. 网络舆情公共危机治理中社会信任修复研究——基于动物疫情危机演化博弈的实证分析 [J]. 公共管理学报，2017，14（4）：91 - 101.

[49] 廖新波. 单纯降低"药占比"有意义么？[N]. 南方日报，2015 - 06 - 02（B02）.

[50] 刘慧云，韩玉珍，刘国栋，等. 经济社会新常态下的过度医疗再探讨 [J]. 中国医院管理，2017，37（6）：25 - 26.

[51] 刘克. 实用马尔可夫决策过程 [M]. 北京：清华大学出版社，2004：1 - 26.

[52] 刘胧，卞齐昊，李萍. 运用 WITNESS 的医院排队模型仿真 [J]. 工业工程，2010，13（2）：73 - 75.

[53] 刘小鲁. 价格上限管制下的预付制比较：总额预付制与按人头付费制 [J]. 经济评论，2015，11（4）：57 - 69.

[54] 刘小鲁. 价格上限管制，总额预付制与医疗保险下的金融风险 [J]. 世界经济，2014，12（11）：146 - 167.

[55] 刘小鲁，易丹. 价格管制，过度治疗与营利医院的市场进入绩效 [J]. 经济评论，2014，12（5）：3 - 15.

[56] 刘晓君，吴明洋，张琏，姜小庆，刘登来，吴眚，陈明涛，胡永新，袁兆康. 我国基层全科医学的建设现状与政策研究 [J]. 中国卫生事业管理，2017，34（1）：47 - 50，80.

[57] 刘一凡. 药占比管制下过度医疗行为演化研究 [D]. 天津：河北工业大学，2018.

[58] 柳瑞禹，秦华. 基于公平偏好和长期绩效的委托代理问题研究 [J]. 系统工程理论与实践，2015，35（10）：2708 - 2720.

[59] 卢洪友，连玉君，卢盛峰. 中国医疗服务市场中的信息不对称程度测算 [J]. 经济研究，2011，4（94）：106.

[60] 马佩杰，张妍，田青，等. 某院降低药占比以促进合理用药的干预

效果分析 [J]. 中国药房, 2015, 26 (16): 2290 - 2292.

[61] 每日经济. 如何建立本地医患信任连接? [EB/OL]. http://cn. dai-lyeconomic. com/roll/2019/10/25/85021. html.

[62] 莫钒. 基于马尔可夫的医院合作排队模型与转诊策略研究 [D]. 上海: 上海交通大学, 2015.

[63] 牛林艳, 黄金. 同伴教育在糖尿病健康教育中的应用现状 [J]. 中华护理杂志, 2014, 49 (1): 79 - 82.

[64] 潘雯, 那军, 礼彦侠, 刘莉, 于丽娅, 杨晓丽, 穆慧娟, 潘国伟. 媒体医药信息对辽宁省居民自我诊疗行为影响 [J]. 中国公共卫生, 2016 (2): 175 - 178.

[65] 彭慧平, 卢晓欣, 汤永建, 房卫红. 高压氧会诊患者不遵医嘱行为与控制对策 [J]. 重庆医学, 2013 (19): 2275 - 2276.

[66] 乔姣琪, 刘晓, 安华. 英美古3国家庭医生服务现状及启示 [J]. 长江大学学报, 2018, 15 (12).

[67] 孙荣恒. 排队论基础 [M]. 北京: 科学出版社, 2019.

[68] 唐加山. 排队论及其应用 [M]. 北京: 科学出版社, 2018: 10 - 65.

[69] 田森, 雷震, 翁翊泉. 专家服务市场的欺诈, 信任与效率——基于社会偏好和空谈博弈的视角 [J]. 经济研究, 2017, 13 (3): 15.

[70] 涂国平, 张浩. 农户监督下的畜牧企业环境行为演化分析及动态优化 [J]. 运筹与管理, 2018, 27 (1): 37 - 42.

[71] 晚春东, 秦志兵, 丁志刚. 消费替代, 政府监管与食品质量安全风险分析 [J]. 中国软科学, 2017, 12 (1): 59 - 69.

[72] 汪志豪, 陈馨, 李小宁, 谢翩翩, 刘万奇, 刘瑾琪, 杨金侠. 国家基本公共卫生服务项目人才队伍现状分析 [J]. 中国公共卫生, 2019, 35 (6): 670 - 672.

[73] 王海军, 谭洁, 姬笑微. 政府奖惩下供应链复原能力提升机制的演化博弈分析 [J]. 运筹与管理, 2017, 26 (12): 9 - 16.

[74] Stephen M Petterson, Winston R Liaw, Carol Tran, Andrew W Baze-more, 魏亚萌. 为避免2035年基层医生短缺所需住院医师增加量的预测 [J]. 中国全科医学, 2016 (7): 745 - 748.

[75] 文森特, 帕里罗, 约翰, 等. 当代社会问题 [M]. 北京: 华夏出版社, 2002: 20 - 21.

[76] 吴晓丹, 刘一凡, 李娟, CHU Chao - Hsien. 药占比管制下过度医疗

行为演化研究 [J]. 系统工程理论与实践, 2019, 39 (12): 3163 - 3175.

[77] 吴晓丹, 许荣荣, 马秋月, CHU Chao - Hsien. 多阶段医疗系统下病人滞留分析与应用 [J]. 系统工程理论与实践, 2018, 38 (3): 634 - 642.

[78] 吴晓丹, 张晓亚, 岳殿民, CHUChao - Hsien. 基于医保支付方式的基层医疗服务签约策略 [J]. 系统工程理论与实践, 2021, 41 (10): 2548 - 2560.

[79] 伍宝玲, 龚韩湘, 罗桢妮. 我国全科医生数量和分布现状及需要量预测研究 [J]. 中国全科医学, 2018, 21 (1): 13 - 17.

[80] 夏静. "新医改"有望破解社区卫生服务难题 [N]. 光明日报, 2009 - 04 - 22 (005).

[81] 肖云芳, 杨小丽. 论医养结合模式下的过度医疗 [J]. 医学与哲学, 2017 (21): 49 - 52.

[82] 谢康, 刘意, 赵信. 媒体参与食品安全社会共治的条件与策略 [J]. 管理评论, 2017, 29 (5): 192 - 204.

[83] 徐敢, 王冲. 药占比在医院管理评价工作中的管制价值和社会效果分析 [J]. 中国药房, 2015, 26 (34): 80 - 82.

[84] 徐玖平, 胡知能, 李军. 运筹学 [M]. 2 版. 北京: 科学出版社, 2008.

[85] 许民利, 王俏, 欧阳林寒. 食品供应链中质量投入的演化博弈分析 [J]. 中国管理科学, 2012, 20 (5): 131 - 141.

[86] 薛大东, 皮星, 张培林. 医疗服务供方声誉机制的形成障碍及政策建议 [J]. 卫生经济研究, 2016, 12 (6): 5 - 8.

[87] 晏梦灵, 张佳源. 医生的信息 - 情感交互模式对移动问诊服务满意度的影响——基于"激励 - 保健"理论的分析 [J]. 中国管理科学, 2019, 27 (9): 108 - 118.

[88] 杨丰梅, 王安瑛, 吴军, 等. 基于博弈论的 C282C 模式下电商信用监管机制研究 [J]. 系统工程理论与实践, 2017, 37 (8): 2102 - 2110.

[89] 杨耀宇, 付梦媛. 分级诊疗的制度效果评估 [J/OL]. 统计与决策, 2019 (23): 105 - 108. https: //doi. org/10. 13546/j. cnki. tjyjc. 2019. 23. 023.

[90] 叶江峰, 姜雪, 井淇, 等. 整合型医疗服务模式的国际比较及其启示 [J]. 管理评论, 2019, 31 (6): 199 - 212.

[91] 余波, 江学成, 张玉西. 医院药占比控制体会 [J]. 解放军医院管理杂志, 2011, 18 (1): 80 - 81.

[92] 余思萍, 孙鸿燕, 刘连, 李帆, 刘秋霞. 我国护士多点执业面临的问题及建议 [J]. 护理研究, 2018, 32 (4): 613 - 615.

[93] 虞晓芬, 傅剑. 社会力量参与保障性安居工程演化博弈及政府规制 [J]. 系统工程理论与实践, 2017, 12 (10): 10 - 20.

[94] 袁江天, 张维. 多任务委托代理模型下国企经理激励问题研究 [J]. 管理科学学报, 2006, 9 (3): 45 - 53.

[95] 翟运开. 协同视角下的远程医疗系统建设项目组织架构设计研究——以河南省远程医疗系统建设为例 [J]. 中国软科学, 2016 (9): 125 - 134.

[96] 张平, 徐兵, 甘筱青. 市场结构、医疗保险与医疗费用的关系研究 [J]. 管理工程学报, 2018, 32 (2): 53 - 58.

[97] 张维迎. 博弈论与信息经济学 [M]. 上海: 格致出版社, 2019.

[98] 张泽洪, 熊晶晶, 吴素雄. 医方视域的医患信任违背与修复——基于扎根理论的探索性分析 [J]. 系统工程理论与实践, 2019, 39 (5): 1256 - 1265.

[99] 赵志疆. 无论什么原因, 都不能暴力伤医. 长城网 [EB/OL]. https: //k. sina. com. cn/article_1893892941_70e2834d0200013wq. html? from = society.

[100] 周辉, 陈淑凌, 崔亚梅. 基于演化博弈的旅游市场监管机制研究 [J]. 系统工程学报, 2016, 11 (5): 618 - 624, 709.

[101] 周颖, 罗利, 罗永. 考虑病人爽约的门诊预约号源分配优化策略研究 [J]. 工业工程与管理, 2016, 21 (1): 136 - 142.

[102] 朱恒鹏. 管制的内生性及其后果: 以医药价格管制为例 [J]. 世界经济, 2011 (7): 64 - 90.

[103] 朱恒鹏. 价格管制与过度医疗 [N]. 中国经营报, 2018 - 03 - 05 (E04).

[104] 朱华波, 唐加福, 宫俊. 一类存在阻塞无等待串联排队的医院病床配置方法 [J]. 东北大学学报 (自然科学版), 2014, 35 (8): 1088 - 1092.

[105] Adida E, Bravo F. Contracts for healthcare referral services: Coordination via outcome-based penalty contracts [J]. Management Science, 2018, 65 (3): 1322 - 1341.

[106] Adida E, Mamani H, Nassiri S. Bundled payment vs. fee-for-service: Impact of payment scheme on performance [J]. Management Science, 2017, 63

(5): 1606 – 1624.

[107] Alger I, Salanie F. A theory of fraud and overtreatment in experts markets [J]. Journal of Economics & Management Strategy, 2006, 15 (4): 853 – 881.

[108] Andersen A R, Nielsen B F, Reinhardt L B. Optimization of hospital ward resources with patient relocation using Markov chain modeling [J]. European Journal of Operational Research, 2017, 260 (3): 1152 – 1163.

[109] Andritsos D A, Tang C S. Introducing competition in healthcare services: The role of private care and increased patient mobility [J]. European Journal of Operational Research, 2014, 234 (3): 898 – 909.

[110] Anil Aswani, Zuo-Jun Max Shen, Auyon Siddiq. Data-driven incentive design in the medicare shared savings program [J]. Operations Research, 2019, 67 (4): 1002 – 1026.

[111] Armony M, Israelit S, Mandelbaum A et al. On patient flow in hospitals: A data-based queueing-science perspective [J]. Stochastic Systems, 2015, 5 (1): 146 – 194.

[112] Bachouch R B, Guinet A, Hajri-Gabouj S. An integer linear model for hospital bed planning [J]. International Journal of Production Economics, 2012, 140 (2): 833 – 843.

[113] Balasubramanian H, Banerjee R, Denton B et al. Improving Clinical Access and Continuity through Physician Panel Redesign [J]. Journal of General Internal Medicine, 2010, 25 (10): 1109 – 1115.

[114] Bashshur R L, Shannon G W, Krupinski E A et al. National telemedicine initiatives: Essential to healthcare reform [J]. Telemedicine and e-Health, 2009, 15 (6): 600 – 610.

[115] Batt R. J. , Terwiesch C. Early task initiation and other load-adaptive mechanisms in the emergency department [J]. Management Science, 2016, 63 (11): 3531 – 3551.

[116] Batt R J, Terwiesch C. Waiting patiently: An empirical study of queue abandonment in an emergency department [J]. Management Science, 2015, 61 (1): 39 – 59.

[117] Bekker R, Koole G, Roubos D. Flexible bed allocations for hospital wards [J]. Health Care Management Science, 2017, 20 (4): 453 – 466.

［118］Belciug S, Gorunescu F. Improving hospital bed occupancy and resource utilization through queuing modeling and evolutionary computation ［J］. Journal of Biomedical Informatics, 2015 (53): 261 – 269.

［119］Best T J, Sandıkçı B, Eisenstein D D et al. Managing hospital inpatient bed capacity through partitioning care into focused wings ［J］. Manufacturing & Service Operations Management, 2015, 17 (2): 157 – 176.

［120］Bidhandi H M, Patrick, J, Noghani P et al. Capacity planning for a network of community health services ［J］. European Journal of Operational Research, 2019, 275 (1): 266 – 279.

［121］Bodenheimer T. , Sinsky C. From triple to quadruple aim: Care of the patient requires care of the provider ［J］. The Annals of Family Medicine, 2014, 12 (6): 573 – 576.

［122］Bodenheimer T S, Smith M D. Primary care: Proposed solutions to the physician shortage without training more physicians ［J］. Health Affairs, 2013, 32 (11): 1881 – 1886.

［123］Boissy A, Windover A K, Bokar D et al. Communication skills training for physicians improves patient satisfaction ［J］. Journal of General Internal Medicine, 2016, 31 (7): 755 – 761.

［124］Boothroyd R I, Fisher E B. Peers for progress: Promoting peer support for health around the world ［J］. Family Practice, 2010, 27 (suppl_1): i62 – i68.

［125］Bretthauer K M, Heese H S, Pun H, et al. Blocking in healthcare operations: A new heuristic and an application ［J］. Production and Operations Management, 2011, 20 (3): 375 – 391.

［126］Burdett R, Kozan E. A multi-criteria approach for hospital capacity analysis ［J］. European Journal of Operational Research, 2016, 255 (2): 505 – 521.

［127］Carli F, Zavorsky G S. Optimizing functional exercise capacity in the elderly surgical population ［J］. Current Opinion in Clinical Nutrition & Metabolic Care, 2005, 8 (1): 23 – 32.

［128］Cayirli T, Veral E. Outpatient scheduling in health care: A revenue of literature ［J］. Production & Operations Management, 2010, 12 (4): 519 – 549.

［129］Chan C W, Dong J, Green L V. Queues with time-varying arrivals and inspections with applications to hospital discharge policies [J]. Operations Research, 2016, 65 (2): 469 –495.

[130] Chen S. An evolutionary game model of knowledge workers' counterproductive work behaviors based on preferences [J]. Complexity, 2017, 22 (10): 43 –64.

[131] Chow V S, Puterman M L, Salehirad N et al. Reducing surgical ward congestion through improved surgical scheduling and uncapacitated simulation [J]. Production and Operations Management, 2011, 20 (3): 418 –430.

[132] Cochran J K, Bharti A. A multi-stage stochastic methodology for whole hospital bed planning under peak loading [J]. International Journal of Industrial and Systems Engineering, 2006, 1 (1 –2): 8 –36.

[133] Cochran J K, Roche K T. A multi-class queuing network analysis methodology for improving hospital emergency department performance [J]. Computers & Operations Research, 2009, 36 (5): 1497 –1512.

[134] Crane J, Noon C. The definitive guide to emergency department operational improvement: Employing lean principles with current ED best practices to create the "No Wait" department [M]. Productivity Press, 2011.

[135] Creber R M, Patey M, Lee C S et al. Motivational interviewing to improve self-care for patients with chronic heart failure: MITI-HF randomized controlled trial [J]. Patient education and counseling, 2016, 99 (2): 256 –264.

[136] Currie J, Lin W, Zhang W. Patient knowledge and antibiotic abuse: Evidence from an audit study in China [J]. Journal of Health Economics, 2011, 30 (5): 933 –949.

[137] Daggy J, Lawley M, Willis D et al. Using no-show modeling to improve clinic performance [J]. Health Informatics J, 2010, 16 (4): 246 –259.

[138] Dai J G, Shi P. A two-time-scale approach to time-varying queues in hospital inpatient flow management [J]. Operations Research, 2017, 65 (2): 514 –536.

[139] Dall T M, Gallo P D, Chakrabarti R et al. An aging population and growing disease burden will require alarge and specialized health care workforce by 2025 [J]. Health Affairs, 2013, 32 (11): 2013 –2020.

[140] Darer J, Pronovost P, Bass E B. Use and evaluation of critical pathways in hospitals [J]. Effective Clinical Practice: ECP, 2002, 5 (3): 114 –119.

［141］ Davis K, Schoenbaum S C, Audet A M. A 2020 vision of patient-centered primary care ［J］. Journal of General Internal Medicine, 2005, 20 (10): 53 – 957.

［142］ De S, Nau D S, Gelfand M J. Understanding norm change: An evolutionary game-theoretic approach ［C］//Proceedings of the 16th Conference on Autonomous Agents and MultiAgent Systems. International Foundation for Autonomous Agents and Multiagent Systems, 2017, 12 (1): 1433 – 1441.

［143］ Ding Y, Park E, Nagarajan M et al. Patient prioritization in emergency department triage systems: An empirical study of the canadian triage and acuity scale (CTAS) ［J］. Manufacturing & Service Operations Management, 2019, 21 (4): 723 – 741.

［144］ Donaldson M S, Yordy K D, Lohr K N et al. Institute of medicine primary care: America's health in a new era ［M］. Washington, DC: National Academy Press, 1996.

［145］ Doran T, Maurer K A, Ryan A M. Impact of provider incentives on quality and value of health care ［J］. Annual Review of Public Health, 2017 (38): 449 – 465.

［146］ Dranove D. Health care markets, regulators, and certifiers ［M］//Handbook of health economics. London: Elsevier, 2011, 12 (2): 639 – 690.

［147］ Dulleck U, Kerschbamer R. On doctors, mechanics, and computer specialists: The economics of credence goods ［J］. Journal of Economic Literature, 2006, 44 (1): 5 – 42.

［148］ Dulleck U, Kerschbamer R, Sutter M. The economics of credence goods: An experiment on the role of liability, verifiability, reputation, and competition ［J］. American Economic Review, 2011, 101 (2): 526 – 55.

［149］ Evans R G. Supplier-induced demand: Some empirical evidence and implications//The economics of health and medical care ［M］. Palgrave Macmillan, London, 1974: 25 (14): 162 – 173.

［150］ Frei M G, Davidchack R L, Osorio I. Least squares acceleration filtering for the estimation of signal derivatives and sharpness at extrema ［J］. IEEE Transactions on Biomedical Engineering, 1999, 46 (8): 971 – 977.

［151］ Frei M G, Osorio I. Intrinsic time-scale decomposition: time-frequency-energy analysis and real-time filtering of non-stationary signals ［J］. Proceedings of the Royal Society A: Mathematical, Physical and Engineering Sciences, 2006, 463 (2078): 321 – 342.

[152] Ghaferi A A, Dimick J B. Importance of teamwork, communication and culture on failure-to-rescue in the elderly [J]. British Journal of Surgery, 2016, 103 (2): e47 – e51.

[153] Gómez-Pardo E, Fernández-Alvira J M, Vilanova M et al. A comprehensive lifestyle peer group-based intervention on cardiovascular risk factors: The randomized controlled fifty-fifty program [J]. Journal of the American College of Cardiology, 2016, 67 (5): 476 – 485.

[154] Golmohammadi D. Predicting hospital admissions to reduce emergency department boarding [J]. International Journal of Production Economics, 2016 (182): 535 – 544.

[155] Gorunescu F, McClean S I, Millard P H. A queueing model for bed-occupancy management and planning of hospitals [J]. Journal of the Operational Research Society, 2002, 53 (1): 19 – 24.

[156] Green L V, Savin S, Lu Y. Primary care physician shortages could be eliminated through use of teams, nonphysicians, and electronic communication [J]. Health Affairs, 2013, 32 (1): 11 – 19.

[157] Green L V, Savin S, Murray M. Providing timely access to care: What is the right patient panel size? [J]. Jt Comm J Qual Patient Saf, 2007, 33 (4): 211 – 218.

[158] Green L V, Savin S. Reducing delays for medical appointments: A queueing approach [J]. Operations Research, 2008, 56 (6): 1526 – 1538.

[159] Green L V, Soares J, Giglio J F et al. Using queueing theory to increase the effectiveness of emergency department provider staffing [J]. Academic Emergency Medicine, 2006, 13 (1): 61 – 68.

[160] Guo P, Tang C S, Wang Y et al. The impact of reimbursement policy on social welfare, revisit rate, and waiting time in a public healthcare system: Fee-for-service versus bundled payment [J]. Manufacturing & Service Operations Management, 2019, 21 (1): 154 – 170.

[161] Gu W, Fan N, Liao H. Evaluating readmission rates and discharge planning by analyzing the length-of-stay of patients [J]. Annals of Operations Research, 2018, 276 (1 – 2): 89 – 108.

[162] Hall M, Frank E, Holmes G et al. The WEKA data mining software: An update [J]. ACM SIGKDD explorations newsletter, 2009, 11 (1): 10 – 18.

[163] Hauffman A, Alfonsson S, Mattsson S et al. The development of a nurse-led internet-based learning and self-care program for cancer patients with symptoms of anxiety and depression—A part of U-CARE [J]. Cancer nursing, 2017, 40 (5): E9 – E16.

[164] Helm J E, AhmadBeygi S, Van Oyen M P. Design and analysis of hospital admission control for operational effectiveness [J]. Production and Operations Management, 2011, 20 (3): 359 – 374.

[165] Heneghan C, Ward A, Perera R et al. Self-monitoring of oral anticoagulation: Systematic review and meta-analysis of individual patient data [J]. The Lancet, 2012, 379 (9813): 322 – 334.

[166] Hiatt H H, Barnes B A, Brennan T A et al. A study of medical injury and medical malpractice [J]. New England Journal of Medicine, 1989, 321 (7): 480 – 484.

[167] Hotelling. Stability in competition [J]. New York: WILEY, 1929, 39 (153): 41 – 57.

[168] Hsia R Y, Kellermann A L, Shen Y C. Factors associated with closures of emergency departments in the United States [J]. Jama, 2011, 305 (19): 1978 – 1985.

[169] Huang J, Carmeli B, Mandelbaum A. Control of patient flow in emergency departments, or multiclass queues with deadlines and feedback [J]. Operations Research, 2015, 63 (4): 892 – 908.

[170] Huang Z, Tian H, Fan S et al. Social-aware resource allocation for content dissemination networks: An evolutionary game approach [J]. IEEE Access, 2017, 12 (5): 9568 – 9579.

[171] Jing B. Behavior-based pricing, production efficiency, and quality differentiation [J]. Management Science, 2017, 63 (7): 2365 – 2376.

[172] Jones R B, Hedley A J. Reducing non-attendance in an outpatient clinic [J]. Public Health, 1988, 102 (4): 385 – 391.

[173] Kehlet H, Wilmore D W. Multimodal strategies to improve surgical outcome [J]. The American Journal of Surgery, 2002, 183 (6): 630 – 641.

[174] Kerschbamer R, Sutter M, Dulleck U. How social preferences shape

incentives in (experimental) markets for credence goods [J]. The Economic Journal, 2017, 127 (600): 393 – 416.

[175] Kingma D P, Ba J. Adam: A method for stochastic optimization [J]. arXiv preprint arXiv: 1412. 6980, 2014.

[176] Klenk J, Schwickert L, Palmerini L et al. The farseeing real-world fall repository: A large-scale collaborative database to collect and share sensor signals from real-world falls [J]. Eur Rev Aging Phys Act, 2016, 13: 8.

[177] Koizumi N, Kuno E, Smith T E. Modeling patient flows using a queuing network with blocking [J]. Health Care Management Science, 2005, 8 (1): 49 – 60.

[178] Koole G M, PhD1 Visser M C. Bottleneck analysis of emergency cardiac in-patient flow in a university setting: An application of queueing theory [J]. Modeling Health Care Systems The Peter Wall Institute Vancouver, British Columbia September 2005, 2005, 28 (6): 316 – 317.

[179] Kuhlmann E, Groenewegen P P, Bond C et al. Primary care workforce development in Europe: An overview of health system responses and stakeholder views [J]. Health Policy, 2018, 122 (10): 1055 – 1062.

[180] Lake D E, Richman J S, Griffin M P et al. Sample entropy analysis of neonatal heart rate variability [J]. American Journal Physiology-Regulatory Integrative and Comparative Physiology, 2002, 283 (3): 789.

[181] Lake E T, Germack H D, Viscardi M K. Missed nursing care is linked to patient satisfaction: A cross-sectional study of US hospitals [J]. BMJ Qual Saf, 2016, 25 (7): 535 – 543.

[182] Laurant M, Reeves D, Hermens R et al. Substitution of doctors by nurses in primary care [J]. The Cochrane Library, 2005.

[183] Levin S R, Dittus R, Aronsky D et al. Optimizing cardiology capacity to reduce emergency department boarding: A systems engineering approach [J]. American Heart Journal, 2008, 156 (6): 1202 – 1209.

[184] Li K J. Behavior-Based Pricing in Marketing Channels [J]. Marketing Science, 2018, 37 (2): 310 – 326.

[185] Lin D, Patrick J, Labeau F. Estimating the waiting time of multi-priority emergency patients with downstream blocking [J]. Health Care Management Science, 2014, 17 (1): 88 – 99.

［186］Liu N, D'aunno T. The productivity and cost—efficiency of models for involving nurse practitioners in primary care: A perspective from queueing analysis [J]. Health Services Research, 2012, 47 (2): 594 –613.

［187］Liu N, Ziya S. Panel size and overbooking decisions for appointment-based services under patient no-shows [J]. Production & Operations Management, 2015, 23 (12): 2209 –2223.

［188］Liu T. Credence goods markets with conscientious and selfish experts [J]. International Economic Review, 2011, 52 (1): 227 –244.

［189］Liu Y, Yang L, Schernhammer E et al. Trend in outpatient workload among pediatricians against the backdrop of the pediatric crisis in China, 2008 –17: An analysis of nationwide data [J]. The Lancet, 2019 (394): S1.

［190］Liu Y, Zhang Z J. Research note—The benefits of personalized pricing in a channel [J]. Marketing Science, 2006, 25 (1): 97 –105.

［191］Li X, Beullens P, Jones D et al. An integrated queuing and multi-objective bed allocation model with application to a hospital in China [J]. Journal of the Operational Research Society, 2009, 60 (3): 330 –338.

［192］Luca M, Zervas G. Fake it till you make it: Reputation, competition, and yelp review fraud [J]. Management Science, 2016, 62 (12): 3412 –3427.

［193］Luscombe R, Kozan E. Dynamic resource allocation to improve emergency department efficiency in real time [J]. European Journal of Operational Research, 2016, 255 (2): 593 –603.

［194］Ma H, Qiao H, Qu H et al. Role stress, social support and occupational burnout among physicians in China: A path analysis approach, international health [EB/OL]. https://doi.org/10.1093/inthealth/ ihz054.

［195］Malhotra P, Vig L, Shroff G et al. Long short term memory networks for anomaly detection in time series [C]//Proceedings. Presses universitaires de Louvain, 2015: 89.

［196］Mandelbaum A, Momčilović P, Tseytlin Y. On fair routing from emergency departments to hospital wards: QED queues with heterogeneous servers [J]. Management Science, 2012, 58 (7): 1273 –1291.

［197］Martin-Misener R, Donald F, Kilpatrick K et al. Benchmarking for nurse practitioner patient panel size and comparative analysis of nurse practitioner pay scales: Update of a scoping review [J]. Hamilton, ON: McMaster University,

2015.

[198] Mathews K S, Long E F. A conceptual framework for improving critical care patient flow and bed use [J]. Annals of the American Thoracic Society, 2015, 12 (6): 886 – 894.

[199] McConnell K J, Renfro S, Chan B K et al. Early performance in medicaid accountable care organizations: A comparison of oregon and colorado [J]. JAMA internal medicine, 2017, 177 (4), 538 – 545.

[200] McManus R J, Mant J, Bray E P et al. Telemonitoring and self-management in the control of hypertension (TASMINH2): A randomised controlled trial [J]. The Lancet, 2010, 376 (9736): 163 – 172.

[201] Mimra W, Rasch A, Waibel C. Price competition and reputation in credence goods markets: Experimental evidence [J]. Games and Economic Behavior, 2016, 100 (11): 337 – 352.

[202] Moore C G, Wilsonwitherspoon P, Probst J C. Time and money: Effects of no-shows at a family practice residency clinic. [J]. Family Medicine, 2001, 33 (7): 522 – 527.

[203] Morgan P, Himmerick K A, Leach B et al. Scarcity of primary care positions may divert physician assistants into specialty practice [J]. Medical Care Research and Review, 2017, 74 (1): 109 – 122.

[204] Mundinger M O, Kane R L, Lenz E R et al. Primary care outcomes in patients treated by nurse practitioners or physicians: A randomized trial [J]. Jama, 2000, 283 (1): 59 – 68.

[205] Nair H S, Manchanda P, Bhatia T. Asymmetric social interactions in physician prescription behavior: The role of opinion leaders [J]. Journal of Marketing Research, 2010, 47 (5): 883 – 895.

[206] Naylor J M, Descallar J, Grootemaat M et al. Is Satisfaction with the acute-care experience higher amongst consumers treated in the private sector? A survey of public and private sector arthroplasty recipients [J]. PloS one, 2016, 11 (8): e0159799.

[207] Newton J. Evolutionary game theory: A renaissance [J]. Games, 2018, 9 (2): 31.

[208] Olivella P, Siciliani L. Reputational concerns with altruistic providers [J]. Journal of Health Economics, 2017, 55 (12): 1 – 13.

[209] Osorio C, Bierlaire M. An analytic finite capacity queueing network model capturing the propagation of congestion and blocking [J]. European Journal of Operational Research, 2009, 196 (3): 996 – 1007.

[210] Ovalle A, Hably A, Bacha S et al. Escort evolutionary game dynamics approach for integral load management of electric vehicle fleets [J]. IEEE Transactions on Industrial Electronics, 2017, 64 (2): 1358 – 1369.

[211] Ozen A, Balasubramanian H. The impact of case mix on timely access to appointments in a primary care group practice [J]. Health Care Management Science, 2013, 16 (2): 101 – 118.

[212] Panagioti M, Geraghty K, Johnson J et al. Association between physician burnout and patient safety, professionalism, and patient satisfaction: A systematic review and meta-analysis [J]. JAMA Internal Medicine, 2018, 178 (10): 1317 – 1331.

[213] Pan J, Tompkins W J. A real-time QRS detection algorithm [J]. IEEE Transactions on Biomedical Engineering, 1985, 32 (3): 230 – 236.

[214] Peer E, Vosgerau J, Acquisti A. Reputation as a sufficient condition for data quality on amazon mechanical turk [J]. Behavior Research Methods, 2014, 46 (4): 1023 – 1031.

[215] Petterson S M, Liaw W R, Tran C et al. Estimating the residency expansion required to avoid projected primary care physician shortages by 2035 [J]. The Annals of Family Medicine, 2015, 13 (2): 107 – 114.

[216] Raffoul M, Moore M, Kamerow D et al. A primary care panel size of 2500 is neither accurate nor reasonable [J]. The Journal of the American Board of Family Medicine, 2016, 29 (4): 496 – 499.

[217] Rhee K E, Thomadsen R. Behavior-based pricing in vertically differentiated industries [J]. Management Science, 2017, 63 (8): 2729 – 2740.

[218] Rust C T, Gallups N H, Clark W S et al. Patient appointment failures in pediatric resident continuity clinics [J]. Arch Pediatr Adolesc Med, 1995, 149 (6): 693 – 695.

[219] Sacks G D, Lawson E H, Dawes A J et al. Relationship between hospital performance on a patient satisfaction survey and surgical quality [J]. JAMA Surgery, 2015, 150 (9): 858 – 864.

[220] Shaffer G, Zettelmeyer F. Advertising in a Distribution Channel [J].

Marketing Science, 2004, 23 (4): 619 – 628.

［221］Shi P, Chou M C, Dai J G et al. Models and insights for hospital inpa-
tient operations: Time-dependent ED boarding time ［J］. Management Science,
2015, 62 (1): 1 – 28.

［222］Sitepu S, Mawengkang H. Modeling an integrated hospital management
planning problem using integer optimization approach ［C］//Journal of Physics:
Conference Series. IOP Publishing, 2017, 890 (1): 012101.

［223］Stewart W J. Probability, markov chains, queues, and simulation:
The mathematical basis of performance modeling ［M］. Princeton University Press,
2009.

［224］Sucerquia A, Lopez J D, Vargas-Bonilla J F. SisFall: A fall and move-
ment dataset ［J］. Sensors (Basel), 2017, 17 (1).

［225］Teijeiro T, García C A, Castro D et al. Arrhythmia classification from
the abductive interpretation of short single-lead ECG records ［C］//2017 Computing
in Cardiology (CinC). IEEE, 2017: 1 – 4.

［226］Thom D H, Ghorob A, Hessler D et al. Impact of peer health coaching
on glycemic control in low-income patients with diabetes: A randomized controlled
trial ［J］. The Annals of Family Medicine, 2013, 11 (2): 137 – 144.

［227］Tricoli A, Nasiri N, De S. Wearable and miniaturized sensor technolo-
gies for personalized and preventive medicine ［J］. Advanced Functional Materials,
2017, 27 (15).

［228］Tsai T C, Orav E J, Jha A K. Patient satisfaction and quality of surgi-
cal care in US hospitals ［J］. Annals of Surgery, 2015, 261 (1): 2.

［229］Vanberkel P T, Litvak N, Puterman M L et al. Queuing network mod-
els for panel sizing in oncology ［J］. Queueing Systems, 2018 (10): 1 – 16.

［230］Vassilacopoulos G. A simulation model for bed allocation to hospital in-
patient departments ［J］. Simulation, 1985, 45 (5): 233 – 241.

［231］Vavoulas G, Chatzaki C, Malliotakis T et al. The mobiact dataset:
Recognition of activities of daily living using smartphones ［C］. ICT4AgeingWell,
Rome. 2016: 143 – 151.

［232］Vavoulas G, Pediaditis M, Chatzaki C et al. The mobifall dataset: Fall
detection and classification with a smartphone ［J］. International Journal of Monito-
ring and Surveillance Technologies Research (IJMSTR), 2014, 2 (1): 44 – 56.

[233] Wang R H, Lv Y B, Duan M. Evolutionary game of inter-firm knowledge sharing in innovation cluster [J]. Evolving Systems, 2017, 8 (2): 121 – 133.

[234] Wang S, Xu J, Jiang X et al. Trends in health resource disparities in primary health care institutions in Liaoning Province in Northeast China [J]. International Journal for Equity in Health, 2018, 17 (1), 178.

[235] Wen T, Zhang Y, Wang X et al. Factors influencing turnover intention among primary care doctors: A cross-sectional study in Chongqing, China [J]. Human Resources For Health, 2018, 16 (1): 10.

[236] Williams E S, Savage G T, Linzer M. A proposed physician-patient cycle model [J]. Stress and Health: Journal of the International Society for the Investigation of Stress, 2006, 22 (2): 131 – 137.

[237] Wu F M, Sm S, Tg R et al. The role of health information technology in advancing care management and coordination in accountable care organizations [J]. Health Care Management Review, 2017, 42 (4): 282 – 291.

[238] Wu K, Shen Y, Zhao N. Analysis of tandem queues with finite buffer capacity [J]. IISE Transactions, 2017, 49 (11): 1001 – 1013.

[239] Wu X, Li J, Chu C H. Modeling multi-stage healthcare systems with service interactions under blocking for bed allocation [J]. European Journal of Operational Research, 2019, 278 (3): 927 – 941.

[240] Wu X, Xu R, Li J et al. A simulation study of bed allocation to reduce blocking probability in emergency departments: A case study in China [J]. Journal of the Operational Research Society, 2019, 70 (8): 1376 – 1390.

[241] Wu X, Zheng Y, Che Y et al. Pattern recognition and automatic identification of early-stage atrial fibrillation [J]. Expert Systems with Applications, 2020a, 158: 113560.

[242] Wu X, Zheng Y, Chu C H et al. Extracting deep features from short ECG signals for early atrial fibrillation detection [J]. Artificial Intelligence in Medicine, 2020b, 109: 101896.

[243] Yankovic N, Green L V. Identifying good nursing levels: A queuing approach [J]. Operations research, 2011, 59 (4): 942 – 955.

[244] Zacharias C, Armony M. Joint panel sizing and appointment scheduling in outpatient care [J]. Management Science, 2017, 63 (11): 3978 – 3997.

[245] Zayas-Caban G, Xie J, Green L et al. Optimal control of an emergency room triage and treatment process [J]. Columbia Business School Research Paper, 2014: 14 –51.

[246] Zhang D J, Allon G, Van Mieghem J A. Does social interaction improve learning outcomes? Evidence from field experiments on massive open online courses [J]. Manufacturing & Service Operations Management, 2017, 19 (3): 347 –367.

[247] Zhang D J, Gurvich I, Van Mieghem J A et al. Hospital readmissions reduction program: An economic and operational analysis [J]. Management Science, 2016, 62 (11): 3351 –3371.

[248] Zhou L, Geng N, Jiang Z et al. Combining revenue and equity in capacity allocation of imaging facilities [J]. European Journal of Operational Research, 2017, 256 (2): 619 –628.

[249] Zhou L, Geng N, Jiang Z et al. Multi-objective capacity allocation of hospital wards combining revenue and equity [J]. Omega, 2018 (81): 220 – 233.

[250] Zhou W, Lian Z, Wu J. When should service firms provide free experience service? [J]. European Journal of Operational Research, 2014, 234 (3): 830 –838.

[251] Zhu H, Gong J, Tang, J. A queuing network analysis model in emergency departments [C]. Proceedings of the twenty-fifth IEEE Chinese control and decision conference (CCDC), 2013.